Grätenschlank

Ute Haese, geboren 1958, promovierte Politologin und Historikerin, war zunächst als Wissenschaftlerin tätig. Seit 1998 arbeitet sie als freie Autorin und widmet sich inzwischen ausschließlich der Belletristik im Krimi- und Satirebereich sowie zusätzlich der Fotografie. Wie ihre Privatermittlerin Hanna Hemlokk schreibt sie daneben als »Tränenfee« unter mehreren Pseudonymen sogenannte abgeschlossene Liebesromane für diverse Frauenzeitschriften. In einer zweiten Krimireihe bekämpft Hauptkommissarin Victoria Boll im fiktiven Döhlin an der Diller das Verbrechen. Mit Kurzgeschichten ist sie auch in verschiedenen Anthologien vertreten. Ute Haese lebt mit ihrem Mann am Schönberger Strand bei Kiel.
www.prawitt-haese.de

Dieses Buch ist ein Roman. Handlungen und Personen sind frei erfunden. Ähnlichkeiten mit lebenden oder toten Personen sind nicht gewollt und rein zufällig.

UTE HAESE

Grätenschlank

KÜSTEN KRIMI

Der vierte Fall für Hanna Hemlokk

emons:

Bibliografische Information der Deutschen Nationalbibliothek
Die Deutsche Nationalbibliothek verzeichnet diese Publikation
in der Deutschen Nationalbibliografie; detaillierte bibliografische
Daten sind im Internet über http://dnb.d-nb.de abrufbar.

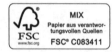

© Emons Verlag GmbH
Alle Rechte vorbehalten
Umschlagmotiv: photocase.com/emanoo
Umschlaggestaltung: Tobias Doetsch
Gestaltung Innenteil: César Satz & Grafik GmbH, Köln
Lektorat: Dr. Marion Heister
Druck und Bindung: CPI – Clausen & Bosse, Leck
Printed in Germany 2014
ISBN 978-3-95451-374-1
Küsten Krimi
Originalausgabe

Unser Newsletter informiert Sie
regelmäßig über Neues von emons:
Kostenlos bestellen unter
www.emons-verlag.de

Der Strand-Gang Michaela, Susanne, Jens und Michael
für ihre nie erlahmende Unterstützung und ihre immer wieder
stabilisierenden Kochkünste.

Glossar norddeutscher Sch-Wörter

Schietbüdel — als zärtliche Anrede (»Scheißbeutel«) auch im Norden eher ungewöhnlich

Schnacker — Wichtigtuer, der glaubt, alles und jedes erklären zu können

schnieke — herausgeputzt, hübsch, manchmal fast schon elegant

Schnückelchen — wirklich zärtliche Anrede, allerdings mit leicht ironischem Unterton

schwummerig — schwindelig; nicht unbedingt nur körperlich, sondern auch mental

EINS

Es sah wie ein Unfall aus, aber es war Mord. Doch das merkte ich erst viel später. Eine ganze Weile stocherte ich frohgemut im Nebel herum, stöberte hier etwas auf, versetzte dort jemanden in Panik und drehte dabei jeden Stein um, den es in Bokau und Umgebung gab. Allerdings befand ich mich mit meiner Ahnungslosigkeit in bester Gesellschaft. Denn niemand im Dorf hielt es schließlich für eine Gewalttat, alle sprachen von einem tragischen Unglücksfall. Tragisch für das Opfer, natürlich, aber auch und vielleicht noch mehr für den Täter.

Dabei liefen bei mir alle Hinweise zusammen. Ich hätte sie nur zu sortieren und zu bündeln brauchen. Dann wäre ich klüger gewesen. Ich tat es nicht, weil ich die Zeichen einfach nicht erkannte. Und das lag an Gustav, was natürlich keine Entschuldigung war, aber vielleicht doch einer Erklärung für meine überaus lange Leitung in diesem Fall gleichkommt. Denn mein Schildkröterich und Wohngefährte war eines Morgens wie vom Erdboden verschluckt, und ich machte mir mittlerweile tierisch Sorgen um ihn. Ich weiß, dass die Beziehung zu einem Reptil bei den meisten Leuten nicht besonders innig ist – es hat rein gar nichts zum Knuddeln und ist darüber hinaus nicht gerade mit einer nobelpreisverdächtigen Intelligenz gesegnet –, aber wer mich, Hanna Hemlokk, kennt, weiß, dass ich meinen kleinen Sonnenschein nun einmal liebe. Immerhin sind wir zusammen aufgewachsen.

Zunächst suchte ich eher nachlässig mein zwölf Quadratmeter großes Gärtlein nach ihm ab und befragte dabei die Krötendame Hannelore nach dem Aufenthaltsort ihres Galans. Sie hatte keine Ahnung, schloss ich aus ihrem Schweigen, sondern döste gelangweilt und stumm unter ihrem Salbeibusch vor sich hin. Auch gut. Hannelore war gewissermaßen ein Erbstück aus meinem vorletzten Fall, und wir kamen so lala miteinander aus. Ihren Verlust hätte ich weitaus eher verschmerzt als Gustavs dauerhaftes Verschwinden.

Am nächsten Morgen bezog ich schon meine Villa in das Suchprogramm mit ein, schaute hinterm Klo nach und unter der Couch. Ich fand nichts außer ein paar Staubflocken, die dort zweifellos hingehörten. Jetzt endlich begann ich, mir ernsthaft Sorgen zu machen. Ob vielleicht jemand meinen Kröterich geklaut hatte? Aber wer? Und weshalb? Um mit ihm ordentlich Geld zu scheffeln?

Die Preise für Griechische Landschildkröten bewegten sich schon seit Jahren nach unten. Gut, erwachsene Tiere waren immer noch gesucht, allerdings, die Herren der Schöpfung werden es nicht gern hören, nur weibliche Exemplare für die Zucht. Denn spätestens wenn ein zweiter Schildkröterich hinzukommt, beginnt zwischen den beiden konkurrierenden Kronen der Schöpfung ein Hauen und Stechen, als wenn ihnen mehr als ein Zacken in selbiger fehlte.

Nein, mit Gustav wurde niemand reich. Schweren Herzens tippte ich deshalb eher auf einen großen Greifvogel, der sich den armen Kerl geschnappt und ihn irgendwo im Nirgendwo wieder fallen gelassen hatte, als er merkte, dass diese seltsame Dose keineswegs ein schmackhaftes Abendbrot bot.

Erst am dritten Tag entdeckte ich das Loch im Gartenzaun. Es war nicht groß, kann ich zu meiner Ehrenrettung sagen, doch es reichte eindeutig, dass sich ein dummer Kröterich hindurchschieben und in den Weiten Bokaus verschwinden konnte. Eine detektivische Glanzleistung meinerseits war das nicht, zugegeben, denn so sank ich erst, als die Fährte bereits erkaltet war, vor dem Zaun auf die Knie, um wie weiland Winnetou jeden platten Grashalm zu interpretieren, den der Ausbrecher auf seinem Weg in die Freiheit niedergewalzt hatte.

Die Spur führte eindeutig zu Silvia, meiner kühischen Nachbarin mit den seelenvollen Augen und dem Mopp zwischen den Hörnern. Und hier endete die Fährte auch – an einer graubraunen Flade von der Größe einer Familienpizza. Von da ab war alles reine Spekulation, nicht einmal Old Shatterhand hätte aus dem Wirrwarr von geknickten Halmen, Hufabdrücken und Maulwurfshügeln noch etwas Brauchbareres herauslesen können, als dass es sich um eine satte nasse Wiese im Herzen Schleswig-Holsteins handelte.

Mist! Ich fluchte lauthals vor mich hin und befragte meine beiden direkten Nachbarn, ob mein Kröterich vielleicht bei ihnen vorbeigeschlendert war. War er nicht. Weder der alte Hermann noch einer von den Pliemkes hatte ihn gesehen, sonst hätte man mir natürlich schon längst Bescheid gegeben.

»Kümmt schon wedder«, lauteten die trostreich gemeinten Kommentare, doch ich wusste es besser.

Gustav lebte im Hier und Jetzt, ihn zog nichts zu seinem Heim und in meinen Garten. Er wusste vermutlich überhaupt nicht einmal, dass es ihn gab. Ich machte mir da gar nichts vor. Wenn der Junge zurückkam, war das nichts als der blanke Zufall.

Und zu allem Überfluss ging es mittlerweile auch noch auf den Winter zu. Morgens hing die Feuchtigkeit zwischen den Bäumen wie ein glitzerndes Tuch, und auf den Wiesen lag der Tau bis mittags, weil es der Sonne bereits an Kraft fehlte.

Was das alles mit Gustav zu tun hatte? Eine Menge, denn Reptilien sind wechselwarm, das heißt, sie besitzen in ihrem Inneren keine Heizung wie Säugetiere, sondern sind darauf angewiesen, dass die Wärme von außen kommt. Sonne eben. Aber wenn die den Laden dichtmacht, weil es Herbst und danach bekanntlich Winter wird, dann kann mein Kröterich nicht anders, dann vergräbt er sich, um auf bessere, sprich wärmere Zeiten zu warten. Das ist ein an sich überaus sinnvolles Konzept – aus demselben Grund sind die Kanarischen Inseln schließlich von Oktober bis Mitte März gerammelt voll mit bundesdeutschen Rentnern –, solange die Erde nicht friert. Wenn der Winter jedoch richtig kalt werden sollte, hätte Gustav keine Chance, sondern würde schwuppdiwupp zu einem Eisklumpen mutieren. Und Eisklumpen sind bekanntlich tot. Ich hätte heulen können und verfluchte mehr und mehr sowohl meine Tüffeligkeit als auch meine Trägheit, die ich anfangs bei der Suche an den Tag gelegt hatte.

Dabei war der diesjährige Sommer, nachdem ich den ebenso tragischen wie furchtbaren Lenkdrachen-Fall aufgeklärt hatte, ausgesprochen friedvoll verlaufen. Die Touristen waren ebenso planmäßig eingefallen wie die Quallen, wobei Letztere einem das Baden immer früher im Jahr verleiden. Ich hatte ausgiebig gekocht, war viel spazieren gegangen und hatte mich mit Freunden getroffen.

Ab und an fabrizierte ich auch in meinem Noch-Brotberuf als Tränenfee eine Liebesgeschichte, denn von irgendetwas muss selbst ein erfolgreiches Private Eye leben. Außerdem verschlang ich, mit einer Kanne Earl Grey gemütlich auf meiner Gartenbank sitzend, etliche Krimis und studierte in meinen Mußestunden mit Interesse die klugen Regeln zum Trinkverhalten bei großer Hitze: Durst als Indikator reicht da schon lange nicht mehr aus, lernte ich, die Experten befürworteten mittlerweile für den modernen Menschen von heute einen »Trinkplan«, damit man nicht blöd im Kopf wurde oder als Dörrpflaume endete.

Wahrscheinlich wurden solche erhellenden Artikel in einer mitteleuropäischen Zentralredaktion verbrochen, die damit unterschiedslos die Leute in der Sahara wie auch die in der Max-20-Grad-Celsius-Zone der nördlichen Hemisphäre beglückte. Oder ich vertiefte mich mit Aufmerksamkeit in die Grilltipps, weil sie für mich als leidenschaftliche Köchin so schön gruselig waren. Also Jungs, ich sag's an dieser Stelle besser noch einmal klar und deutlich: Mann kippt weder Bier aufs Fleisch noch Benzin oder Spiritus in die Kohle, auch wenn der Magen noch so knurrt. Die XXXL-Spieße und Herrenkoteletts sollten nicht in der Marinade ersaufen wie ein Ferkel in der Jauchegrube, denn das Männermotto »Viel hilft viel« hilft in diesem Fall wenig. Dann kokelt nämlich das dergestalt misshandelte Grillgut nur an, und heraus kommt ein schwarzer Klumpen, mit dem man Scheiben einschmeißen kann und sonst nichts.

Aber das alles gehörte natürlich lediglich zur lebensbefindlichen Makulatur. Meine Zufriedenheit rührte daher, dass ich tief im Innern das Gefühl genoss, beruflich endlich auf dem richtigen Weg zu sein. Denn der Job als Privatdetektivin, das war es einfach für mich. Zugegeben, ich hatte lange und auch ein paar Umwege gebraucht, um das herauszufinden. Sei's drum. In manchen Dingen bin ich eben keine Blitzmerkerin.

Damit konnte ich mittlerweile ganz gut leben – wenn es nicht ausgerechnet Gustav traf.

Der Fall, um den es hier geht, begann, als ich wieder einmal voller Verzweiflung über der nun schon leicht angetrockneten Pizzaflade auf Silvias Wiese hing und versuchte, sie auf telepathischem Weg dazu zu bringen, mir zumindest die ungefähre Richtung von Gustavs Fluchtweg zu verraten. In diesem schicksalhaften Moment hörte ich mein Telefon in der Villa klingeln.

Ich stutzte. Gustav konnte es schließlich nicht sein. Aber vielleicht hatte ihn ja eine milde Seele gefunden und wollte mir das umgehend mitteilen, um mich aus meinem Elend zu erlösen! Also sprang ich rasch auf, sauste ins Haus und meldete mich. Musik säuselte in mein Ohr. Irgendetwas Klassisches, was nicht wehtat. Mozart wahrscheinlich. Dann knackte es. Und dann erkundigte sich eine Frauenstimme mit leichtem englischem Akzent nach Frau Hemlokk, Hanna Hemlokk.

»Ja doch«, brummte ich nervös, »die bin ich.« Hatte mein Kröterich bereits den Kanal überquert, weil er unbedingt an der königlichen Moorhuhnjagd in Schottland teilnehmen wollte? Hatte er nicht.

»Mo-me-hent, ich verbinde mit Herrn Dr. Gravenstein«, flötete Lizzys Untertanin und war aus der Leitung verschwunden, noch ehe ich piep sagen oder sie etwas fragen konnte.

Gravenstein?

Nachdenklich bohrte ich meine Zunge in die rechte Wange, während ich hoch konzentriert auf meine rote Couch starrte. Da bimmelte doch etwas im hintersten Winkel meines kleinen Köpfchens! Natürlich, Gravenstein. Den Mann hatte ich während meines ersten Falls kennengelernt, in Hamburg, als ich –

»Frau Hemlokk?«, unterbrach mich eine kultivierte Männerstimme, der man den regelmäßigen Opernbesuch, die manikürten Fingernägel sowie die perfekten Französischkenntnisse anhörte.

»Ja«, bestätigte ich knapp. Ich hielt mich lieber ein bisschen bedeckt. Bei unserem ersten und einzigen Zusammentreffen war ich nämlich ordentlich auf die Schnauze gefallen, weil ich den Mann wegen seines geleckten Äußeren sträflich unterschätzt hatte. Doch er sah zwar aus wie aus einem Herrenmagazin gehupft, aber sein Verstand und seine Beobachtungsgabe glichen mehr einem Rasiermesser, wie ich leidvoll hatte erfahren müssen.

»Sie erinnern sich an mich?«

»Sicher.«

Er arbeitete in einer hochfurznoblen Hamburger Anwaltskanzlei, die sich auf internationales Seerecht spezialisiert hatte. Das heißt, ihm gehörte der Laden zur Hälfte, wenn ich mich recht entsann. Wie gesagt, ich bin nur einmal dort gewesen: Alles atmete Geld und Gediegenheit; vom Empfangstresen aus irgendeinem sündhaft teuren tropischen Holz über die geschmackvollen abstrakten Gemälde an den Wänden bis hin zum Personal, das vom Scheitel bis zur Sohle schnieke in Schale war. Blaugrau die Herren, steingrau die Damen mit dem Hang zu einem roten Accessoire.

Ich war mir damals vorgekommen wie ein Landei auf Urlaub in der Großstadt und hatte den Verdacht gehegt, dass mein Gegenüber diese Einschätzung teilte. In diesen heiligen Hallen lachte niemand laut oder gar schallend. Niemand erhob in ungebührlicher Art und Weise die Stimme oder fluchte vulgär vor sich hin. Hier wurde geflüstert, auch wenn man noch so echauffiert war. Alles klar?

»Oh Scheiße, verfluchte«, glaubte ich Gravenstein in diesem Moment sagen zu hören, gefolgt von einem »Entschuldigung, ich bin gegen die Kaffeetasse gestoßen«.

Ich schwieg verdattert. Mir war es trotz des verbalen Ausrutschers ein Rätsel, was der Vorsteher eines solchen Etablissements ausgerechnet von mir wollte. Sicher, ich hatte ihm damals durch meine Ermittlungen einiges erspart, und wir waren im Guten auseinandergegangen. Trotzdem kam dieser Anruf völlig unvermutet. Wenn der Papst mich hätte sprechen wollen, um mich zur Kardinälin zu krönen und mir die Leitung der Vatikanbank zu übertragen, wäre ich nicht weniger baff gewesen.

»Wie geht es Ihnen?«, erkundigte sich Herr Gravenstein höflich.

»Danke, bestens. Und Ihnen?«, erwiderte ich formvollendet

und war direkt stolz auf mich. Konversation ist sonst nicht so meine Stärke.

»Ebenfalls bestens, danke der Nachfrage.«

Er verdiente mindestens das Zigzigfache von dem, was ich so Monat für Monat zusammenbekam, aber man konnte ja mal für ein paar Minütchen so tun, als ob wir uns auf Augenhöhe befänden. Außerdem wollte er offensichtlich etwas von mir und ich nichts von ihm. Doch nach dem Austausch der Höflichkeiten schwieg der Mann, was ich überaus irritierend fand.

»Was kann ich für Sie tun, Herr Gravenstein?«, unterbrach ich die Stille schließlich fast ein wenig ungeduldig. Wenn das alles nur Taktik war, hatte sie ihren Zweck erfüllt. Ich war jetzt richtig neugierig. Denn dass der Mensch nicht mal eben kurz zum Tee bei mir vorbeischauen oder seine Hilfe bei der Suche nach Gustav anbieten wollte, war sonnenklar. Es musste schon etwas mehr sein.

»Tja«, begann er zögerlich. »Was ich fragen wollte: Sind Sie eigentlich immer noch als Ermittlerin tätig? Wenn ich mich recht entsinne, deuteten Sie damals an, dass Sie sich beruflich für diesen Weg interessierten, nicht wahr?«

»Ja, bin ich«, bestätigte ich kurz, knapp und äußerst professionell. Winkte da am Hamburger Horizont möglicherweise ein Auftrag? Das wäre wirklich ein echter Knüller und eindeutig der nächste Schritt auf der ganz privaten Hemlokk'schen Karriereleiter.

»Hhm, sind Sie zurzeit frei?«

»Mmh«, machte ich bedauernd, um wertvolle Sekunden zum Nachdenken zu gewinnen. »Um ehrlich zu sein, bin ich momentan ziemlich beschäftigt. Aber wenn es wichtig ist ... Also es käme darauf an, als wie zeitintensiv sich Ihre Angelegenheit entpuppt.«

»Natürlich«, sagte er.

Total gelogen war das ja wirklich nicht. Die Suche nach Gustav würde sich bestimmt noch länger hinziehen. Und bevor ich meinen Hausgenossen nicht wieder an die Brust drücken konnte, musste alles andere warten. Sorry, aber man ist doch nicht nur Privatdetektivin, sondern auch noch Mensch. Und zwar in allererster Linie. Da konnte sich der Herr Anwalt auf den Kopf stellen!

»Ich würde natürlich den üblichen vollen Satz zahlen«, bemerkte Gravenstein in diesem Moment geradezu widerlich sachlich und so, als ob er sich überhaupt nichts dabei denken würde, mir diesen Köder direkt vor die Nase zu hängen.

»Natürlich«, echote ich dümmlich und zwang mich energisch, nicht auf der Stelle in berauschende Zahlenspiele zu verfallen. Was mir auch fast gelang. Denn ich hörte mich blasiert sagen:»Meine Aufklärungsquote liegt bei einhundert Prozent.«

Mein Gott, Hemlokk, der arme Gustav ist noch nicht einmal kalt, und du denkst nur ans Geld! In diesem Moment fand ich mich ausgesprochen unsympathisch.

»Das ist wirklich beachtlich«, erwiderte Gravenstein ohne eine Spur von Spott in der Stimme. »Aber ich hatte auch nichts anderes erwartet. Mein Anliegen ist nämlich … äh … ein wenig delikat. Man braucht Fingerspitzengefühl, deshalb wende ich mich an Sie.«

Hach, das flutschte doch nun wirklich runter wie Öl.

»Ich nehme das als Kompliment, Herr Gravenstein. Worum geht es also?«

»Sie sind interessiert?«, vergewisserte er sich.

»Ja«, bestätigte ich ungeduldig. Wie lange wollte der Junge denn noch um den heißen Brei herumschleichen? Wollte er mich vielleicht zum Abmurksen seiner Schwiegermutter anheuern? Oder sollte ich seinen Teilhaber in Stücke zersägen und unauffällig auf einem der zahlreich pendelnden Containerfrachter nach Malaysia verschiffen?

»Schießen Sie los!«, forderte ich ihn auf. »Ich werde sehen, was ich tun kann. Allerdings muss ich Sie warnen: Ich bearbeite zurzeit noch einen anderen Fall, der sich mehr und mehr als äußerst knifflig erweist. Dabei geht es um Leben und Tod, deshalb werden Sie sicher verstehen, dass der im Zweifelsfall Vorrang hat.« Ein bisschen Übertreibung hatte schließlich noch keinem Geschäft geschadet.

»Natürlich«, versicherte er denn auch hörbar beeindruckt. »Darf ich fragen, um was es sich dabei handelt?«

Ich zögerte. Nee, das durfte er nicht. Ich würde den Teufel tun und ihm von Gustav erzählen. Der Mann hielte mich dann für doch reichlich überkandidelt, was man ihm nicht einmal übel nehmen konnte. Wie gesagt, nicht jeder liebt sein Hausreptil so wie ich das meinige.

Gravenstein verstand mein Schweigen jedoch falsch.

»Verzeihung, das war dumm von mir. Selbstverständlich können Sie nicht mit einem Fremden über Ihre aktuellen Fälle sprechen. Ich weiß gar nicht, wo ich meinen Kopf habe. Das muss an der Sache mit Daphne liegen.«

Er sagte das dermaßen bekümmert, dass ich geradezu spürte, wie mein Widerstand dahinschmolz. Es musste etwas sehr Persönliches sein mit dieser Daphne. Ob sie seine Geliebte war? Oder seine Frau? Der Mann hatte ein bisschen mehr Vertrauen von meiner Seite verdient, fand ich.

»Es geht bei diesem anderen Fall um eine Art falsch verstandener Selbstverwirklichung«, erklärte ich daher mit ernster Stimme. »Der Kerl hat alles stehen und liegen lassen, als er das Loch in der Mauer entdeckte.« Na gut, es handelte sich in echt um einen Maschendrahtzaun, aber Mauer klang einfach besser, weil dramatischer.

»Und die Angehörigen bringt die Sorge schier um. Ich verstehe«, meinte Gravenstein bedächtig. »So ein Verhalten ist einfach rücksichtslos, kommt aber häufiger vor, als man annimmt.«

»Ja, das habe ich auch gehört«, log ich gefühlvoll. Wie Hannelore mit dem Schicksal der sitzen gelassenen Gattin umging, vermochte ich nicht zu sagen, aber mir als Wohnkumpanin und Bananenbesorgerin dieses rücksichtslosen Knilchs ging es beschissen damit. Jawoll! Und wenn ich Gustav in diesem Leben jemals wiedersah, würde ich ihm gehörig die Meinung geigen!

»Arbeiten Sie mit der Polizei zusammen?«, erkundigte sich Gravenstein.

»Nein«, erwiderte ich wahrheitsgemäß. »Die Angehörigen möchten das lieber in aller Stille regeln.«

»Ich verstehe. Aber nach meiner Erfahrung ist es sinnvoller, möglichst früh die Behörden einzuschalten. Deren Möglichkeiten sind einfach größer. Und es kann ihm ja auch tatsächlich etwas passiert sein. Strafrechtlich liegt nichts gegen den ... Flüchtigen vor?«

Nein. Und außerdem hielt ich es für ziemlich unwahrscheinlich, dass es möglich sein sollte, eine Vermisstenanzeige für einen abgängigen Krötenherrn aufzugeben. Ich angelte nach meinem Schreibblock. Es war eindeutig an der Zeit, das Thema zu wechseln.

»Er ist unbescholten«, teilte ich ihm also im besten Basta-Tonfall mit, um dann sanfter fortzufahren: »Herr Gravenstein, wenn Sie mir jetzt bitte sagen würden, weshalb Sie meine Hilfe benötigen.«

»Natürlich. Also, es geht um eine entfernte Cousine von mir.« Pause. Vor meinem inneren Auge konnte ich geradezu sehen, wie der Mann an seiner taubengrauen Krawatte nestelte, eine geschäftsmäßige Miene aufsetzte und – »Sie ist tot.«

»Ach«, rutschte es mir heraus. Normalerweise sagt man ja auf eine solche Eröffnung hin so etwas wie »Tut mir leid« oder quetscht sich die Floskel vom »Herzlichen Beileid« ab. Bei Gravenstein hatte ich das Gefühl, dass das irgendwie nicht nötig, wenn nicht sogar unangemessen war. Seine anschließenden Worte bestätigten meinen Verdacht.

»Es bestand kein enges persönliches Verhältnis zwischen uns. Ihre Großmutter und meine Großmutter waren Cousinen, glaube ich. Ich weiß es nicht einmal genau. Wir waren mehr verwandtschaftlich verbandelt. Man kannte sich, hatte sich aber nicht allzu viel zu sagen, wie das oft so ist. Daphne war ein völlig anderer Typ als ich. War sie schon immer gewesen.«

Die geheimnisvolle Daphne. Was für ein Name, schoss es mir durch den Kopf. Die einzige Daphne, die ich kannte, spielte in dem Film »Manche mögen's heiß« mit und war eigentlich Jack Lemmon, der von einem großmäuligen Multimilliardärs-söhnchen gnadenlos betanzt wird, während Tony Curtis sich die Monroe angelt.

»Ja, so etwas gibt's«, bemerkte ich weise. Gravenstein war an meinen cineastischen Erinnerungen bestimmt nicht weiter interessiert. Außerdem existieren auf der Welt mehr sprachlose Verwandtschaftsverhältnisse als sprachmächtige; man denke nur an meine Mutter und mich. So etwas kommt in den besten Familien vor. Mich interessierte in diesem Zusammenhang jedoch ein viel bodenständigerer Aspekt. »Nur der Form halber, Herr Gravenstein, wie heißt Ihre Cousine mit Nachnamen?«

»Oh, bitte entschuldigen Sie. Natürlich. Ich bin wirklich etwas konfus. Das Ganze scheint mir doch mehr an die Nieren zu gehen, als ich dachte. Sie heißt Merkenthal. Daphne Merkenthal.« Er buchstabierte mir den Namen sicherheitshalber in den Block. »Sie war sechsunddreißig Jahre alt, als sie starb, und nicht verheiratet. Tja ... also das ist genau genommen auch schon alles, was ich über sie weiß«, stellte er verblüfft fest.

»Gut«, sagte ich geschäftsmäßig. »Lassen wir Ihr persönliches Verhältnis zu der Dame einmal beiseite. Das ist nicht so wichtig. Die Frau ist also tot, und darum geht es, oder?«

»Ja«, bestätigte er, ohne zu zögern.

»Wie ist sie gestorben? Und weshalb plagen Sie da irgendwelche Zweifel?«

Er genehmigte sich einen Schluck Kaffee, bevor er bedächtig meinte: »Daphne ist verblutet. Man hat ihr mit einem Säbel die Halsschlagader aufgerissen.«

»Du großer Gott!«, entfuhr es mir. Ob die Frau sich im Zuge der fortschreitenden Emanzipation womöglich duelliert hatte? Unwahrscheinlich, befand ich augenblicklich. Die Damen eiferten den Herren zwar in vielem nach, aber davon hatte ich noch nie etwas gehört. Da war es weitaus wahrscheinlicher, dass etwas bei den mittlerweile ja allgegenwärtigen mittelalterlichen Ritterspielen schiefgegangen war. Hatte so ein Freizeit-Lancelot sich vielleicht mit seinem Säbel verpeilt und beim Herumspielen aus Versehen den Hals seiner Liebsten angeratscht?

»Es handelt sich bei dem Tötungsinstrument nicht um eine richtige Waffe, sondern um einen Champagnersäbel«, erklärte Gravenstein in diesem Moment in bestem Juristendeutsch. »Können Sie damit etwas anfangen? Ein derartiges Utensil ist ja nicht sehr verbreitet.«

»Aha«, sagte ich, weil mir nicht mehr einfiel.

»Ihnen sagt der Begriff nichts«, interpretierte Gravenstein meine verhaltene Reaktion ganz richtig.

Nö, tat er nicht. In meiner bescheidenen Klause greift man bei Wein zum Korkenzieher oder entfernt bei Prickelgetränken den Verschluss sorgfältig mit der Hand, um ja keinen kostbaren Tropfen zu verschenken. Bei den oberen Zehntausend mag der Säbel ja zum Tafelset gehören wie der Löffel zur Suppe, bei Hemlokks kommt der nicht in die Tüte beziehungsweise auf den Tisch. Oder an die Halsschlagader, was in diesem speziellen Fall eins war.

»Wenn auf einem größeren Fest der Champagner in Strömen fließt«, erklärte Gravenstein, »ist es mittlerweile in manchen Kreisen auch bei uns durchaus üblich, der Flasche mit einem genau gezielten und dosierten Hieb den Kopf, also den oberen Halsteil abzuschlagen.«

»Klingt nach dekadentem Adel, aber auch nach Französischer Revolution und mächtig viel Guillotine«, murmelte ich aufsässig und fühlte in diesem Moment zutiefst mit den armen hungernden Bauern, denen bei so viel Luxus am französischen Königshof der leere Magen grummelte.

Denn die bildungsfernen Schichten, um auch sprachlich wieder in der heutigen Zeit anzukommen, meinte Gravenstein bestimmt nicht, sondern eher die besser bis bestens verdienenden Leistungsträger dieser Gesellschaft. Na, da passte so ein Vorname wie Daphne doch wie die Faust aufs Monokel! Wahrscheinlich hieß in so einer Gesellschaft auch niemand popelig Gisela, Sabine oder Petra, geschweige denn Marlene-Chantal oder Luzy-Maria. Die hießen alle so wie Daphne: kühl, vornehm, damenhaft. Und der Butler, wenn man denn überhaupt mit einem auskam, hörte in solchen Kreisen garantiert auf den Namen James.

All das schluckte ich jedoch mannhaft herunter und stellte stattdessen die einzige praktische Frage, die mir einfiel: »Bleiben denn da keine Glassplitter zurück? Ich meine, ist das nicht gefährlich?«

»Nein«, lachte Gravenstein. »Das habe ich zunächst auch gedacht. Aber man hat mir erklärt, der Druck in der Flasche sei dermaßen groß, dass die Flüssigkeit beim Abschlagen des Halses nur so herausschießt. Eventuelle Splitter landen auf dem Teppich und gefährden niemanden.«

»Nur das Hausmädchen beim Aufwischen hinterher«, knurrte ich bockig. Mir war diese Grande Dame von Daphne einfach unsympathisch.

»Ich finde es auch nicht so toll«, seufzte Gravenstein. »Glauben Sie mir, ich verstehe Ihre Gefühle vollkommen. Darf ich trotzdem fortfahren?«

»Natürlich.« Mittlerweile hätte ich mein gesamtes Monatseinkommen für eine schöne Tasse Tee hingeblättert. Süß, heiß und stark. Aber die musste warten, bis ich auch noch den Rest über diesen Säbelmord erfahren hatte. Denn, das muss ich zugeben, ich war nicht nur abgestoßen von der ganzen Sache, sondern durchaus auch neugierig.

»Also, Daphnes Tod soll sich folgendermaßen abgespielt haben«, fuhr Gravenstein fort. »Der Mensch, der die Flasche öffnen will, holt aus, köpft sie auch wie beabsichtigt, hat sich jedoch in der Schlagkraft verrechnet und trifft mit dem verbleibenden Schwung den Hals meiner Cousine, die schräg vor ihm steht, um ihm zuzusehen.«

»So ein Säbel ist also ziemlich scharf?«, schlussfolgerte ich.

»Nein, im Gegenteil. Er ist stumpf«, widersprach er. »Schneiden kann man damit nichts. Die Scheide ist sogar ziemlich breit. In einer Weinhandlung habe ich mir so ein Ding einmal angesehen. Die Polizei hat allerdings bei der Untersuchung des Falles festgestellt, dass dieser Säbel unglücklicherweise am vorderen Ende etwas aufgeraut war, also mehrere kleine Einkerbungen und Häkchen besaß.«

»Sonst hätte der Täter den Hals Ihrer Cousine also nur quetschen, aber nicht aufreißen können?«, fragte ich.

»Vermutlich ja. So war jedoch nichts mehr zu machen. Sie haben selbstverständlich versucht, die Blutung zu stillen, aber es gelang ihnen in ihrer Panik nicht. Außerdem waren die Verletzungen einfach zu schwer.«

»Welche Beziehung bestand denn zwischen Opfer und Täter?«, stellte ich die naheliegende Frage.

Die Antwort begann mit einem abgrundtiefen Seufzen.

»Tja, das ist es ja gerade. Es gab keine. Der Täter gehört zu einem Catering-Service und ist ein noch ziemlich junger Mann, der schon Hunderte von Flaschen auf diese Weise geöffnet hat. Daphne und er kannten sich bis zu diesem bewussten Wochenende nicht. Jedenfalls haben die polizeilichen Ermittlungen nichts Gegenteiliges ergeben, und der Junge ruft sämtliche Heiligen als Zeugen an, dass er meine Cousine nie zuvor gesehen habe. Er kann natürlich lügen wie gedruckt«, setzte er nachdenklich hinzu.

»Möglicherweise hatten die beiden ein heimliches Verhältnis«, schlug ich vor.

»Auch daran hat die Polizei natürlich gedacht«, tadelte er mich sanft. »Sie hat beide Lebenswege intensiv untersucht, aber da war nichts. Opfer und Täter haben weder einen gemeinsamen Liebesurlaub auf Kreta verbracht noch sich heimlich in stillen Hinterstübchen getroffen. Und weshalb hätten zwei erwachsene, nicht gebundene Menschen das auch tun sollen? Der Junge schwört jedenfalls Stein und Bein, dass es ein Unfall war.«

Na ja, das behauptet natürlich jeder, der Dreck am Stecken hat. Das gehört sozusagen zum Geschäft. Nach meiner langjährigen Erfahrung im Detektivgeschäft muss man so etwas wirklich nicht allzu ernst nehmen. Da kam man nur weiter, wenn man sich zunächst einmal ausschließlich um die Fakten kümmerte. Die reinen Fakten und sonst nichts.

Ich fasste zusammen: »Ihre entfernte Cousine Daphne Merkenthal hat also inmitten der oberen Zehntausend ein rauschendes Fest irgendwo unter einem der quietschteuren Sylter Reetdächer gefeiert —«

»Sylt?«, unterbrach mich Gravenstein deutlich irritiert. »Wie kommen Sie denn darauf? Nein, das Fest fand ganz in Ihrer Nähe statt. Auf Hollbakken. Das ist doch einer der Gründe, weshalb ich mich an Sie wende.«

Jetzt war es an mir, reichlich verdutzt auf den still daliegenden Passader See zu starren. Bestimmt nicht nur in meiner Vorstellung wurden Champagnersäbel selbstverständlich einzig und allein auf dem einzigen Nobel-Eiland geschwungen, das das ländlich-sittliche Schleswig-Holstein zu bieten hat. Auf Sylt eben, wo die Schönen und Reichen wohnen.

Aber auf Hollbakken? Das war mehr als merkwürdig und für mich nur äußerst schwer vorstellbar. Denn bei dem Herrenhaus am anderen Ende des Passader Sees handelte es sich um eine Anlage, die meinem Freund Johannes von Betendorp gehörte. Bei gutem Wetter und klarer Sicht konnte ich sie sehen, wenn ich aus dem Fenster meiner Villa schaute.

Ich spürte, wie ich ungläubig den Kopf schüttelte. Nein, das passte einfach nicht zusammen. Das Haus besaß nämlich schon äußerlich absolut nichts Glamouröses, und außerdem gab Johannes grundsätzlich keine rauschenden Feste, auf denen der Champagner in Strömen floss und Flaschen mit einem Säbel traktiert wurden. Der Typ war er nicht, mal ganz abgesehen davon, dass er auch das Geld dafür nicht hatte. Denn durch den alten morschen Kasten, den er als Familiensitz derer von Betendorp geerbt hatte, war mein Freund Johannes meistens mehr als klamm und immer arm wie eine Kirchenmaus. Und noch ein drittes Argument kam hinzu: Von einem mysteriösen Todesfall auf Hollbakken hätte ich als Privatdetektivin und langjährige Einwohnerin Bokaus selbstverständlich gehört. Hatte ich aber nicht.

»Sie müssen sich irren«, sagte ich spontan.

»Nein«, gab Gravenstein ruhig zurück.

»Aber das kann nicht sein!«

»Und wieso nicht?«

Ich erklärte es ihm.

»Es ist aber auf Hollbakken passiert«, beharrte er. »Das weiß ich genau. Und ich irre mich selten. Wo waren Sie Mitte September? Vielleicht liegt hier des Rätsels Lösung.«

Das tat es tatsächlich. Denn zu der Zeit hatte ich für zwei Wochen eine ehemalige Mitstudentin in Heidelberg besucht. Wir hatten die alten Zeiten wiederaufleben lassen und die neuen ausgiebig begossen. Immerhin hatte sie es doch gerade bis zum fünften, wieder auf ein halbes Jahr befristeten Vertrag an der Uni gebracht. Und danach hatte ich Johannes nur einmal kurz gesehen, wie ich mich jetzt erinnerte. Er hatte bei unserem Gespräch zwar etwas von einem »chaotischen Haufen« und einem Unfall angedeutet, aber ins Detail war er nicht gegangen. Er verdrängte Todesfälle nun einmal lieber, gewalttätige allemal, was bei seiner persönlichen Geschichte auch nicht verwunderte. Und ich war nicht hellhörig geworden und hatte nicht nachgebohrt, weil mir ausgerechnet in diesem Moment ein besonders schön geschnitzter Buddha aufgefallen war, den er in seiner Werkstatt bearbeitete. Johannes ist nämlich nicht nur Herrenhausbesitzer, sondern auch ein verdammt guter Tischler mit religiös-esoterischen Neigungen. Tja, dumm gelaufen, Hemlokk.

»Ihre Cousine hat also auf Hollbakken gefeiert und ist auch dort gestorben?«, fragte ich sicherheitshalber noch einmal nach.

»So ist es«, bestätigte Gravenstein.

Knirschend begannen sich die Räder in meinem Kopf zu drehen. Und wo war Johannes zu diesem Zeitpunkt gewesen? Hatte er etwa mitgefeiert? Nein, das konnte ich mir nicht vorstellen. Vielleicht war er ja mit Nirwana, seiner Schecke, in der fraglichen Zeit ausgeritten? Nein, das schien mir auch unwahrscheinlich. Und wer, um alles in der Welt, waren die Leute, die sich auf dem Betendorp'schen Familiensitz vergnügt hatten?

Langsam schwirrte mir wirklich der Kopf. An diesem Fall stimmte von Anfang an nichts. Die Leute passten nicht zu dem Ort, der Ort passte nicht zu den Leuten, und die Mordmethode passte zu gar nichts.

»Es handelte sich um eine Betriebsfeier«, klärte mich Gravenstein auf, ohne etwas von meinem Gedankensalat zu ahnen.

»Für welche Firma hat Ihre Cousine denn gearbeitet?«, rettete ich mich in die nächste Frage.

Gravenstein hüstelte. »Also, um ehrlich zu sein, das weiß ich nicht so genau. Die Firma schimpft sich FKK, wie diese Nacktanbeter. Aber was die produzieren oder vertreiben, entzieht sich meiner Kenntnis. Wie schon erwähnt, Daphne und ich haben nie viel miteinander gesprochen, wenn wir uns auf Familienfeiern trafen. Sie lebte ihr Leben, ich lebte meins. Wir plauderten ausschließlich über Nichten, Neffen, Tanten und Onkel. Allerdings denke ich, dass sie bestimmt einen ganz normalen Job gemacht hat. Also, es ist sicher nichts Unangenehmes, meine ich damit.«

Ich schwieg eisern, obwohl es mich höllisch interessiert hätte, was Gravenstein unter »Unangenehmes« verstand. Pornos? Drogen? Holländischer Gemüsegroßhandel? Doch ich wollte meinen Klienten nicht noch mehr in Verlegenheit bringen, denn es war ziemlich eindeutig, dass ihm seine komplette Ahnungslosigkeit, was das Leben seiner Cousine betraf, peinlich war. Er interpretierte mein Schweigen jedoch offenbar als verkappten Zweifel.

»Wirklich«, bekräftigte er deshalb noch einmal, »es handelt sich bestimmt um eine ganz seriöse Firma. Lassen Sie sich nicht durch den Champagner und die Tötungsmethode irritieren. Das Unternehmen scheint recht erfolgreich zu operieren, und da ist es durchaus üblich, dass man die Mitarbeiter mal kräftig auf Firmenkosten feiern und auf die Pauke hauen lässt. Das verbessert das Betriebsklima, und daran haben alle Parteien ein vitales Interesse.«

»Ziehen Sie so etwas auch durch?«, rutschte es mir heraus. Ich konnte sein Grienen geradezu hören.

»Nein«, erwiderte er. »Unsere Damen und Herren ziehen es vor, gepflegt zum Essen eingeladen zu werden. Und wenn wir besonders gut und erfolgreich gearbeitet haben, kann es auch schon mal vorkommen, dass wir uns über ein Wochenende gemeinsam eine Stadt anschauen. Mit Champagner und den dazugehörigen Säbeln haben wir es aber auch dann nicht so. Sie ebenfalls nicht, nehme ich an?«

»Nee«, stimmte ich aus vollem Herzen zu; allerdings stellte sich für meinen Einfrauenbetrieb diese Frage ohnehin kaum.

Er schwieg. Ich auch. Jetzt waren wir endlich so weit, dass er die Hosen runterlassen und mir sagen musste, was genau er eigentlich von mir erwartete.

»Nach offizieller Lesart war Daphnes Tod ein Unfall«, begann er langsam und sehr bewusst formulierend. »Sie habe einfach Pech gehabt, weil sie im falschen Moment an der falschen Stelle stand. Aber mein Bauchgefühl sagt mir etwas anderes. Und darauf habe ich mich bislang immer verlassen können.«

»Ihr Bauchgefühl?«, quietschte ich entzückt. Dass ich eins hatte, wusste ich ja. Aber dass so ein Mann, immerhin ein erfolgsgewohnter, stinkreicher Rechtsanwalt in Hamburg, der allein schon von Berufs wegen die Rationalität mit Löffeln gefressen hatte, auch darunter litt, war mir neu. Halt, nein, korrigierte ich mich, Hemlokk, das stimmt nicht ganz. Du bist nicht platt, weil er so etwas kennt, du bist platt, weil er es offen zugibt.

»Sie sind erstaunt?«, fragte er und lachte leise. »Da habe ich ja eine gute Tat vollbracht. Ich mag es gern, wenn ich vorgefasste Meinungen ein wenig erschüttern kann. Aber davon einmal abgesehen, glaube ich einfach nicht an die Unfallthese, wie sie die Polizei vertritt. Sie ist mir zu glatt. Da passt alles auf wundersame Art und Weise zusammen. Nichts stört, alles stimmt vordergründig. Aber so ist es in der Realität nach meiner Erfahrung nicht. Da bleibt oft ein Haken. Oder zumindest ein Häkchen. Wie gesagt, es ist mein Bauchgefühl, das in diesem Fall rebelliert und eine andere Sprache spricht. Da stimmt einfach etwas nicht. Und da der Tatort quasi bei Ihnen um die Ecke liegt, Sie Herrn von Betendorp zudem persönlich kennen, wie ich weiß, dachte ich, Sie sind genau die Richtige, um einmal vorsichtig nachzuforschen, was da wirklich passiert ist.«

»Mmh«, machte ich. Wirklich kompliziert und zeitaufwendig hörte sich das Ganze ja nicht an. Was ein kapitaler Irrtum war, wie sich bald herausstellen sollte, aber das wusste ich zu diesem Zeitpunkt natürlich nicht.

»Es ist nicht nur Ihre Nähe zum Tatort«, setzte Gravenstein hinzu. »Es sind auch Ihre unkonventionellen Methoden, von denen ich mir Ergebnisse verspreche. Die Detekteien, die wir in Hamburg beschäftigen, arbeiten eher konventionell. Also, die sind gut, natürlich, und sie machen ihren Job, keine Frage. Aber in diesem Fall ist einfach ein anderes Vorgehen, ein anderer Blickwinkel auf das Geschehen gefragt. Sie sind mir doch nicht böse, wenn ich das so deutlich ausspreche?«

Aber nicht doch, Herr Gravenstein. Sie wissen offenbar, wie man mit Privatdetektivinnen umgeht.

ZWEI

Bereits eine Viertelstunde später befand ich mich auf dem Weg nach Hollbakken, um meinem Freund Johannes einen unverbindlichen Besuch abzustatten. Ich hatte ihn ja wirklich lange nicht gesehen.

Während ich den Wagen im Innenhof parkte, ließ ich meinen Blick über das Anwesen derer von Betendorp schweifen. Immer noch fehlte überall Farbe, das fiel einem als Erstes auf, und in den ehemaligen Stallungen hingen die Türen schief in den Angeln. Auf dem Hof selbst spross das Unkraut zum Teil mehr als knöchelhoch aus den Ritzen des Kopfsteinpflasters, und an der Freitreppe bröckelte der Putz in geradezu besorgniserregender Weise.

Johannes war der einzig verbliebene Erbe – seine Mutter lebte seit Kurzem in einem Heim –, und die Last ruhte schwer auf seinen Schultern, denn als Tischler backt man eher kleine Brötchen, um ein zugegeben handwerklich schiefes Bild zu benutzen. Nein, alles in allem bot Hollbakken keinen schönen Anblick. Es war nur noch eine Frage der Zeit, bis der letzte Betendorp gezwungen sein würde, den Besitz aufzugeben. Wir wussten das alle. Trotzdem war der Gedanke immer wieder bitter.

Nicht eben bester Laune stieg ich aus und beschloss spontan, zunächst Nirwana einen Besuch auf ihrer Weide abzustatten. Ich hatte Glück. Das Ross war anwesend, und der Reiter stand neben ihr, strich der Schecke gedankenverloren über die Nüstern und starrte dabei auf den Boden.

»Moin«, begrüßte ich beide, puffte dem Pferd kumpelhaft gegen den Hals und nahm seinen Besitzer kurz in den Arm. Johannes roch wie immer ein wenig nach Stall, Leim und Cannabis, das er hinter der Werkstatt für den Eigenbedarf anbaute.

»Moin, Hanna«, murmelte er. Ich weiß nicht, ob er mich überhaupt richtig wahrnahm, denn sein ungeteiltes Interesse galt mehreren schwarz-gelb geringelten Viechern, die sich entschlossen über eine Pflanze hermachten. »Raupen des Blutbärschmetterlings«, erklärte Johannes ungefragt, als ich nichts sagte. »Die finden nichts leckerer als Jakobskreuzkraut.«

»Sind sie mit den Tigerenten verwandt?«, erkundigte ich mich grinsend. Endlich hob Johannes irritiert den Blick.

»Ich glaube nicht. Nein.«

»War nur Spaß«, entschuldigte ich mich. »Weil sie doch schwarz-gelb geringelt sind. Wie die Tigerente von Janosch.« Ich wusste eigentlich genau, dass mein Freund zu der Kategorie Mensch gehörte, der, wenn sie etwas wirklich umtrieb, nicht der Sinn nach Komischem stand. »Ist an diesen Raupen etwas Besonderes?«, fragte ich also ernst.

»Oh ja.« Prompt blühte er auf. Das war sein Thema. »Für Pferde kann das Jakobskreuzkraut tödlich sein. Und diese Tiere dezimieren die Pflanze auf völlig natürliche Art und Weise. Ich muss nichts spritzen, um Nirwana zu schützen, verstehst du?«

Das tat ich. Eine Weile beobachteten wir stumm die wie enthemmt futternden Viecher. Happs und weg, happs und weg, happs und weg. Die Pflanze besaß nicht den Hauch einer Chance gegen diese Fressmaschinen. Dann tippte ich Johannes auf den Unterarm.

»Können wir mal kurz miteinander reden?«

»Ja, klar«, stimmte er sofort zu. »Setz dich doch schon auf die Bank. Ich koche uns einen Kaffee. Bin gleich bei dir.«

Wir verabschiedeten uns von Nirwana, er ging in die Werkstatt, und ich nahm auf der selbst getischlerten Holzbank davor Platz. Wenn dieses Teil sowohl Ohren als auch Phantasie gehabt hätte, dann hätte es glatt einen Fortsetzungsroman schreiben können, denn hier saßen wir im Frühjahr, Sommer und Herbst meistens, wenn es wichtig wurde.

Wenig später trat Johannes aus der Tür, in beiden Händen einen Pott Kaffee. Ich nahm ihm meinen ab, er setzte sich neben mich und wartete. Ich wusste, er würde mich nicht drängen. Das war nicht seine Art. Den Anfang musste ich schon machen.

»Ich habe einen neuen Job als Privatdetektivin«, begann ich. Von Gustav würde ich ihm später erzählen.

»Meinen Glückwunsch«, sagte Johannes. »Du machst dich.

Wirklich. Was ist es denn dieses Mal? Ein entlaufener Bulle? Oder ein eifersüchtiger Ehemann? Den hattest du noch nicht in deiner Sammlung, oder?«

»Nichts von beidem«, gab ich jetzt die Witzverweigerin. »Es geht um den Todesfall hier auf Hollbakken im September. Da ist jemand mit den offiziellen Untersuchungen und Erklärungen überhaupt nicht zufrieden.«

Bei meinen Worten verfinsterte sich Johannes' offenes Gesicht, als zöge eine Gewitterfront vor die Sonne.

»Es war ein Unfall, Hanna. Das hat die Polizei zweifelsfrei festgestellt. Was immer dein Auftraggeber beabsichtigt, er richtet mit einer neuerlichen Untersuchung nur Schaden an und verursacht neuen Schmerz. Die Sache ist abgeschlossen.«

»Das weiß ich.«

»Was willst du dann? Wenn einer mit dem Tod dieser Frau nicht leben kann, dann soll er sich einen Therapeuten suchen, der ihm hilft«, meinte er heftig, was sonst gar nicht seine Art ist. Johannes ist von Natur aus eher ein Lieber.

»Es ist nicht alles so klar, wie es scheint«, widersprach ich geduldig. »Manchmal sieht es nur so aus, als handele es sich um einen bedauerlichen Unfall, aber in Wahrheit steckt etwas ganz anderes dahinter.« Dass er dies aufgrund seiner Vergangenheit schließlich am besten wissen müsste, sagte ich nicht. Doch er verstand auch so.

»Mord, meinst du. Sprich es ruhig aus.«

Er beugte sich über die Seitenlehne der Gartenbank und stellte seinen leeren Becher sorgsam auf den Boden. Dann richtete er sich langsam wieder auf und blickte mich an. »Damit habe ich nichts zu tun, Hanna. Und ich kann dir auch nichts berichten, weil ich nämlich gar nicht hier war an dem Wochenende, als es passierte.«

In diesem Moment ertönte aus einem der Nebengebäude ein nervtötendes Schrillen. Ich sah ihn verdattert an.

»Verdammt«, fluchte Johannes, sprang auf und stürzte davon. Er sprach mir aus der Seele.

Gleich darauf war es still, und ich merkte erst jetzt, wie sehr ich mich darauf verlassen hatte, dass er mir alles Wissenswerte über die Leute, diese Firma und das Wochenende überhaupt schildern würde. Ich war schlichtweg davon ausgegangen, dass er sich zumindest in der Nähe aufgehalten hatte.

Und nun? Stand ich zweifellos eher dumm da. Denn so ganz nebenbei und auf die Schnelle würde ich anders nichts herausbekommen. Und dabei hatte ich mich im Geiste schon gesehen, wie ich lässig noch an diesem Abend Gravenstein die Lösung im mysteriösen Säbelmord an seiner Cousine präsentierte. Stattdessen kam lediglich Johannes zurück, auf dem Gesicht allerdings ein vergnügtes Grinsen.

»Klingeln sollte er eigentlich gar nicht. Na, ich habe ihn abgestellt und gleich wieder aufgezogen«, teilte er mir mit, setzte sich und schlug erneut die langen Beine übereinander. Er war der dauerschlanke, hagere Typ, der ganze Spanferkel verdrücken konnte und dabei immer noch aussah wie ein Aal. »Ach so, den Wecker natürlich«, erklärte er, als er mein verständnisloses Gesicht sah. »Ich habe den in eine alte Truhe gestellt, die ich restaurieren will, damit er mit seinem Ticken die Holzwürmer vertreibt. Das ist ein echter Geheimtipp, kann ich dir sagen. Die schätzen nämlich die Unruhe überhaupt nicht.«

Ich wunderte mich nicht. Etwas derart Verrücktes zu tun, entsprach genau dem Wesen meines Freundes Johannes: ein bisschen bekloppt, ein bisschen esoterisch, ein bisschen lebensuntüchtig und dabei ein richtig feiner Kerl. Aber ich schnappte nicht nach dem Köder. Sollten die sensiblen Seelchen von Würmern doch Bauch- und Kopfschmerzen und meinetwegen auch noch eine ganz fiese Migräne vom Ticken bekommen. Mir war das in diesem Moment schnurzegal.

»Es funktioniert wirklich«, beteuerte Johannes, der mein hartnäckiges Schweigen offenbar für Skepsis hinsichtlich der Wirksamkeit seiner biodynamischen Vertreibungsmethode hielt.

»Ich glaube dir ja«, knurrte ich ungeduldig. »Aber ich würde jetzt wirklich lieber mit dir über dieses Septemberwochenende reden als über Würmer.«

Sofort hob er abwehrend beide Hände.

»Ich habe ehrlich keine Ahnung, Hanna. Ich kann dir nicht helfen. Ich bin Freitagmittag weggefahren, habe mein Handy stumm geschaltet und bin verabredungsgemäß erst am Montag so gegen elf wiedergekommen. Das hatten die zur Bedingung gemacht, und daran habe ich mich natürlich gehalten. Erst die Polizei hat mir erzählt, was los war. Die Leute waren da alle schon weg.«

»Wer war weg?«, fasste ich augenblicklich nach. »Die von FKK?«

Er schnalzte missbilligend mit der Zunge und verdrehte die Augen. »Ganz genau, die von FKK. Die hatten Hollbakken nämlich für das ganze Wochenende gemietet. Wer denn sonst?«

»Und wer sind diese Leute? Was machen die?«, fragte ich genervt. »Zumindest das musst du doch wissen. Und wieso können die überhaupt Hollbakken so einfach mieten? Davon hast du nie etwas erzählt.«

Er lächelte. »Das liegt daran, dass wir uns lange nicht gesehen haben. Hier hat sich nämlich einiges getan. Wirklich einiges, kann ich dir flüstern. Aber womit soll ich denn nun anfangen?«

»Mit deinen Mietern, wenn man sie so nennen kann«, gab ich finster zurück, mich an die goldene Regel jeglicher Privatdetektiverei erinnernd, die besagte, dass man sich zunächst dem Wer, dann dem Wann, anschließend dem Was, danach dem Wo und schließlich dem Weshalb zu widmen hat.

»Mmh«, er rieb sich sein unrasiertes Kinn, »die gehörten alle zu dieser Firma, die FKK heißt. Wie die Nackten.«

Den Witz kannte ich schon, weil Gravenstein genau den Zusammenhang ebenfalls hergestellt hatte.

»Dann stellen die also Sonnencreme her? Oder Hüte?«, schlug ich gereizt vor.

»Beides falsch«, triumphierte Johannes. »Ich habe mich auch gewundert, deshalb habe ich gefragt, und auf der Rechnung steht es natürlich ebenfalls. Nein, FKK ist die Abkürzung für FettKillerKompagnie.« Er betonte den Namen geradezu genüsslich und wartete gespannt auf meine Reaktion. Doch ich schwieg. Eine derartige Aus- beziehungsweise Missgeburt einer Marketingabteilung wollte tatsächlich erst einmal verdaut werden. Jetzt erinnerte ich mich auch, die Produkte in den Regalen der Supermärkte schon mal gesehen zu haben. Und

die Werbung in Zeitschriften oder im Fernsehen ebenfalls. Sie war ziemlich aggressiv, wenn ich mich recht entsann, und in leuchtend Rot und Blau gehalten. Was man wohl studieren musste, um auf so etwas zu kommen? Oder, der Gedanke kam mir erst jetzt, band mir Johannes vielleicht einen Bären auf?
»Im Ernst?«, fragte ich.
»Im Ernst. FettKillerKompagnie. FKK. Alles wurde etwas angedeutscht, hat mir diese Merkenthal erklärt, weil man sich so von der Konkurrenz abhebt, die es mehr mit dem Englischen hat. Außerdem sähe das noch kämpferischer aus.«
»Das Vernichten von Fettpolstern als Krieg?«, meinte ich zweifelnd. »Mit einem Fettkillerkommando durch Blut, Schweiß und Tränen zur Bohnenstangenfigur? Der Kampf an der Kalorienfront, der die ganze Frau fordert? Und die waren hier? In Hollbakken? Wow!«
Mir persönlich ging dieses ganze Abnehmgewese ja ziemlich am Popo vorbei. Das kam sicher auch daher, dass ich selbst eher der handfeste Typ bin: kurze Haare, keine Bohnenstangen-Twiggy-Figur, aber auch kein Mitglied der doppelburgerlichen Gesellschaft mit sechzig Kilo Übergewicht und ewig fettigen Fingern von den ganzen Whoppern, die mal eben zwischen Mittagessen und Abendbrot als kleine Zwischenmahlzeit verdrückt werden. Normal eben. Figur-fühl-dich-gut-Globuli, probiotischen Joghurt oder Wunderpillen gegen Darmträgheit, damit hinten rauskam, was rausmusste, brauchte ich nicht.
»Es heißt FettKillerKompagnie und nicht Kommando«, berichtigte Johannes mich sanft. »Ich wusste doch, dass dich das begeistern würde.«
»Na ja ...«
»Doch, doch, sei ehrlich, Hanna. Du hast ein Faible für markige Sprüche. Und dabei wirkte die Frau Merkenthal eigentlich ganz friedlich, als ich mit ihr sprach.«
Ein Faible für markige Sprüche? Ich? Empört öffnete ich den Mund, nur um ihn gleich wieder zuzuklappen. Manchmal stimmte das schon. So wie in diesem Fall.
»Die Frau war also keine Kalorienkreuzzüglerin, die bei jedem Happen mit irgendwelchen Brennwerten kommt und

einem damit zuverlässig den Appetit versaut? Sie war kein Gewichtstabellenfreak?«, vergewisserte ich mich.

»Nein, ich fand sie völlig normal. Sie sprach ganz sachlich von der Firma. Dass die Pillen, Fetthemmer, Lotions, Tees, Dragees und so etwas herstellt. Na, eben alles, womit du abnimmst oder dein Gewicht hältst, wobei Letzteres viel schwerer sein soll. Ich habe da nicht so die Ahnung«, bekannte mein Freund, der Aal, treuherzig.

Ach Johannes. Darauf wäre ich von allein wirklich nie gekommen. Er besaß wahrscheinlich auch noch einen zünftigen Waschbrettbauch, den nur niemand so recht wahrnahm, weil der jüngste Betendorp-Spross zum Tragen von schlabbrigen T-Shirts neigte.

»Der Firmensitz ist jedenfalls in Berlin, hat die Merkenthal erzählt. Das stand auch auf dem Briefkopf.«

»Wie bist du denn überhaupt an diese Leute gekommen?«, erkundigte ich mich neugierig. »Durch das Internet, oder hast du kürzlich eine Reise nach Berlin gemacht?« Ich beugte mich zu Johannes hinüber und raunte mit verschwörerischer Stimme: »›Mein lieber Herr von Betendorp, Sie und Ihr Anwesen haben wir von FKK gesucht. Wir bieten Ihnen Cash auf die Kralle, Sie verschwinden dafür ein paar Tage lang, damit wir ohne Zuschauer die Sau rauslassen können.‹ Und angesprochen hat dich Daphne Merkenthal, als du im Blumenladen ein Apfelbäumchen erstehen wolltest. So war es doch wohl nicht, oder?«

»Nee«, sagte Johannes und verscheuchte mit einer sanften Handbewegung eine Fliege. Manche Leute werden bei solchen Viechern ja regelrecht hysterisch. Er gehörte nicht zu der Sorte. Er betrachtete auch sie als von der Grundgütigen in die Welt gesetzte Wesen, denen deshalb ein Recht auf Leben zusteht. »So war es nicht. Ich habe diese Frau Merkenthal ganz zufällig in Rendsburg auf einer Pferdeschau getroffen. Sie stand neben mir, und wir kamen ins Gespräch. Sie fragte mich, was ich so mache. Ich erzählte ihr von Hollbakken und dass ich plane, das Herrenhaus zu einer Art Eventzentrum auszubauen, weil ich Geld brauche, um es zu unterhalten. Sie war sofort interessiert, fragte nach der Einrichtung, der Lage und dem Preis.«

»Ein Eventzentrum?«, echote ich schwach und blickte mich verstohlen um. Vielleicht wenn man gern Unkraut zupfte, Türen reparierte oder Wände strich. Doch ich sagte nichts. Johannes hatte es auch ohne meinen Spott schwer genug.

»Du hast ja noch nicht alles gesehen«, verteidigte er sich. »Drinnen bin ich schon viel weiter. Die Merkenthal fand es jedenfalls klasse. Es sei etwas ganz Besonderes, hat sie gesagt.«

»Aha.«

»Ehrlich«, beteuerte er, und ich spürte, dass ihm wirklich viel an dem Erfolg seines Vorhabens lag.

»Ich glaube dir ja«, versicherte ich ihm. Ob er in die alte Küche vielleicht eine Saunalandschaft eingebaut hatte? Ob das untere Stockwerk nun von einer Rutsche durchschnitten wurde? Er würde es mir sicher einmal zeigen, jetzt war es jedoch Zeit, wieder auf unser eigentliches Thema zu kommen.

»FKK hat also für ein Wochenende Hollbakken gemietet, und sie haben dir zur Auflage gemacht, dass du dich die Tage über dünnmachst? Habe ich dich da richtig verstanden?«

»Das klingt ziemlich hart. Aber im Prinzip stimmt das schon. Sie wollten unter sich sein, haben sie mir erklärt. Da hätte ich als Fremder nur gestört. Wie ein Sandkorn im ansonsten geölten Getriebe, hat die Merkenthal gesagt.«

»Die Dame litt also auch noch unter einer poetischen Ader«, lästerte ich. »Und wo warst du, wenn ich fragen darf?«

»Ich bin mit Nirwana gen Westen geritten. Das wollte ich schon immer mal machen. Einfach mit ihr lostraben und irgendwann an der Nordsee ankommen. Wir zwei hatten ein paar schöne Tage.«

»Mmh«, überlegte ich. »Die FKK-Leute wollten also auf jeden Fall allein sein. Hollbakken liegt ja auch ziemlich abgeschieden. Da kommt keiner mal so eben vorbei und steckt seine Nase in Angelegenheiten, die ihn nichts angehen.«

Johannes warf mir einen schiefen Blick zu. »So etwas gibt es, Hanna. Die wollten ihre Ruhe haben. Einfach so. Du bist auf dem Holzweg, wenn du vermutest, dass es sich bei FKK in Wahrheit um ein Drogenkartell handelt, das Hollbakken angemietet hat, weil der Hubschrauber aus Südamerika hinten auf der Wiese problemlos landen kann.«

»Waffen? Prostitution? Menschenhandel?«, schlug ich freundlich vor.

Johannes seufzte. »Die haben gefeiert, Hanna. Mehr nicht. Wahrscheinlich hatten die am Sonntag alle einen ziemlich dicken Kopf.«

»Das kann sein«, stimmte ich zu. »Aber so ganz normal finde ich das nicht, dass man ein Herrenhaus anmietet und den Besitzer verjagt. Hier ist Platz genug. Du hättest doch nicht gestört, wenn du zum Beispiel einfach in deiner Wohnung geblieben wärest. Äh ... die gibt es doch noch? Oder hast du sie etwa zum Beautybereich umgemodelt?«

»Das obere Stockwerk habe ich nicht angerührt«, gab er würdevoll zurück, und schon tat mir meine flapsige Bemerkung leid. Der Arme brauchte das Geld wirklich dringender als doofe Witze auf seine Kosten.

»Die Merkenthal hat dir gegenüber also mehrmals erwähnt, dass sie hier nichts weiter als ihre Betriebsfeier durchziehen will«, bemühte ich mich um Sachlichkeit.

»Sag ich doch!«, ranzte Johannes mich an. »Und die Polizei hat auch nichts anderes herausgefunden. Die haben anständig gefeiert, und dabei ist das mit dem Säbel passiert. Die wollten weder in der Sauna sitzen noch ins Schwimmbad gehen noch massiert, gecremt oder mit Gurkenscheiben traktiert werden. Die wollten einfach ihren Spaß haben. Und ich fand, das klang gut und solide.«

Ich nicht. Ich fand, das klang entschieden merkwürdig, mysteriös und verdächtig, doch ich hielt mich zurück und folgte Johannes' Blick, der abwesend über sein vergammelndes Anwesen strich.

»Und bezahlt hat die Merkenthal gut. Die haben sich wirklich nicht lumpen lassen. Obwohl das Eventzentrum noch nicht ganz fertig ist.«

»Wie viel hast du denn genommen?«, fragte ich vorsichtig.

Johannes lächelte. »Ich wollte zweieinhalb Tausend, sie hat mir glatt drei geboten. Das fand ich verdammt großzügig.«

Ich nicht. Ich fand das immer verdächtiger. Keine Firma, die etwas auf sich hält, verpulvert freiwillig und ohne Not fünfhundert Euro. Keine!

»Wie hat sie das mit dem Geld denn begründet?«, fragte ich schärfer als beabsichtigt.

Johannes schüttelte den Kopf.

»Man merkt dir deinen Job wirklich langsam an, Hanna. Du bist nur noch misstrauisch.« Stimmt, wenn ich mir so einen Kokolores anhören musste, fuhr ich Stacheln und Antennen gleichzeitig aus. »Merkenthal hat mir die fünfhundert Euro zusätzlich gegeben, weil ich selbst Unkosten an dem Wochenende hatte. Ich müsste ja auch irgendwo schlafen, hat sie gesagt.« Wie sozial. Und nett. Und seltsam. Johannes fing an, nervös an seinem Fingernagel zu zupfen. »Du schätzt Daphne wirklich völlig falsch ein, Hanna! Sie war nicht so eine Karrieretante, die nur ans Geld denkt. Sie interessierte sich auch für Dinge, die nichts damit zu tun hatten. Geistige Dinge, verstehst du?«

»Ach ja?«, sagte ich ruhig, doch mir schwante etwas. »Habt ihr euch vielleicht ganz zufällig über Gott und die Welt unterhalten?«

Johannes liebte solche Themen, wie ich aus eigener Erfahrung sehr genau wusste. Damit kriegte man ihn immer. Seine Augen begannen prompt zu leuchten.

»Wusstest du, dass die alten Ägypter im 21. Jahrhundert vor Christus mit dem Sonnengott Ra zum ersten Mal in der Geschichte der Menschheit nur *einen* Gott angebetet haben? Bis dahin verehrte man immer mehrere.«

»Ja und?«, fragte ich ruppig.

Er lächelte geheimnisvoll. »Daphne hat mich darauf aufmerksam gemacht, dass wir jetzt wieder im 21. Jahrhundert leben. Nach Christus. Das hat doch etwas zu bedeuten, Hanna! Das kannst du doch nicht leugnen.«

Oh doch, das konnte ich. Das war Quatsch mit Soße und wie gemacht für Johannes' naive Seele. Manchmal war mein Freund wirklich so einfältig wie ein Kleinkind. Diese Daphne Merkenthal hatte das offensichtlich innerhalb kürzester Zeit genauestens erfasst und es für sich und ihre Zwecke genutzt.

Auch wenn sie das Opfer war, wollte mir diese Frau einfach nicht ans Herz wachsen.

Nachdem ich wieder zu Hause eingetrudelt war, brühte ich mir eine Kanne Earl Grey auf, fabrizierte dazu in meiner Miniküche, die eigentlich mehr eine Küchenzeile ist, rasch ein paar Kanapees, ignorierte standhaft den Laptop, der auf dem kombinierten Ess- und Arbeitstisch stand und auf meinen Einsatz als Tränenfee wartete, schob den Gedanken an den abtrünnigen Gustav beiseite und setzte mich stattdessen in meinen Schaukelstuhl, um verschärft nachzudenken.

Es gab wirklich die seltsamsten Berufe. Eine leibhaftige Fettkillerin war mir noch nie untergekommen. Wie man so etwas wohl wurde? Aus Überzeugung – Kampf den Wülsten und den Schlanken ein Wohlgefallen? Oder versuchte man sich in so einem Job, weil er einfach gut bezahlt wurde? Money, money, money eben. Es war schon seltsam, aber ich tendierte bei Daphne sofort und instinktiv zu Letzterem, obwohl ich die Frau logischerweise nicht kannte. Für diesen Eindruck hatte jedoch Johannes' Bericht gereicht.

Nein, oberflächlich betrachtet, mochte das alles ganz harmlos und logisch klingen, was die Merkenthal ihm da erzählt hatte, aber wenn man genauer hinschaute, sah das doch gleich ganz anders aus. Ich gab Gravensteins Bauchgefühl ohne Wenn und Aber recht: Da lag eindeutig etwas im Argen. Schade nur, dass Johannes so gar keine Hilfe war.

Obwohl, überlegte ich, während ich gedankenverloren in ein Brot mit Lachsaufstrich biss, Gravenstein andererseits natürlich ordentlich würde bezahlen müssen, wenn ich erst so richtig loslegte. Und der Mann würde mich keinesfalls mit einer mickrigen Pauschalsumme abzuspeisen versuchen, von der ich mir nicht einmal eine Cremeschnitte bei Bäcker Matulke kaufen konnte. Nein, der Herr Anwalt war ein Gentleman, was bedeutete, dass die Knete für meine Verhältnisse geradezu in Strömen fließen würde, sobald ich den Fall ordnungsgemäß anging und schließlich knackte. Denn genau das hatte ich vor.

Den unverhofften Geldsegen vor Augen, nahm ich einen

Schluck Tee. Und Daphne Merkenthals Champagnersäbel-Schlitzer war doch schon so gut wie überführt, wenn ich erst einmal herausgefunden hatte, was hinter dem Wunsch der FKK-Leute nach völliger Einsamkeit steckte. Obwohl das mit dem Säbel schon eine ausnehmend merkwürdige Methode war, zu Tode zu kommen. Und irgendwie auch eine ziemlich blöde, fand ich. Da kann dir vermutlich mit derselben Wahrscheinlichkeit ein Meteorit auf den Kopf knallen. Die Chance, auf diese nicht minder originelle Weise dahinzuscheiden, liegt übrigens bei eins zu zweihundert Millionen, wie ich irgendwo mal gelesen habe.

Abgelenkt von derart profunden Gedanken, nahm ich erst in diesem Moment den Geschmack des Lachsaufstriches richtig wahr. Zu den kulinarischen Highlights dieser Welt gehörte die Stulle eindeutig nicht. Aber was sollte man auch erwarten, wenn man ein Essen kurzfristig aus Bordmitteln zauberte? Ich spülte mit einem Schluck Tee nach und probierte das Gurkensandwich. Gott, es riss mich ebenfalls nicht vom Hocker. Außerdem erinnerte es mich postwendend wieder an meinen verschwundenen Hausgenossen. Gustav liebte nämlich Gurken fast so sehr wie überreife Bananen.

So ein Mist! Ich spürte, wie ich hart schlucken musste, während mein Blick unwillkürlich über den nahe gelegenen See glitt. Er lag heute so ruhig da, als könne nichts sein Wässerchen trüben. Glatt und harmlos erstreckte er sich zwischen den Wiesen, sanft wogte der Schilfgürtel im Wind hin und her. Dabei konnte er auch anders, das wusste ich ganz genau. Ob mein Kröterich bereits auf seinem Grund ruhte? Mit blicklosen toten Augen, steifen Gliedern und einer entschwundenen Seele, die sich irgendwo zwischen dem hohen schleswig-holsteinischen Himmel und dem Nichts befand?

Angewidert von meinen morbiden Gedanken, legte ich das Gurkensandwich beiseite. Doch es half nichts, der Tod Daphne Merkenthals war die eine, professionelle Sache, Gustavs Verschwinden die andere, persönliche Ebene. Und die ging mir wirklich teuflisch an die Nieren. Was nützt es eigentlich, überlegte ich ernsthaft, während ich trübsinnig auf das Wasser starrte, wenn man sich im Berufsleben zu einem Feger entwickelt, es jedoch im Privaten nicht stimmte, weil man tierisch einsam war? Genau. Gar nichts.

Nein, mein Kröterich hatte bei der Ermittlungsarbeit eindeutig Vorrang vor Gravensteins Cousine. Da half auch die Aussicht auf eine Menge Geld nichts. Außerdem war Daphne Merkenthal bereits erwiesenermaßen tot. Bei Hannelores Lebensgefährten hingegen bestand noch immer Hoffnung auf eine unversehrte Wiederkehr.

Allerdings, flüsterte ein dünnes inneres Stimmchen in diesem pekuniär heroisch-entsagungsvollen Moment, konnte ich natürlich durchaus versuchen, zwei Fliegen mit einer Klappe zu schlagen. Denn wenn ich die Nachbarschaft noch einmal intensiv nach Gustavs Verbleib befragte, hinderte mich niemand daran, so ganz nebenbei auch etwas über den Todesfall auf Hollbakken in Erfahrung zu bringen.

In Bokau hatte man hundertprozentig davon gehört. So etwas spricht sich auf dem Dorf in Windeseile herum und hüpft quasi von Misthaufen zu Misthaufen. Nur mich hatten Sensation und Information nicht erreicht, weil ich keine Dungpflege betrieb und außerdem zu der fraglichen Zeit nicht im Lande gewesen war. Es wurmte mich immer noch, dass ich erst durch einen Hamburger Staranwalt darüber aufgeklärt werden musste, was bei uns los gewesen war. Das gehörte sich einfach nicht.

Rasch stellte ich den Teller mit den verbliebenen Schnittchen in den Kühlschrank, goss den Rest des mittlerweile lauwarmen Tees weg, verriegelte die Fenster, angelte nach meiner Jacke und schloss sorgfältig die Tür der Villa ab. Anschließend klopfte ich Hannelore wie immer zum Abschied auf den Panzer – sie konnte schließlich nichts dafür, dass ihr Lebensgefährte ausgebüxt war und sie schnöde hatte sitzen lassen –, schnappte mir mein Rad, das in dem Minischuppen hinter dem Haus parkte, und zog los.

Ich fing am unteren Ende der Hauptstraße mit der Befragung von Bauer Plattmann, meinem Vermieter, an. Seit meinem letzten Fall war unser Verhältnis entspannt bis herzlich, obwohl der Mann nicht zur redseligen Sorte Mensch gehörte. Von

Geburt und vom Wesen her ein echter Fischkopp, neigte er weder zum Überschwang noch zu überflüssigen Worten. Aber in Ordnung war er schon.

Der Bauer aß ein Käsebrot, als ich auf den Hof radelte, und beobachtete dabei mümmelnd seine Katze, die sich mit einer Sorgfalt wusch, als gelte es ihr Leben.

»Tach«, grüßte ich höflich und bremste kurz vor den beiden ab. Ein freundliches Nicken in meine Richtung war die Antwort. Ich stieg vom Rad, stellte mich neben den kauenden Landwirt und erläuterte ihm die Sache mit Gustav.

»Nee«, sagte Plattmann gedehnt, als ich geendet hatte, eine Schildkröte sei ihm in jüngster Zeit nicht vor den Trecker gelaufen. Aber wenn er sie sähe, würde er mir umgehend Bescheid geben, klar. Immerhin hänge man doch auch an so einem Haustier, nicht? Er meinte es ernst und nicht etwa ironisch. Und ob, versicherte ich ihm mit Nachdruck und zögerte.

»Ist noch was?«, fragte er daraufhin ganz direkt. Das müffelnde Käsebrot war mittlerweile in seinem Innern verschwunden.

»Ja«, gab ich freimütig zu. »Im September ist jemand auf Hollbakken gestorben. Wissen Sie zufällig etwas darüber?«

»Oha, ein neuer Fall also.«

Ich nickte, doch er schüttelte bedauernd den Kopf. Er habe zwar von dieser »Orgie« gehört, aber interessiert habe ihn die ganze Angelegenheit nicht sonderlich. Die Leiche sei schließlich nicht von hier gewesen. Eine Fremde eben, und die ginge ihn nichts an. Nur dass die Tote einen komischen Namen gehabt habe, sei ihm im Gedächtnis geblieben. Nach diesem Statement nahm er seine Knechtsmütze ab und kratzte sich nachdenklich am Kopf.

»Daphne Merkenthal«, half ich ihm auf die Sprünge.

»Richtig. So hieß die. Kam aus der Stadt.« Er meinte es genauso vernichtend, wie es sich anhörte.

Weltoffenheit zeichnete den alteingesessenen Bokauer eindeutig nicht aus. Aber was hatte ich erwartet? Ich wusste doch, dass ich auf dem platten Land wohnte. Bokau ist nun einmal ein kleines Dorf mit lediglich dreihundert Einwohnern, einer Hauptstraße, einem Bäcker, nämlich besagtem Matulke mit seinen exorbitant leckeren Cremeschnitten, und einem Gasthof, in dem es die besten Bütter dieser Erde gibt. Bütter, das sei hier der Klarheit wegen allen Südelbiern verraten, ist die Hemlokk'sche Mehrzahl von Butt, was wiederum ein äußerst leckerer Plattfisch ist, gemeinhin auch als Scholle bekannt.

Ich verabschiedete mich vom Bauern und ackerte mich anschließend durch die gesamte Nachbarschaft, bis mir allein der Gedanke an Plätzchen, Kaffee und die ersten Lebkuchen der Saison Brechreiz verursachte. Doch ich hatte auf der ganzen Linie Pech. Niemand hatte Gustav gesehen. Aber alle schworen hoch und heilig, mir meinen Kröterich sofort zurückzubringen, wenn er bei ihnen über den Hof marschieren sollte.

Dafür hatten – natürlich – ausnahmslos alle Bokauer von dem Todesfall auf Hollbakken gehört. Sogar die Wiehles, die erst vor ein paar Jahren zugezogen waren, auch keinen Misthaufen besaßen und nicht nur aus diesem Grunde keinesfalls zur Dorfgemeinschaft gehörten. Ich selbst kannte sie kaum, obwohl sie bei mir in der Nähe wohnten.

Er stand in dem Ruf, ein elender Schnacker zu sein, und sie war so ein verhuschtes Mädel, das ihren Oskar selbst nach dreißig Ehejahren und sicher etlichen Gelegenheiten, ihn in langen Unterhosen zu bewundern, anscheinend immer noch vergötterte, auch wenn er nur männlich-selbstsicher feststellte, dass es regnete, wenn es regnete. Dass ich mich um Gustav sorgte, fand er nur komisch, womit er sich auf der Stelle den letzten Rest meiner Sympathie verscherzte. Den Tod Daphne Merkenthals hatten er und seine Gattin zwar zur Kenntnis genommen, aber irgendwann müsse jeder sterben, wie er mir gewichtig mitteilte. Den Mann interessierte weitaus mehr, ob der Champagner auf der Fete tatsächlich in Strömen geflossen war, wie im Dorf getratscht wurde, oder ob es sich dabei lediglich um ein »unzutreffendes Gerücht« handelte. Die Wiehles boten mir weder Kaffee noch Kekse noch Lebkuchen an, was ich übel vermerkte. Nicht, dass ich ihr Angebot angenommen hätte. Aber so etwas tat man auf dem Land einfach nicht. Das war unhöflich. Punkt. Und wer sich nicht an diese ungeschriebene Regel hielt, war ein Banause oder Städter oder höchstwahrscheinlich beides.

Mit einem niederziehenden Gefühl der Hoffnungslosigkeit im Bauch, was Gustav anging, und einem zunehmenden Druck im Unterleib, was meine Blase betraf, radelte ich danach Richtung Heimat und sah voller Erleichterung, dass bei meiner Freundin Marga ein Fenster offen stand. Sie lebte seit den dramatischen Ereignissen des letzten Frühjahrs immer noch allein im sogenannten Haupthaus, das ebenso wie meine ein Stück entfernt liegende Villa Bauer Plattmann gehörte.

Ich bremste so scharf ab, wie es mein übervolles Organ gerade noch erlaubte, sprang vom Rad, schmiss es nachlässig gegen die Bank neben der Eingangstür, stürmte die Treppen zum ersten Stock hinauf, hielt mich scharf links, klopfte heftig, wartete jedoch nicht ab, bis ich Margas »Herein« hörte, sondern riss die Wohnungstür auf, sauste zur Toilette, fetzte mir die Kleider vom Leib und sank auf die Brille. Mann, tat das gut!

»Alles in Ordnung mit dir, Schätzelchen?«, ließ sich Margas Stimme nach einer Weile vernehmen, während ich gefühlte sechzehn Liter von mir gab.

»Jetzt ja«, gab ich heiter zurück.

»Na, dann ist ja gut.«

Ich stutzte. Das klang fast ein wenig gleichgültig. Ich hätte schließlich locker über der Schüssel krepieren können. Aber Marga neigte nicht zur Dramatik, das wusste ich. Außerdem werkelte sie bestimmt schon wieder an einem total wichtigen Projekt. Die Frau war nicht der Typ, der mit der Verrentung die Glotze anschmiss, um nach zwanzig dauerberieselten Restjahren ins Grab zu sinken.

Marga dilettierte auch nicht in Öl oder Aquarell oder erstellte löcherige Ahnentafeln, die bei Herodes anfingen und bei Tante Mila aus Großburgwedel endeten. Nein, Marga Schölljahn pflegte nur eine Leidenschaft, aber die richtig: Sie protestierte gegen alles, was dem Meer vom Menschen angetan wurde. Bedrohte Wale, verdreckte Algen, Lärm durch Schiffsschrauben; für sie war alles eine Herzensangelegenheit.

Sie betrachtete sich selbst als Altachtundsechzigerin, besaß zu allem und jedem eine mehr oder minder fundierte Meinung und hielt das Recht auf Freiheit und Bildung ebenso hoch wie die Verantwortung fürs eigene Tun. Denn jeder, so lautete ihr unumstößliches Credo, könne etwas gegen die Ungerechtigkeiten und Fehlentwicklungen auf dieser Welt unternehmen. Jeder und jede. Man müsse nur den Hintern hochbekommen und seine karg bemessene Lebenszeit nicht mit allerlei Unnützem wie etwa dem Schreiben und Lesen von Liebesromanen verplempern. Trotzdem mochte ich sie sehr und fühlte mich in ihrer Wohnung, die mit ziemlich viel Krimskrams vollgestopft war, der eigentlich überhaupt nicht zusammenpasste, außerordentlich wohl.

Sie griente mich an, als ich es mir ungefragt auf ihrer zerschlissenen Couch bequem machte. »Besser, Schätzelchen?«

»Ja. Gustav ist seit drei Tagen weg«, fiel ich mit der Tür ins Haus.

»Na, weit kann er ja nicht sein, denn besonders fix ist das Vieh bekanntlich nicht«, meinte sie gleichgültig.

Ich war verletzt. Sie hatte sich zwar nie viel aus meinem Schildkröterich gemacht, wusste jedoch sehr genau, was er mir bedeutete. Außerdem krittelte niemand so einfach an meinem Haustier herum. Nicht einmal Marga.

»Bis zum See würde er es problemlos schaffen. Das reicht, um zu ertrinken«, gab ich patzig zurück.

»Stimmt, schwimmen kann er auch nicht«, stellte sie gefühllos fest. »Willst du einen Tee?«

»Nein«, lehnte ich ab, teils, weil ich wirklich nicht wollte, teils, weil ich sauer war. »Was willst du denn damit sagen? Er ist bekanntlich eine Landschildkröte. Er muss nicht schwimmen können.«

»Behaupte ich doch auch gar nicht. Gott, bist du heute empfindlich. Wahrscheinlich sitzt die Kröte dick und fett unter deinem Salbeibusch und schnarcht vor sich hin. Du hast nur nicht vernünftig nachgeschaut.«

»Hab ich wohl«, verteidigte ich mich eingeschnappt. »Glaub mir, er ist weg. Ich hab doch das Loch im Zaun gefunden.

Und wenn ich ihn nicht vor Beginn des Winters finde, wird er sterben. So einfach ist das.«

»Papperlapapp«, kommentierte Marga mein düsteres Szenario, und ich spürte genau, dass sie nicht bei der Sache war. Irgendetwas trieb sie um. Sonst hätte sie mein Kummer nicht so total kalt gelassen, egal, wie sie zu Gustav stand.

»Was ist los, Marga?«, versuchte ich es ganz direkt.

»Wie? Nichts natürlich.«

»Aber du hast doch was!«, bedrängte ich sie.

»Unsinn, Schätzelchen«, wehrte sie ab. »Du siehst Gespenster. Mit mir ist alles in schönster Ordnung.« Und bei diesen Worten strahlte sie mich dermaßen gekünstelt an, dass ich ihr kein Wort glaubte.

Doch was sollte ich machen? Wenn sie die Auster spielen wollte, bitte, das war ganz allein ihre Sache. Ich hatte genug zu tun und keinen Nerv, um um irgendwelche Auskünfte zu betteln, die sie mir nicht freiwillig geben wollte. Einen Punkt gab es allerdings noch zu klären.

»Wieso hast du mir eigentlich damals nichts von dem Todesfall auf Hollbakken erzählt?«, pampte ich sie an.

Marga runzelte die Stirn, als müsste sie tatsächlich verschärft nachdenken. Mich täuschte sie jedoch nicht. Sie wusste genau Bescheid!

»Ach das«, sagte sie schließlich wegwerfend. »Ich hielt es nicht für wichtig. Die Sache war vorbei, ehe sie überhaupt begonnen hatte, und irgendwie ergab sich das dann nicht mehr. Fahr deine Krallen ein, Schätzelchen. Da gab es nichts zu ermitteln, falls du das meinst. Der Fall war von Anfang an klar wie Kloßbrühe. Die Dame war tot, es tat allen leid, und das war's. Ich hab's einfach vergessen.«

»Aber die Umstände waren schon ein bisschen komisch, oder?«, ließ ich nicht locker. So leicht kam sie mir nicht davon!

»Keine Ahnung«, meinte Marga gleichgültig. »Das hat hier in Bokau niemanden besonders aufgeregt. Da fanden wir es weitaus eindrucksvoller, dass Johannes solchen Leuten Hollbakken überhaupt zur Verfügung stellte. Aber wenn man weiß, wie klamm der arme Kerl ist ... na, hoffentlich haben die anständig bezahlt.«

Das Telefon klingelte. Marga rührte sich jedoch nicht, sondern tat so, als herrsche auch weiterhin eine friedvolle Stille in ihrem Wohnzimmer.

»Marga«, sagte ich leicht nervös. Das Läuten verstummte.

»Da wollte jemand etwas von dir.«

»Ich erwarte keinen Anruf. Da wird sich einer verwählt haben«, behauptete sie und besaß doch tatsächlich die Chuzpe, bei dieser faustdicken Lüge noch nicht einmal rot zu werden.

Ich starrte sie an. Ihr Verhalten war entschieden nicht normal, fand ich. Es dauerte eine ganze Weile, bis mir dämmerte, dass sie offensichtlich nur auf meinen Abgang wartete, um ungestört mit dem unbekannten Anrufer sprechen zu können. Also gut, das konnte sie haben. Ich sprang auf, schmetterte ihr ein nicht eben freundliches »Tschüss« an den Kopf und polterte mies gelaunt die Treppe hinab. Als ich unten ankam, hörte ich, wie ihr Telefon erneut anfing zu klingeln. Ich stand still und horchte. Dieses Mal nahm sie nach dem ersten Läuten ab.

DREI

Es half nichts. Auch wenn sich scheinbar niemand in Bokau für die Ereignisse auf Hollbakken interessierte, Gustav wie vom Erdboden verschluckt blieb – in der Nacht hatte mich die Vorstellung einer griechischen Beerdigung mit Sirtaki, Zaziki, Souflaki und jeder Menge Retsina um halb vier um den Schlaf gebracht – und Marga sich zu allem Überfluss auch noch höchst geheimnisvoll benahm: Als mein Blick am nächsten Morgen beim Frühstück auf meinen Laptop fiel, erinnerte mich dessen bloße Anwesenheit eindringlich daran, dass ich nicht nur als Privatdetektivin meine Brötchen und Gustavs Salatköpfe verdiente.

Zähneknirschend kochte ich mir also noch eine Kanne Tee, um mich anschließend mit dampfender Tasse auf meinem Schaukelstuhl niederzulassen und auf den See zu glasen. Ein einsamer Kanute paddelte vorbei. Er beherrschte sein Handwerk, denn das Boot bewegte sich zügig und vor allen Dingen schnurgerade über das Wasser. Jetzt kreuzte ein Schwanenpaar seinen Weg. Gemächlich zogen die Tiere dahin, ließen sich von so einem Menschlein überhaupt nicht stören. Ich nippte an meinem Tee. Er war gut, und ich fühlte mich allmählich gerüstet, die Welten zu wechseln. Denn genau dazu diente diese Aktion. Ich musste den Kopf freibekommen von der toten Daphne, dem verschwundenen Gustav und der schweigenden Marga, um in einer Phantasiewelt dichten und schreiben zu können.

Denn so ganz nebenbei arbeite ich eben auch noch als Tränenfee. Der Titel ist hausgemacht, sanktionslos einzig und allein von mir zu benutzen und besagt, dass ich unter dem nach Herz, Schmerz und Liebesleid klingenden Pseudonym Vivian LaRoche romantische Liebesgeschichten für die Regenbogenpresse fabriziere.

Das sind, wie der Name schon sagt, jene bunten Blätter, die zwar keine Silbe über Prinz Charles' innigsten und mittlerweile von jeder seriösen Gazette kolportierten Wunsch, seiner Camilla als Tampon zu Willen zu sein, verlauten lassen, dafür aber neben den allwöchentlichen Standardausgaben zusätzlich Sonderheft für Sonderheft ausstoßen, sobald eines der royalen Kids heiratet.

Okay, der Monegasse war bei der Eheschließung mit diesem südafrikanischen Schwimmtalent bereits so alt, um als Opa seinen Mann zu stehen, und guckt hat der bei der Trauung auch nicht gerade wie ein entflammter Jüngling, aber was soll's. Auch darüber lässt sich trefflich berichten: »Ist es wirklich Liebe?«, trompetet die Redaktion in so einem Fall ultrabesorgt in der Überschrift, um darunter Bilder von zwei Menschen zu zeigen, die muffig aus der Wäsche schauen, weil man sie im falschen Moment erwischt hat.

Ich lächle ebenfalls nicht unentwegt, aber meine Villa belagert auch keine Paparazzi-Horde, um mich im Morgenmantel auf dem Weg zum Klo abzulichten. Um ehrlich zu sein, tun mir die ganzen Royals manchmal wirklich leid. Sicher, die mussten noch nie in ihrem Leben abwaschen oder Staub saugen, aber um welchen Preis? Wahrscheinlich geben die sogar noch mit einem untertanenfreundlichen Schlusswort und medienerprobten Lächeln den Löffel ab, weil sie genau wissen, dass selbst unter ihrem Sterbebett ein Pressefuzzi liegt und jeden Röchler mithört. Schauderhaft.

Vivian erwog, Richard und Camilla – die anfangs immer so heißen, ehe ihnen in einem abschließenden Arbeitsgang individuelle Namen verpasst werden – in ein heißes Schnee-, Ski- und Rodeldramolett zu schicken. Der Glühwein würde für die zulässigen amourösen Ausrutscher und die tief verschneite Hütte mit prasselndem Kaminfeuer für die Romantik pur sorgen. Ein derartiges Projekt war von der Jahreszeit her eigentlich schon längst überfällig, aber, beruhigte ich mich selbst, auf so einer hippen Hütte irgendwo im bergischen Nirgendwo lässt sich bestimmt zu jeder Jahreszeit gut im Dunkeln munkeln. Und außerdem würde ich mir mit diesem Schmalzheimer richtig Mühe geben.

Seit geraumer Zeit hatte ich nämlich ein verteufelt ungutes Gefühl, wenn ich mit meiner Agentin sprach. Sie war eigentlich nicht der zugeknöpfte Typ, sondern gehörte zur redseligen

Sorte. Doch seit ein paar Wochen beschränkte sich ihre Kommunikation auf das Wesentliche. Vorsichtigen Nachfragen wich sie mehr oder minder geschickt aus.

Außerdem hätte ich schon unter einer ausgeprägten Rechenschwäche leiden müssen, um nicht zu bemerken, dass sich auf meinem Konto momentan nicht allzu viel tat. Aber vielleicht hatte diese Entwicklung auf lange Sicht auch ihr Gutes, überlegte ich, während Richard sich gerade den strammen Oberkörper in einem klaren Gebirgsbach abschrubbte, ohne dabei Camillas entzückte Blicke zu bemerken. Denn wenn die Sülzletten nicht mehr zum Lebensunterhalt taugten, musste logischerweise etwas anderes her. Und das konnte nur eines sein: nämlich in absehbarer Zeit die Anmeldung zur Privatdetektivin. Dann war ich mit meinen neununddreißigeinhalb Jahren endlich ein Private Eye mit Brief und Siegel. Das klang doch, oder?

Schwungvoll hämmerte Vivian, die Gute, in die Tasten, bis Richard die nunmehr vollends entflammte Camilla an seine breite Brust zog und ihr immerwährende Liebe schwor. Woraufhin sie »Oh Richard, Geliebter« hauchte und ihm versprach, fortan für immer sein zu sein.

Ein Kracher war das nicht gerade, aber für die LaRoche reichte es. Hanna Hemlokk hätte man sowieso die meiste Zeit mit solchen Knilchen wie dem Dauerbeau jagen können, doch die Geschmäcker sind eben verschieden, wie meine Mutter zu sagen pflegt.

Ich befand mich zurzeit außerdem in einer Lebensphase, in der mir der Mann als solcher entbehrlich schien, weil mein letzter Lover sich schwerpunktmäßig in meine Augen verknallt hatte – eins ist nämlich grün, das andere blau –, denn mit meinem sonnigen Charakter war er nicht so recht klargekommen. Na ja, der Typ war bereits seit Wochen Geschichte.

Rasch machte Vivian aus Richard einen Lukas, aus Camilla eine Nele, las die gesamte Geschichte noch einmal sorgfältig durch, verlängerte beziehungsweise verkürzte die ursprünglichen zehntausend Anschläge auf zwölf- und achttausend, war zufrieden und schickte die drei Versionen mit einem kurzen

Begleitbrief an Hannas Agentin ab. Sollte die Dame sehen, welche Länge sie bei welcher Zeitschrift unterbrachte. Mich interessierte nur noch das Geld.

Genau wie Johannes, der aus dem altehrwürdigen Hollbakken, das sich seit Generationen im Besitz seiner Familie befand, einfach ein Eventzentrum machte. Ich schüttelte unwillkürlich den Kopf. Da ging wirklich nichts zusammen. So ein Halligalliding passte nicht zum Herrenhaus, es passte nicht zu dessen Besitzer und dessen Überzeugungen, es passte nicht einmal in diese beschauliche Gegend, die manche als langweilig bezeichnen würden! Und doch hatte sich diese Fettkillerfirma ausgerechnet hier eingemietet.

Nachdenklich löffelte ich mein Mittagessen, das aus einer Roten Grütze mit Sahne bestand. Johannes hatte bei unserem Gespräch nur wieder und wieder versichert, dass ihm der Catering-Mann, durch dessen Hand Daphne Merkenthal gestorben war, wahnsinnig leidtäte. Der arme Kerl sei noch so jung, ja eigentlich doch kaum erwachsen mit seinen zwanzig und vielleicht ein bisschen Jahren. Der werde seine Schuld sowie sein schlechtes Gewissen im Leben nie mehr los. Den Tod eines Menschen verantworten zu müssen, sei eine Last, an der schwache Naturen zerbrechen könnten, wenn sie sich keine Hilfe suchten, hatte Johannes nachdrücklich zu bedenken gegeben. Ich sollte also schon allein aus diesem Grund bitte schön die Finger von der Sache lassen.

Blablabla, hatte ich im Stillen ketzerisch gedacht. Mit solchen Erkenntnissen half er mir keinen Deut weiter, was wohl auch genau seiner Absicht entsprach. Er hätte mich jedoch besser kennen sollen: Widerstand stachelt meinen Ehrgeiz nur an.

Doch bevor ich mich auf die Spur dieses Jungen begab, der nach Gravensteins Bauchgefühl möglicherweise ein Mörder war, brauchte ich jemanden zum Reden, denn allein buddelte ich mich allmählich gedanklich fest. Johannes fiel aus den bekannten Gründen aus, Marga aus unbekannten ebenfalls. Es blieb also nur noch Harry. Ich vertilgte die letzten Sahnefitzel, indem ich wie eine Katze den Teller mit langer Zunge ausleckte.

Es sah ja niemand, was entschieden ein weiterer Vorteil

des Alleinlebens war. Nicht nur aus diesem Grund liebe ich meine Villa, ihre Einzellage direkt am Passader See sowie ihre Minigröße von sagenhaften zweiundvierzig Quadratmetern. Denn ich schätze meine Unabhängigkeit. Ich bin gern meine eigene Dame, die schlechte Laune haben kann, wann immer ihr danach ist, und die zu jeder Tages- und Nachtzeit singen darf, so laut und so falsch sie will. Wohngemeinschaften sind nichts für Hanna Hertha Hemlokk, da bin ich eigen.

Da war besagter Harry Gierke anders gepolt. Er wohnte in der Stadt, in Kiel, arbeitete als freier Journalist, war etwas jünger als ich, trug einen Brilli im Ohrläppchen, stand mit beiden Beinen auf der Erde und erinnerte mich immer wieder an einen Terrier. Was er einmal im Maul hatte, ließ er – bildlich gesprochen selbstverständlich – nicht so leicht wieder los. Das mochte ich an ihm. Weniger angenehm waren seine diversen Macken. Der Kerl konnte sich beispielsweise aufführen wie eine launische Popdiva. Er war leicht beleidigt, meistens komplett von sich überzeugt, kam oft schnörkellos, um nicht zu sagen unhöflich auf den Punkt und hielt nicht allzu viel von diplomatischen Bemerkungen. Na ja, ich eigentlich auch nicht.

Ich stellte meinen Teller in den Spüler, fläzte mich gemütlich aufs Sofa und wählte. Nach dem dritten Klingeln hob er ab.

»Hier ist Harry Gierke. Einen schönen guten Tag wünsche ich Ihnen. Was darf ich für Sie tun?«

»Äh ... Harry?«, murmelte ich unsicher. Es war zwar zweifellos seine Stimme, aber sonst bellte er lediglich seinen Nachnamen in die Muschel. Fehlte nur noch, dass er mir gleich ein »Passen Sie gut auf sich auf« oder »Kommen Sie bestens nach Haus« ins Ohr zwitscherte. Wenigstens das tat er nicht.

»Ach, du bist es, Hemlokk«, knurrte er stattdessen mit seiner Normalstimme, die keineswegs geleckt klang, sondern eher erfreut. Was wiederum mich freute. Wir hatten mehrere Wochen nichts voneinander gehört. Es war nichts Spezielles vorgefallen, es hatte sich nur einfach nicht ergeben. Das war alles. »Was ist? Ist das ein Freundschaftsanruf? Oder brennt's irgendwo? Jetzt sag bloß nicht, dass du wieder einen Fall hast!«, fragte er nur halb im Scherz.

»Doch«, erwiderte ich trotzig und stolz zugleich. »Aber deshalb rufe ich eigentlich nicht an. Es ist eher ... weißt du, Gustav ist verschwunden.«

»Na, dann sei doch froh«, lautete seine furztrockene Antwort. »Das Vieh ist ziemlich unrentabel.«

»Haha«, machte ich lahm. Das hatte ich bei der Aufzählung seiner diversen Macken ganz vergessen. Der Gierke besaß einen außerordentlich schrägen Sinn für Humor. Und manchmal fehlte es ihm auch an Feingefühl, so wie jetzt. »Ich weiß nicht mehr, was ich machen soll, Harry. Ich hab überall nach ihm gesucht und die Leute befragt, aber niemand hat ihn gesehen.«

»Wie alt ist die Kröte?«, fragte er in einem Tonfall, in dem ein investigativer Journalist schreibt.

»Na, so um die vierzig bis fünfzig Jahre«, antwortete ich perplex. »Aber das weißt du doch eigentlich. Was soll das jetzt?«

»Das kann ich dir sagen, Hemlokk«, erwiderte er. »Das Tier hat eindeutig die besten Jahre hinter sich. Bald fängt es mit dem Schwächeln an. Du magst Gustav, dessen bin ich mir durchaus bewusst, aber ganz nüchtern und vor allen Dingen sachlich und unter ökonomischen Aspekten betrachtet, ist es besser, wenn er sich bald die Radieschen von unten beguckt. Alles andere ist falsch verstandene Sentimentalität.«

»Ach ja?«, meinte ich schwach. Ob Harry was genommen hatte? So seltsam hatte ich ihn noch nie erlebt.

»Ja«, fuhr er in diesem merkwürdigen Tonfall fort. »Stell dir doch bloß einmal vor, das Vieh hustet oder frisst nicht mehr richtig, weil es in seiner Dummheit irgendetwas geschluckt hat, was ihm nicht bekommt. Schon rennst du mit ihm zum Arzt, statt den Dingen ihren Lauf zu lassen und –«

»Du meinst, ich soll ihn in so einem Fall einfach sterben lassen?«

»Das wäre ohne Zweifel am sinnvollsten«, sagte Harry. »Denn der Medikus untersucht ihn nur unnötig lang, behält ihn ewig und drei Tage zur Beobachtung in der Praxis und stellt anschließend eine gepfefferte Rechnung für Gymnastik, Fressen und heilesoterisches Atmen nach Bangio aus. Du gehst arm nach Haus, denkst, du hast nun deine Ruhe, und am nächsten Morgen kann das Tier nicht mehr richtig laufen, hat vielleicht irgendwo Schmerzen, und schon rennst du wieder los und löhnst. Nein, Hemlokk, sei froh, dass du das Vieh auf diese elegante Weise losgeworden bist.«

»Geht es dir nicht gut, Harry?«, erkundigte ich mich besorgt, weil mir langsam dämmerte, dass der Junge keineswegs Witze riss, sondern es bitterernst meinte mit diesem Gefasel.

»Mir geht's blendend, Hemlokk. Danke der Nachfrage. Ich habe nur endlich erkannt, dass im Leben einzig und allein der eigene Vorteil zählt und sonst nichts. Alles andere ist Propaganda und Augenwischerei«, erklärte er so sonor, dass Vivian LaRoches Camilla vor Begeisterung glatt ins Höschen gepieselt hätte. Ich reagierte weniger enthusiastisch, sondern erwischte mich dabei, wie ich ratlos an meiner Unterlippe kaute, während ich ein völlig nutzloses Blesshuhn beobachtete, das kopfüber in den Fluten des Passader Sees abtauchte. Ob mein Freund Harry möglicherweise in die Fänge einer Sekte geraten war? In die der heiligen Brieftasche vielleicht?

»Du bist irritiert, Hemlokk. Das verstehe ich. Aber ich werde mich beruflich umorientieren, und zwar in Richtung International Management, auf jeden Fall Marketing oder auch Corporate Finance. Weißt du, wo man nicht nur Peanuts verdient, sondern von Anfang an das große Geld macht.«

»Aha«, sagte ich dümmlich, weil mir nichts anderes einfiel.

»Ja, ich habe nämlich endgültig die Schnauze voll vom Schreiben kleiner Artikelchen, um die sich niemand reißt«, ließ er mich wissen. »Bei deinen Schmalzletten, die niemand vernünftig bezahlt, ist es doch genauso. Es —«

»Schmalzheimer, Harry«, unterbrach ich ihn scharf. Von Schmalzletten hatte die Welt bekanntlich noch nie etwas gehört, und wenn das eines Tages doch geschehen sollte, dann würde sie es von mir erfahren und nicht von einem hergelaufenen künftigen Dagobert Duck. Außerdem war ich mittlerweile eine fast anerkannte Privatdetektivin und arbeitete nicht nur als Tränenfee.

»Ist doch völlig wurscht«, blaffte Harry. »Ich höre jedenfalls mit diesem Klein-Klein auf und starte noch einmal so richtig durch. Das will ich damit sagen.«

»Dein Schloss, dein Bugatti, dein Aktienpaket, deine Yacht, deine Fußballmannschaft? Peilst du eine Karriere als russischer Milliardär an? Die sind menschlich meistens ziemlich ungemütlich, was man so hört. Wen die nicht mögen oder wer denen in die Quere kommt, den lassen die umpusten oder ins sibirische Straflager abtransportieren. Da kennen die nichts. Also, ich finde den Charakterzug nicht sonderlich angenehm.«

»Ich meine es ernst, Hemlokk.«

»Ich auch, Harry.«

Der Mann ging mit Riesenschritten auf die vierzig zu und befand sich somit im besten Lebenskrisen- und Ich-mach-dann-noch-mal-was-anderes-Alter. Sonst befiel ihn offenbar unweigerlich das Gefühl, nur noch im ewig gleichen Trott aufs Grab hinzuleben. Das verstand ich ja. Bloß die Richtung hätte bitte schön eine etwas andere sein können.

Ich habe noch nie begriffen, was am puren Geldscheffeln so toll sein soll. In meinen Augen ist es langweilig, uninspiriert und unkreativ. Und unbefriedigend finde ich es letztlich auch. Vor ein paar Wochen schienen Harry und ich in dieser Hinsicht noch völlig einer Meinung gewesen zu sein. Jetzt gähnte zwischen uns erkennbar ein Abgrund, so breit und tief wie der Grand Canyon. Doch dies schien mir nicht der richtige Zeitpunkt zu sein, um das alles zu besprechen. Also wechselte ich als kluge Frau das Thema. Allerdings nicht, ohne noch eine klitzekleine Spitze loszulassen.

»Kannst du einer überzeugten Loserin wie mir vielleicht noch einmal kurz helfen, bevor du die Deutsche Bank übernimmst?«

»Sehr witzig, Hemlokk.« Das hatte ich bei seinen Kommentaren zu Gustav auch so empfunden.

»Ja, nicht?« Ich verspürte keinerlei Mitleid. »Also, was ist: Kannst du oder kannst du nicht?«

»Schieß los!«

Gut. Ein bisschen Verstand hatte die Grundgütige, wie Johannes das Höchste aller Wesen bekanntlich zu titulieren pflegte, Harry Gierke bei allem Business Management und Financial-Control-Gesumse also doch noch gelassen.

Ich schilderte ihm in der gebotenen Ausführlichkeit Daphne Merkenthals Tod, Gravensteins Unbehagen sowie die diesbezügliche komplette Ignoranz der Bokauer.

Harry brummte und grunzte an einigen Stellen und bemerkte, als ich geendet hatte: »Und wo ist jetzt das Problem, Hemlokk? Du kommst bei dir nicht weiter, okay. Dann rufst du eben in der Berliner Zentrale der Fettkiller an und gibst dich als Journalistin aus, die etwas Nettes über die Firma schreiben möchte. Du wirst sehen, wenn du das richtig anfängst, überschütten die dich geradezu mit Infomaterial. Das schmeißt du in den Papierkorb, weil das unwichtig für dich ist. Wichtig ist einzig und allein, dass zwischen dir und der Geschäftsleitung nun ein zartes Pflänzchen des Vertrauens keimt. Deshalb erzählst du denen erst jetzt und auf keinen Fall früher etwas vom Human Touch, der in keiner Story fehlen darf und der so ein Unternehmen erst menschlich rüberbringt. Klar?«

Klar. Ich war ja vielleicht manches, aber nicht doof.

»Und für diese persönlich-menschliche Note benötigst du natürlich, sagen wir, zwei Adressen von vertrauenswürdigen Mitarbeitern hier aus der Gegend, die ihr Geschäft verstehen. Denn die haben aller Wahrscheinlichkeit nach an der Fete auf Hollbakken teilgenommen.«

Natürlich. Es war so einfach, wenn man wusste, wie es ging.

»Sie werden erst zögern«, fuhr Harry mit völlig normaler Stimme fort, »aber wenn du nett genug bettelst und gleichzeitig ein bisschen Druck machst, nur ein bisschen, hörst du, Hemlokk, dann rücken sie schon damit raus. Deine Reportage soll ja angeblich eine kostenlose Werbekampagne für diese Fettkiller-Truppe werden. Und frag die doch mal, wer sich den Namen ausgedacht hat, ja? Ich finde den klasse.«

»Harry, ich weiß nicht, ob ich das kann«, bekannte ich ehrlich.

Ich halte mich für keine begnadete Schauspielerin. Im Gegenteil, wenn ich lüge, werde ich rot. Das war schon in der Kita so. Und wenn ich nun gleich den Täter ausfindig zu machen versuchte und ihn einem Verhör ohne all diesen ganzen Schnickschnack unterzog? Das war auch ohne Hintergrundinformationen sicher einfacher als –

»Klar kannst du das. Stell dir vor, dass du in eine Rolle schlüpfst«, unterbrach Harry meine Überlegungen, bevor er lossäuselte: »Hemlokk, das ein wenig unsichere Schätzchen, das keiner Fliege etwas zuleide tun kann und ach so nett ist, dabei doch aber so gern eine große Journalistin wäre, was ihr die Karriere versaut.« In vertrautem Tonfall fuhr er fort: »Das kannst du, nur keine Hemmungen. Und rede ja nicht am Telefon über den Todesfall auf Hollbakken oder diese Merkenthal. Dann gehen garantiert und auf der Stelle alle Schotten runter. Das hebst du dir für später auf, kapiert!«

»Ja«, sagte ich lammfromm. »Aber von A bis Z erlogen und erstunken ist das alles schon.« Ich halte mich nicht für extrem zartbesaitet in dieser Hinsicht, doch derart dreiste Verdrehungen waren einfach nicht mein Ding.

Eine Weile war es totenstill in der Leitung, dann polterte Harry ohne jegliche Vorwarnung los: »Na und? Der Zweck heiligt bekanntlich die Mittel; das hat schon irgendeiner von diesen fetten Mönchen aus dem Mittelalter geschrieben. Recht hat der Mann gehabt, das ist im Leben wie im Business so. Alles andere ist nichts weiter als Makulatur. Schöner Schein oder Schönfärberei, wenn dir das besser gefällt.«

Ich verdrehe angesichts dieser Tirade genervt die Augen. Onkel Dagobert sah es ja nicht.

»Harry –«

»Und noch was, Hemlokk«, schnarrte er weiter, ohne meinen Einwurf auch nur im Mindesten zu beachten. Der Mann war manchmal wirklich unerträglich. »Häng bei Matulke einen Zettel ans Schwarze Brett. Ich bin zwar der Meinung, dass dir das abgewrackte Viech nur noch Kosten verursachen wird, aber das ist deine Sache. Wenn du die Leute mit einer saftigen Belohnung köderst, wird sich schon jemand auf die Suche nach Gustav machen. Knete und Macht sind nun einmal äußerst sexy. Ab fünftausend Euro robbt garantiert ganz Bokau für dich durchs Unterholz. Tschüss denn.«

Und zack hatte er aufgelegt. Klar, Zeit ist für die Ducks dieser Welt und ihre Möchtegern-Nachfolger bekanntlich Geld. Was für bedauernswerte Seelen!

Trotzdem, ich gestehe es, hielt ich mich genauestens an Harrys Regieanweisungen. Und es klappte. Die Sekretärin bei FKK stellte mich sogar zum Chef persönlich durch, und nachdem ich Herrn Nico Schardt weitschweifig und in bestem naiven Schätzchen-Stil erläutert hatte, was mein Begehr war, rückte er tatsächlich mit zwei Adressen heraus, wünschte mir viel Glück und erinnerte mich abschließend noch einmal väterlich-streng daran, dass er den Artikel selbstverständlich unverzüglich nach Fertigstellung zu Gesicht bekommen wolle. Ich kreuzte sicherheitshalber meine Finger, bevor ich es ihm hoch und heilig versprach. Bis er unruhig wurde und nachbohrte, hatte ich den Fall hoffentlich längst gelöst.

Anschließend beschrieb ich einen kanariengelben DIN-A4-Bogen mit meinem Hilferuf nach Gustav und versprach dem erfolgreichen Finder eine anständige Belohnung, allerdings keine fünftausend Euro. Die würde ich mir auch nicht leisten können, sollte ich den Hollbakken-Tod aufklären, aber eine Fünf kam in der Summe, die ich für Leib und Leben meines Wohngefährten aussetzte, schon vor. Nur eben mit weniger Nullen.

Dann schnappte ich mir mein Rad, fuhr zu Matulke und schilderte Edith, der mütterlichen Teilzeitkraft, mein Problem. Sie war ganz Ohr, durch den Dorfklatsch bereits im Bilde und half mir, den Fahndungsaufruf mittig auf der Pinnwand zu postieren; unübersehbar für jedermann, der den Laden betrat.

Nach dieser Tat gönnte ich mir eine der unvergleichlichen Matulke'schen Cremeschnitten und fuhr deutlich besser gelaunt nach Hause. Mein Freund Harry befand sich zwar auf dem falschen Dampfer, was den Geldscheffel-Kurs in seinem Leben anging, doch die Idee mit Matulke war zweifellos gut gewesen.

Antje Gellert wohnte auf Fehmarn und hatte sich am Telefon nur mäßig geschmeichelt gezeigt, als sich die Presse in Person von Hanna Hemlokk für sie und ihren Job interessierte. Verhuscht hatte sie sich angehört und gar nicht wie eine willensstarke Vertreterin eines aggressiven Fettkiller-Kommandos, das die Nation auf eine kollektive Diät zu setzen versuchte. Oder ob ich mit ihr vielleicht die Spezialistin für die Empathiemasche erwischt hatte, überlegte ich, während ich gemächlich Richtung Oldenburg dahingondelte. Die Strecke war für so ein überzeugtes Landei wie mich einfach schön: Felder, wohin das Auge blickte, und zwischendurch immer mal wieder die Ostsee, die in der Oktobersonne glitzerte und weiße Schaumkronen produzierte, als würde sie dafür bezahlt. Ab und an rundete ein Segler die Sache ab.

In Weißenhaus sah ich die FKK-Fachfrau fürs Einfühlsame glasklar vor mir: Das Puppengesicht vor Gram zerfurcht, als ihr mitleidiger Blick auf ihr Gegenüber fällt. Größe vierzig?, hörte ich sie mit vor Entsetzen erstickter Stimme flüstern. Woraufhin die tonnenförmige Missbildung mit Zähren in den Augen und Tränensäcken von Derrick'schem Format lautlos nickt. Nun beugt sich die Gellert vor, legt ihre Hand mitfühlend auf den fleischigen Unterarm und flüstert im Innersten berührt ob dieses im wahrsten Sinne des Wortes schweren Schicksals: Wie entsetzlich! Aber verlieren Sie nicht den Mut, meine Liebe. Denn da habe ich etwas für Sie, das Sie von Ihrem Leiden erlöst. In drei Monaten werden Sie aussehen wie ein echter Hungerhaken.

Allein bei dieser Vorstellung schüttelte es mich. Dieser mittlerweile allgegenwärtige Schlankheitswahn war wirklich eine Pest. Fettfrei und hüftgoldlos ins Grab, heißt die Devise, und wer die Stärke besitzt, sich zu verweigern, erntet mitleidige bis kritisch-hämische Blicke und gilt als Lusche, die ihre Süchte nicht im Griff hat. Disziplin ist eben alles, Pizza mit einem ordentlichen Schluck Rotwein dagegen nichts. Und wer nicht stets und ständig abnimmt, versucht mit aller Macht, gegen Falten, Hängebusen, Bierbauch und die Vergänglichkeit anzuschlucken und zu cremen, bis dass die Schwarte kracht beziehungsweise eben nicht! Gruselig.

Damit mich dieses Schicksal keinesfalls ereilt, gönnte ich mir in Heiligenhafen ein feistes Fischbrötchen mit paniertem Seelachsfilet und Remoulade. Danach unterzog ich mein Gebiss einem kurzen Check im Rückspiegel, denn Fischreste zwischen den Beißerchen kamen beim Interview sicher nicht gut. Derart gerüstet, fuhr ich über die Fehmarnsundbrücke und lenkte den Wagen geradeaus nach Burg, dem Hauptort der Insel, um von dort aus die Straße nach Burgstaaken zu suchen.

Ich fand Antje Gellerts Heim ohne Probleme und parkte gezielt ein wenig abseits, um mir zunächst einen Überblick zu verschaffen. Das Haus war klein, höchstens achtzig Quadratmeter, wenn man beide Etagen zusammennahm, schätzte ich. Dafür war es eindeutig der Augapfel seiner Besitzer. Ein Schmuckstück mit frisch gestrichenen eierschalenfarbenen Wänden, dunkel lasierten Fensterrahmen, an denen nichts, aber auch gar nichts blätterte, blitzblank geputzten Scheiben und Blumen, wohin das Auge blickte.

Es rankelte und wuchs vorschriftsmäßig in diversen Tonpötten; gezähmt, begradigt, im Zaum gehalten. Kein einziges unbotmäßiges Unkräutlein wagte sich hervor. In diesem Garten konnte man sich auf die Bank setzen, ohne dass einen diverse Arbeiten mahnend angähnten, die auch oder schon wieder dringend die kundige Hand des Heimwerkers beziehungsweise Gärtners benötigten. Steril kam mir als Wort unwillkürlich in den Sinn. Also ganz und gar nichts für Hanna Hemlokk.

Automatisch blickte ich an mir hinunter. Das Shirt war immerhin nicht bekleckert, die Hose sah sauber aus, na gut, die Schuhe hatte ich nicht auf Hochglanz poliert. Ich fand mich durchaus passabel, war mir jedoch bewusst, dass jemand, der mehr aufs Äußere achtete als ich, da anderer Meinung sein konnte. Als Kompromiss durchforstete ich meinen Rucksack nach einem Kamm – mich bringt niemand in diesem Leben dazu, mit einer Handtasche herumzulaufen, auch wenn es noch so trendy ist. Denn ich bin weder vierundachtzig noch eine Blankeneser Schickse! Ich strubbelte schnell, aber heftig durch mein kurzes Haar und stieg in dem befriedigenden Bewusstsein aus, in stylisher Hinsicht mein Bestes gegeben zu haben.

Nachdem ich an der Haustür geklingelt hatte, musterte ich die Tontafel, auf der die Namen standen. Er hieß Rüdiger. Eine Möwe hielt das hintere r im Schnabel, während bei seiner

Gattin ein Leuchtturm in das A von Antje pikste. Kind, Hund oder Oma schien es nicht zu geben.

»Frau Hemlokk?«

Antje Gellert besaß eine richtige Kleinmädchenstimme, war relativ stark geschminkt, das heißt, man sah deutlich, dass sie Hand an sich gelegt hatte, und brauchte ganz offensichtlich die Produkte, die sie bewarb, nicht an sich selbst auszuprobieren. Ich schätzte sie auf Größe achtunddreißig und Mitte bis knapp Ende zwanzig.

»Richtig«, sagte ich mit aller Herzlichkeit, die ich aufbringen konnte, und hielt ihr meine Rechte hin. Ihr Händedruck war schlaff und feuchtelte ein wenig. Die Frau war also nervös, registrierte ich sachlich.

»Na dann, kommen Sie rein.« Es hörte sich an, als hätte sie liebend gern »in Gottes Namen« hinzugefügt. »Ich weiß zwar wirklich nicht, was ich Ihnen erzählen kann, doch Herr Schardt meinte, ich soll einfach Ihre Fragen beantworten. Aber eigentlich weiß ich nicht viel. Ich fürchte, Sie werden enttäuscht sein. Da hätten andere sicher mehr sagen können«, haspelte sie weiter, als ich schwieg, während ich ihr den porentief reinen Flur entlang zum Wohnzimmer folgte.

»Da machen Sie sich mal keinen Kopf«, beruhigte ich sie endlich, als sie abwartend in der Tür stehen blieb, nachdem ich mich vorsichtig in einen kantigen Ledersessel niedergelassen hatte. Sie konnte schließlich nicht wissen, dass mich nur eines interessierte: nämlich ob sie in Hollbakken dabei gewesen war, als Merkenthal starb. Doch ich wollte natürlich nicht mit der Tür ins Haus fallen. Zunächst galt es deshalb, möglichst überzeugend die wissbegierige und an allem interessierte Journalistin zu geben.

»Kaffee? Tee? Wasser?«, zwitscherte mein ahnungsloses Opfer. »Ich habe auch Saft, wenn Sie den lieber mögen.«

»Ein Kaffee wäre schön«, nahm ich freudig ihr Angebot an.

Ich wäre zwar auch mit einem Wasser zufrieden gewesen, aber den Kaffee musste sie erst zubereiten, was ihr noch ein paar einsame Schmorminuten in der Küche einbrachte. Und mir Zeit und Gelegenheit, das Gellert'sche Wohnzimmer in aller Ruhe einer Musterung zu unterziehen.

Man legte sichtbar Wert auf Repräsentation. Die Möbel waren allesamt dunkel, schwer und wuchtig; als Couchtisch hatten sie so ein grässliches Teil aus Eiche gewählt, dessen Platte bis auf einen breiten Rahmen aus Schmuckkacheln bestand, die irgendwelche Szenen aus dem Fischerleben zeigten. Das mit den Bildern und den Kacheln war sicher enorm praktisch, denn wenn es ein eisgekühltes Glas wagte, einen Rand zu hinterlassen, konnte ihn die emsige Hausfrau problemlos beseitigen. An den Wänden hingen durchgängig maritime Motive: wettergegerbte Seemänner, die auf Nussschalen in den Sonnenuntergang segelten; Leuchttürme, von denen eine beklagenswerte Einsamkeit ausging, und Wellen, die durch orkanartige Winde Riesenhöhen erreichten und alles zu verschlingen drohten, was sich ihnen in den Weg stellte. Nichts sonderlich Aufregendes also. Alles in allem wirkte die gute Stube der Gellerts so, als hausten hier zwei in die Jahre gekommene Best Ager mit Bausparvertrag und Rundum-Altersvorsorgepaket und kein Paar in den Zwanzigern.

»So.« Scheppernd und ein wenig außer Atem stellte Frau Antje das Tablett auf den Tisch. »Ach, nehmen Sie Milch? Also ich habe H-Milch, aber auch frische. Ich trinke ihn schwarz.«

»Danke, ich auch«, antwortete ich, um endlich beginnen zu können.

»Und wie ist es mit Zucker? Oder lieber Süßstoff ...?«

»Nichts von beidem. Danke«, wehrte ich energisch ab. Sonst würde sie noch morgen meine kulinarischen Vorlieben abfragen.

»Kekse habe ich leider keine.«

Himmel, hilf! Aber ich riss mich zusammen und bemerkte lediglich freundlich: »Das macht doch nichts. Ich habe überhaupt keinen Hunger. Setzen Sie sich bitte.« Ich griff nach der Kanne und schenkte uns beiden ein.

»Danke«, hauchte Gellert und stellte vorschriftsmäßig und äußerst damenhaft die Beine in einem Schwung eng zusammen und schräg. Wenn sie jetzt auch noch sittsam die Hände faltete, würde ich mir vorkommen wie in einem katholischen Mädchenpensionat der fünfziger Jahre. »Aber ich weiß wirklich nicht, womit ich Ihnen helfen könnte.«

»Dann werde ich es Ihnen rasch erklären«, sagte ich, um anschließend hemmungslos drauflos zu fabulieren. Ich weihte sie in mein mäßig erfolgreiches Reporterinnendasein ein, um ihr Herz zu erwärmen und ihr die Angst vor mir zu nehmen, und erzählte von Fettkillerfirmen und deren Mitarbeiterinnen und Mitarbeitern, die es wahlweise zu porträtieren oder ins rechte Licht zu rücken gelte, weil die Öffentlichkeit ein grottenfalsches Bild von beiden habe. Denn Dickleibigkeit sei doch bekanntermaßen ein Riesenproblem in unserer Wohlstandsgesellschaft, raunte ich in einem Ton, als teilte ich ihr eine höchst geheime Wahrheit mit, und deshalb täten Firmen wie FKK im Grunde genommen viel Gutes und seien keinesfalls lediglich auf Abzocke auf einem milliardenschweren Markt aus, wie böse Zungen immer wieder fälschlich behaupteten. Meine tat das auch, aber nicht laut. Jedenfalls nicht in diesem Moment.

Antje Gellert entspannte sich sichtbar bei dem ganzen Schmus und nickte immer heftiger. Na also, das Warm-up lief ja geradezu glänzend. Ich holte tief Luft für die zweite Runde, denn bei einem derart scheuen Reh schien es mir immer noch nicht ratsam, das Haus brachial zu betreten. Die Ereignisse auf Hollbakken mussten äußerst sorgfältig und behutsam umkreist werden, sonst würde mein Gegenüber bestimmt auf der Stelle seinem Fluchtreflex gehorchen und sich inhaltlich aus dem Staub machen.

»Das ist also in Kürze mein Projekt«, nahm ich den Faden mit der Geduld eines Engels wieder auf und warf dabei einen demonstrativ-wichtigen Blick auf meinen Schreibblock. Er war leer, aber das musste Frau Antje ja nicht wissen. »Nach meinen bisherigen Recherchen vermute ich mal, dass es gar nicht so leicht ist, FKK-Produkte an den Mann oder die Frau zu bringen. Habe ich recht?« Sie nickte, sagte jedoch nichts. Was war bloß mit dieser Frau los? Noch harmloser konnte ich beim besten Willen nicht auftreten, ohne mich vor ihren Augen glatt in Luft aufzulösen. »Niemand hört es schließlich gern, wenn ihm mitgeteilt wird, dass er ein paar Kilos zu viel auf den Rippen hat, nicht wahr?«

Ich beende sonst nie Sätze mit »nicht wahr?«. Das klingt so affig.

»Nein«, gab sie mir verhalten recht. Na endlich!

»Also, wie machen Sie es?« Ich beugte mich gesprächsdynamisch vor, um ihr meine ehrliche Neugier zu signalisieren. »Sie gehen doch nicht auf eine alte Bekannte zu und sagen laut und deutlich: ›Mensch, Birgit, du hast aber zugelegt, seit wir uns das letzte Mal gesehen haben. Dagegen solltest du schleunigst etwas unternehmen, sonst guckt dich kein Mann mehr an.‹«

Das klang selbst für meine sturmerprobten Ohren reichlich daneben. Aber vielleicht war Daphne Merkenthals Mörder ja ein nach Rache dürstender Bruder, ein liebender Onkel oder ein der Abspeckindustrie grundsätzlich kritisch gegenüberstehender Cousin einer bedauernswerten Dicken, die sich aufgrund solch höchst rabiater Werbemethoden selbst entleibt hatte? Und der Mörder nahm, als sich die einmalige Gelegenheit mit dem Champagnersäbel bot, blutige Rache an Daphne und den Fettkillern, die seine geliebte Einhundert-Kilo-Anverwandte auf dem Gewissen hatten.

»Das ist natürlich Unsinn. So läuft das nicht«, kicherte Antje Gellert. Ich stimmte ihr innerlich zu. War es auch. Der Säbelschwinger war laut meinen Informationen Anfang zwanzig, da haute das mit dem liebenden Onkel schon mal nicht hin. »Ich laufe nicht von Haustür zu Haustür und preise unsere Produkte an, falls Sie das meinen. Und ich spreche auch nicht einfach Wildfremde an. Freunde und Bekannte natürlich schon. Aber es muss sich ergeben. Alles andere wäre kontraproduktiv.«

Ich verzog keine Miene, obwohl ich auf Hannelores Panzer geschworen hätte, dass das letzte Wort nicht zu Antje Gellerts natürlichem Wortschatz gehörte, sondern von irgendeiner Fortbildung stammte, auf der eine psychologisch heftigst geschulte Fachkraft Hunderte von Euros dafür bekam, dass sie den armen Würstchen »Marketing-Deutsch in Wort und Tat« oder »Kilo, Pfund und Gramm – wie sage ich es einem Schwergewicht« nahebrachte.

»Nein, viele Frauen, aber natürlich auch Männer kommen

von sich aus zu mir und sprechen mich an, weil sie sich in ihrem Körper unwohl fühlen.«

»Tatsächlich?«, ermunterte ich Gellert mit watteweicher Stimme. Und meine geradezu vorbildliche Einfühlsamkeit wurde endlich belohnt. Sie beugte sich vor und wirkte in diesem Moment gar nicht mehr wie eine Puppe, sondern regelrecht lebhaft.

»Wissen Sie, in meinem Job braucht man einfach ein Gespür dafür, wann man etwas sagen darf. Und wie. Nicht jeder kann allzu deutliche Worte vertragen. Mancher ist sensibel, da reicht schon ein dezenter Hinweis auf das ... äh ... Problem. Aber das erfordert natürlich eine enorme Menge an Fingerspitzengefühl.« Antje Gellert blickte mir stolz in die Augen. »Eine ausgezeichnete Menschenkenntnis ist die Grundlage unseres Berufes. Die kann man nicht erlernen. Natürlich, ein gewisses Maß schon, aber im Grundsatz hat man es drauf oder nicht. Es ist eine Begabung.«

Sie glühte jetzt regelrecht und brannte für die Sache.

»Die Sie haben«, schmeichelte ich ihr.

»Ja«, gab sie errötend zu. »Ich gehöre in der FKK-Sektion Nord zu den erfolgreichsten Beraterinnen.«

»Beraterin« nannte sie sich, nicht »Verkäuferin«; mir entging die sprachliche Verhübschung ihres Tuns nicht.

Trotzdem trompetete ich ein dankbares »Glückwunsch!« in den Raum und meinte es ehrlich, wenn auch auf andere Weise. Denn sie hatte soeben mein lang ersehntes Stichwort geliefert.

»Da hoffe ich doch stark, dass man in der FKK-Leitung weiß, was man an Ihnen hat! Zeigen die sich denn erkenntlich?«

»Oh ja.«

Ich zwinkerte ihr zu, so ganz unter uns von Frau zu Frau. Also ich hoffte zumindest, dass es so rüberkam.

»Die eine oder andere Gratifikation oder auch mal eine schöne, richtige Belohnungssause mit allem Drum und Dran müssten die da oben eigentlich springen lassen, was?«, schob ich sicherheitshalber nach und drückte mir fest die Daumen.

»Tun sie auch«, verriet sie mir lächelnd. Dann zögerte sie, doch mittlerweile kaufte sie mir die Harmlosigkeit in Person wirklich ab. Ich schaute sie erwartungsvoll an. »Erst vor wenigen Wochen hatten wir eine Incentive-Feier mit allem Pipapo. Also, Incentive heißt Anreiz«, erklärte sie mir vertraulich. Ich schenkte uns gebannt lauschend noch einen Kaffee ein. »Daphne ließ sich wirklich nicht lumpen. Ein ganzes Herrenhaus hatte sie angemietet. Wir waren dort völlig ungestört. Na ja, und die Schifffahrt auf der Kieler Förde war bestimmt ebenfalls nicht gerade billig. Denn auch den Dampfer hatten wir ganz für uns.«

Bingo! Das Mädel war also dabei gewesen! Ich stieß einen gebührend beeindruckten Pfiff aus, hinten aus den Mandeln ganz flach zwischen den Zähnen durch, bevor ich mich erkundigte, ob so etwas in der Branche üblich sei.

»Ja, grundsätzlich durchaus«, antwortete sie. »Dass das generell allerdings in dieser Größenordnung so ist, nein, ich denke nicht. Es kommt natürlich immer darauf an, wie viel die Geschäftsleitung für so eine Feier ausgeben kann und will. Aber es ist sinnvoll angelegtes Geld, weil den Mitarbeitern damit gezeigt wird, dass sie geschätzt werden. Und das ist wichtig für die Arbeitsmoral.«

Ich kritzelte mit ernster Miene Hieroglyphen auf meinen Block.

»Am zweiten Tag haben wir dann tagsüber das Freilichtmuseum in Molfsee besucht.«

»Auch allein?«, rutschte es mir heraus. Sie runzelte die Stirn.

»Nein, natürlich nicht. Ein paar andere Leute waren schon noch da. Aber die störten nicht. Wir sahen zu, wie die Menschen früher Brot gebacken haben. Und ein Schmied zeigte uns, wie –«

»Apropos Brot«, unterbrach ich sie rabiat. Jetzt war eindeutig nicht die Zeit für Volkskultur und Folklore. »Das Essen und Trinken auf dieser Incentive-Feier war auch okay? Oder hat man da vielleicht geknausert?« Ich blinzelte ihr kumpelhaft zu. »Bei uns in der Redaktion sparen die nämlich immer ausgerechnet daran. Jeder stöhnt darüber, aber keiner sagt etwas über den billigen Sekt. Ich trinke schon nur noch Wasser auf solchen Betriebsfeiern.«

»Nein, nein, das war alles vom Feinsten. Daphne, das

ist ... also sie war die Leiterin der Sektion Nord, hatte einen Catering-Service beauftragt. Der war richtig gut«, meinte sie ernst.

»Das klingt jetzt aber nicht so«, trillerte ich scherzhaft und ignorierte im Dienst der Sache meine angespannten Gesichtsmuskeln, die von dem ganzen Dauerlächeln langsam begannen wehzutun. Gellerts Gesicht hatte sich bei meinen Worten verschlossen, als sei eine Jalousie runtergegangen.

»Das hat andere Gründe«, sagte sie mühsam.

»Klingt geheimnisvoll«, meinte ich gut gelaunt, um fröhlich hinterherzuschieben: »Vielleicht sollte ich Ihre Chefin, diese Daphne, noch mal zu allem befragen?« Auch ich besaß die Begabung, im entscheidenden Moment das Richtige zu sagen. Na ja, jedenfalls manchmal.

»Das geht nicht«, flüsterte Frau Antje gepresst und blickte mich verstört aus kugelrunden Augen an. Ich tat so, als bemerkte ich ihre Anspannung nicht.

»Aber in den Prospekten habe ich doch gelesen ...«, ich schlug mir mit der flachen Hand theatralisch gegen die Stirn. »Also manchmal stehe ich wirklich auf der Leitung. Die Frau hat die Firma gewechselt.«

»Sie ist tot.«

»Ach Gott, das tut mir jetzt aber leid«, flötete ich, ganz die völlig Überraschte. »Wie ist denn das passiert? Sie war doch noch gar nicht so alt, oder? Was rede ich denn, kann sie ja nicht, wenn sie noch voll im Beruf stand.«

»Es war ein Unfall«, hauchte Antje Gellert.

Ich sollte diesen Satz im Laufe der Ermittlungen noch hassen lernen.

Nachdem ich nicht lockerließ, schilderte sie mir den Tod Daphne Merkenthals schließlich mit dürren Worten. Ihr war sichtbar unbehaglich dabei, und während sie erzählte, wechselte ihre Gesichtsfarbe von Blass zu Speigrün. Alles sei eigentlich völlig normal abgelaufen, trotz des bedauerlichen »Zwischenfalls«, betonte sie. Es sei halt eine ganz normale Incentive-Feier gewesen, auf der sich verdiente Mitarbeiter auf Kosten der Firma amüsierten. Man aß zu viel, und man trank zu viel, wie das eben bei solchen Anlässen normal sei. Aber wie das nun genau mit Daphne passiert sei, könne sie gar nicht sagen. Sie habe sich just zum Zeitpunkt ihres Todes in einem anderen Zimmer aufgehalten. Was natürlich wiederum auch ganz normal gewesen sei. Ich wurde immer hellhöriger bei der ganzen Normalität, die sie so entschieden betonte. Für meinen Geschmack war das ein bisschen zu viel des Guten. Nicht nur eine misstrauische Seele wie ich kam deshalb unweigerlich auf die Idee, dass irgendetwas auf Hollbakken ganz und gar nicht normal gelaufen sein musste.

Ich war nach Burg zurückgefahren und hatte mir in dem knuffigen Zentrum der Inselhauptstadt noch ein Eis bestellt. Mit Sahne, denn die regt erfahrungsgemäß mein Denkvermögen enorm an. Ich suchte mir ein sonniges windgeschütztes Plätzchen und legte mit dem Eis und mit dem Denken los, während ich eine Gruppe pubertär-missgestimmter Jugendlicher beobachtete, die – jedes Mitglied mit einer Trinkflasche bewaffnet – auf der Hauptstraße entlangtrottete. Handy oder Buddel, ein Leben mit leeren Händen war für die Generation dreißig minus offenbar gar nicht mehr vorstellbar. Dabei dehydrierten doch die Alten auf Teufel komm raus, nicht die Jungen. Mmh.

Wenn ich ehrlich war, hielt ich das Ganze für einen grandiosen Coup der Getränkeindustrie. Mit dem richtigen Trommelfeuer an Marketing lässt sich eben alles verkaufen. Auch ein Fettzellenkillergel mit integriertem Hautstraffungsmodul für die jung gebliebene Frau im allerbesten Alter.

Hemlokk, rief ich mich energisch zur Ordnung. Also was hatte mir der Besuch bei Antje Gellert, dem FKK-Sensibelchen für heikle Verkaufsgespräche, hinsichtlich des Todes von Daphne Merkenthal gebracht? Darüber galt es nachzudenken.

Mit einem Wohllaut schob ich eine Kombination von Schokoeis, Sahne, Eierlikör und Maraschinokirschen in den Mund. Lecker! Die Frau war unbestritten ziemlich nervös und von meinem Besuch überhaupt nicht angetan gewesen. Und sie hatte alles, was an dem Wochenende auf Hollbakken passiert war, auffallend bemüht als stinknormal hinzustellen versucht.

Bis auf Daphnes Tod natürlich. Der war schlichtweg nicht normal, selbst wenn sie ihn noch so sehr als bedauernswerten, unvorhersehbaren Unfall deklarierte.

Wie Johannes tat auch der Gellert der Säbelschwinger leid, aber als ich versuchte, seinen Namen in Erfahrung zu bringen, hatte sie zunächst gemauert. Der tue nichts zur Sache. Der Junge habe genug gelitten, und etwas über das Diätgewerbe erzählen könne er mir ohnehin nicht. Er sei schließlich Catering-Mann, stehe also auf der anderen Seite sozusagen, hatte sie etwas gequält gescherzt. Doch ich war hartnäckig geblieben und wusste jetzt immerhin, wie der Unfallverursacher hieß: Lutz Sörensen von der Firma !LeckerEssen!. Ich fand den Namen pfiffig, aber Frau Antje war zugeklappt wie ein Sarg, als ich mich so ganz nebenbei weiter über den Mann erkundigen wollte. Sie wusste nichts über ihn. Gar nichts. Punkt. Und nur äußerst mühsam hatte ich ihr wenigstens das Eingeständnis abringen können, dass Daphne eine Frau gewesen war, die immer und überall genauestens gewusst hatte, was sie wollte. Antje Gellert blieb dabei, auch wenn es ihr die Hektikflecken ins angegrünte Gesicht trieb: An der Feier sei nichts Ungewöhnliches gewesen, alles sei so abgelaufen, wie so etwas immer, bei allen Firmen auf der Welt, ablief. Völlig normal eben.

Ich leckte meinen Löffel blitzblank, zahlte und schlenderte anschließend noch ein wenig durch die Fußgängerzone. Nach einer halben Stunde kehrte ich um und ging zum Parkplatz zurück. Überzeugt hatte mich die FKK-Vertreterin mit ihrem ahnungslosen Getue keineswegs. Wenn ich mehr in Erfahrung gebracht hatte, würde ich ganz sicher noch einmal bei ihr auf der Matte stehen. Und dann musste sie sich wärmer anziehen. Denn dann würde ich der einfühlsamen Abspeckexpertin die Fakten wie Tennisbälle um die Ohren klatschen. »Normal«, davon ging ich todsicher aus, war dann überhaupt nichts mehr!

Als ich nach Hause kam, hatte ich zwei Nachrichten auf dem Anrufbeantworter. In der ersten teilte mir meine Agentin in dürren Worten mit, dass wir angesichts der sich verschlechternden Lage auf dem Liebesgeschichtenmarkt einmal ernsthaft miteinander reden müssten, was ich mit einem kräftigen, von Herzen kommenden »Scheiße!« quittierte. In der zweiten berlinerte eine bräsige Männerstimme, dass die Gattin heute Morgen »diese Kröte« neben ihrem Geräteschuppen entdeckt habe. Ich sei ja schon mal persönlich in der Angelegenheit bei ihnen vorstellig geworden, nun habe seine Frau obendrein auch noch den Aushang bei Matulke gelesen. Ich könne »det Vieh« also bei Oskar Wiehle, Weidenweg 4, abholen. Mein angesichts dieser Nachricht mit Inbrunst ausgestoßenes »Halleluja!« konnte man bestimmt noch mühelos auf der anderen Seeseite vernehmen.

VIER

Ich rannte die paar hundert Meter zu Fuß zu den Wiehles, kam reichlich außer Atem im Weidenweg an und donnerte unhöflich gegen die Tür.

Nichts geschah.

Ungeduldig donnerte ich erneut, während ich gleichzeitig meinen Zeigefinger auf dem Klingelknopf parkte und laut meinen Namen rief, bis mir der Gedanke kam, dass ein dermaßen temporeicher Auftritt die Leute möglicherweise in Angst und Schrecken versetzte und sie unters Sofa statt zur Tür trieb. Im Alter nahm die Ängstlichkeit ja bekanntlich zu, und die Wiehles waren so um die Mitte sechzig. Doch ich hätte mir in dieser Hinsicht keine Sorgen zu machen brauchen.

»Nu mal langsam mit die jungen Pferde«, hörte ich den Hausherrn nach einer gefühlten Ewigkeit hinter der Tür brummen. »Wo brennt et denn?«

Oskar Wiehle klang keineswegs wie ein verschreckter Senior, sondern genau wie das, was er war: ein behäbiger, in sich ruhender Mann im gesetzten Alter. Angesichts des herbstlichen Sonnenscheins in einer bli-bla-blütenweißen Hose steckend, die auf das Schönste mit seinem dichten weißen Haarschopf, Marke Heiliger Vater i. R., harmonierte, während die Farbe seiner Augen durch ein marineblaues Hemd unterstrichen wurde. Zweifellos hielt er sich für ein Gottesgeschenk an die Damenwelt, obwohl er sichtbar Bauch, Marke beachtlich, und ein spöttisch-abwehrendes Grinsen, Marke unangenehm, im fleischigen Gesicht trug, das ihn mir nicht sympathischer als bei unserem ersten Zusammentreffen machte. Egal.

»Herr Wiehle!« Ich strahlte ihn voller Herzlichkeit an und musste mich dabei noch nicht einmal mühen. »Sie haben bei mir angerufen, weil Sie meine Schildkröte gefunden haben. Das war wirklich sehr nett von Ihnen.«

Er nickte. Offenbar fand er das auch.

»Nun kommen Sie erst mal rein, junge Frau. Det redet sich so schlecht zwischen Tür und Angel.«

»Danke«, sagte ich verdattert. Damit hatte ich nach der keks- und kaffeelosen Erfahrung meines vorangegangenen Besuches nicht gerechnet. Und Lust auf einen gemütlichen Plausch mit den Wiehles verspürte ich auch nicht. Deshalb schob ich energisch hinterher: »Aber ich habe momentan leider gar nicht viel Zeit. Wenn Sie also rasch Gustav … äh … also meine Kröte bringen würden, dann –«

»Ach wat, für'n paar Minuten wird's schon reichen«, unterbrach er mich energisch und trat dabei auffordernd zur Seite. »Hereinspaziert, junge Frau!«

Ich gab, zwar nur ungern, nach. Wenn der Mann das dringende Bedürfnis hatte, mir haarklein zu erzählen, wo, wann und wie seine Gattin Gustav gefunden hatte – bitte schön, dann wollte ich ihm das Vergnügen nicht vermiesen. Er war schließlich der Retter meines Kröterichs und hatte damit bei uns beiden oder besser uns dreien, wenn man Hannelore mitzählte, einen Stein oder sogar einen dicken Findling im Brett.

»Geht es ihm gut?«, fragte ich, während ich durch unmissverständliche Handzeichen in den hinteren Teil des Hauses gelenkt wurde.

»Allet dran«, nickte Wiehle und dirigierte mich zu einem Korbsessel, der in einem riesigen Wintergarten stand. »Nehmen Se Platz. Wolln Se wat trinken? Ich jlobe, wat Stärkeres täte uns jetzt allen jut.«

Voller böser Vorahnungen sank ich in den Sessel. Woher kam bloß diese plötzliche Gastfreundschaft? Ob doch irgendetwas mit Gustav nicht stimmte? War an ihm vielleicht wirklich »allet dran«, nur dass er dabei leider tot war? Oder meinte Wiehle, möglicherweise ein gravierendes seelisches Problem bei meinem Hausfreund ausgemacht zu haben? Und wenn ja, welches, um Himmels willen? Der Mann hatte doch von Kröterichen keine Ahnung!

Verzagt beobachtete ich meinen Gastgeber, wie der sich am Barschrank zu schaffen machte, mit dessen Inhalt sich problemlos eine komplette Fußballmannschaft ins Koma hätte saufen können. Er wählte Cognac, was mir recht war. Das gut gefüllte Glas stellte er vor mich hin und ließ sich anschließend schwer in den mir gegenüberstehenden Sessel fallen. Das Flechtwerk quietschte zum Gotterbarmen, hielt dem beachtlichen Gewicht jedoch stand.

»Marianne!«, bellte Wiehle plötzlich so unvermutet durch die geöffnete Schiebetür in den Garten hinein, dass ich erschreckt zusammenzuckte. »Besuch!«

Es klang, als riefe er einen Hund, doch seine Gattin schien den Tonfall erstens zu kennen und zweitens nicht übel zu nehmen. Mit einem Lächeln trat sie hinter einem Ginsterbusch hervor und wischte sich die matschigen Hände an den Jeans ab. Die Dame gehörte offensichtlich zu der erdverbundenen Sorte Mensch, bei der die Rechte von Geburt an mit einer Rosenschere verwachsen ist und für die es nichts Schöneres gibt, als permanent Zwiesprache mit irgendwelchen Würmern, Düngemitteln oder Tomatenpflanzen zu halten. Mein Ding ist das nicht.

Marianne Wiehle ließ die schmutzverkrusteten Arbeitsbotten vor der Tür stehen, trat sockfuß in den Wintergarten, nickte mir höflich zu und setzte sich, nachdem sie das helle Polster von Korbsessel Nummer drei entfernt hatte.

»Na denn, zum Wohl!«, trompetete Oskar viel zu laut und auch zu forsch, kaum dass ihr Hintern Kontakt mit dem Sitzmöbel hatte. Seiner Frau bot er nichts an, wie ich aufmerksam registrierte.

»Ja also, zum Wohl denn«, rang ich mir schmallippig ab, um flugs hinterherzuschieben: »Der ist aber lecker.«

Höflichkeit hatte bekanntlich noch nie geschadet. Außerdem war der Cognac wirklich gut; ganz rund, ganz sanft, ganz mild und bestimmt schweineteuer. Wiehle nickte jedoch nur zerstreut, äugte auf den Rest in seinem Glas und stürzte ihn mit einem Ruck hinunter, der so gar nichts Genießerisches an sich hatte.

Irgendetwas stimmte hier ganz entschieden nicht. Aber was? Natürlich! Fast hätte ich mir mal wieder mit der flachen Hand auf die Stirn gedroschen. Manchmal stand Muttis Hanna wirklich komplett auf der Leitung. Die beiden warteten schlichtweg auf die Belohnung, die ich ausgelobt hatte. Erleichtert beugte ich mich zu meinem Rucksack hinunter und zog mein Portemonnaie heraus. Aber als Wiehle bemerkte, was ich vorhatte, winkte er nur ab.

»Nee, lassen Se mal stecken. Wir sind doch Nachbarn.«

»Danke«, sagte ich verblüfft und ratlos zugleich. Tja, komplett danebengezielt, Hemlokk. Um Geld ging es Oskar also nicht.

Der räusperte sich nun gewichtig und wirkte plötzlich gar nicht mehr wie ein Mann von Welt, den nichts Irdisches erschüttern konnte. Seine nächsten Worte bestätigten meinen Eindruck.

»Sie sind doch Detektivin, oder?«, fragte er. »Das hörte meine Frau letztens im Dorf.« Seine Frau, soso, er natürlich nicht.

»Ja«, gab ich vorsichtig zu und war augenblicklich auf der Hut.

»Sehr schön«, lautete die seltsame Antwort. »Es ist nämlich so, dass mich jemand umbringen will. Abmurksen, verstehen Sie?«

Doch, akustisch war alles klar, nur mit dem Inhalt seiner Worte haperte es etwas, weshalb ich wohl ziemlich belämmert aus der Wäsche guckte, als ich mein Glas sachte auf den Tisch stellte.

»Sind Sie sicher?«, fragte ich nach etlichen Sekunden und schielte zu Marianne hinüber. Riss ihr Oskar vielleicht gewohnheitsmäßig solche Witze? Oder war er ein mordsmäßiger Hypochonder und übertrieb maßlos? Nein, tat er offenbar nicht. Der Gesichtsausdruck seiner Angetrauten war ernst und bekümmert.

»Du musst es ihr erzählen, Oskar«, forderte sie ihn auf. »Sonst kann sich Frau Hemlokk doch überhaupt kein Bild von der ganzen Angelegenheit machen.«

Aha. Sie teilte also tatsächlich seine Einschätzung. Was natürlich den Wahrheitsgehalt der Aussage betreffend nichts bedeuten musste. Denn möglicherweise war den beiden einfach der Zuzug aufs platte Land nicht bekommen: Nichts los, wenig Abwechslung, kein Futter fürs Hirn. Und da hatten sie sich in ihrer Not eben eine Räuberpistole ausgedacht. Viel Kontakt hatten sie in Bokau ja nicht. Wenn da also tatsächlich etwas in den Berliner Köpfen geschnackelt haben sollte, hätte man das im Dorf bestimmt nicht sofort mitbekommen.

»Ja, du hast natürlich recht«, stimmte Wiehle seiner Frau zu und wirkte dabei gar nicht mehr wie ein dynamischer Kapitän im Ruhestand, sondern alt und grau wie ein Rentner auf Busreise. »Es ist ein bisschen kompliziert«, wandte er sich an mich. »Also, eigentlich ist es das gar nicht. Aber wenn man überhaupt keine Ahnung hat ...«

»Fangen Sie einfach von vorn an«, forderte ich ihn milde auf. Er hatte schließlich Gustav gefunden, und manchmal halfen derartige Banalitäten beim ersten Schritt.

»Ja, das wird wohl das Beste sein«, seufzte er. »Also, wir, das heißt natürlich meine Frau und ich, waren im August auf dem Oldie-Schwof-Festival am Schönberger Strand. Sie wissen schon, da treten Livebands auf, die die guten alten Lieder spielen, in denen noch richtige Musik steckt und nicht nur so ein Gewummere, von dem einem die Ohren abfallen.«

»Ja«, sagte ich. Es hatte keinen Sinn, ihn zu drängen. Wenn er sich dem Kern der Sache vom Stöckchen aufs Hölzchen nähern musste, dann war das so, wie ich mittlerweile aus meiner reichhaltigen Erfahrung mit Zeugenvernehmungen wusste.

»Wir gehen da jedes Jahr hin, aber dieses Mal hat es wirklich wie aus Eimern geschüttet, nicht wahr, Marianne? Na ja, es war sowieso ein bescheidener Sommer. In Berlin ist das anders. Da wird es an manchen Tagen richtig heiß.«

Ich schwieg geduldig, und er fuhr daraufhin fort: »Wir haben uns trotzdem amüsiert und auch etwas gegessen. Meine Frau nimmt immer ein Matjesbrötchen und ich die Fischbulette mit dem hausgemachten Kartoffelsalat. Das ist wichtig für Sie, so als grundsätzliche Information, meine ich.«

Nö. Die kulinarischen Vorlieben der Wiehles interessierten mich herzlich wenig, aber ich widersprach nicht in der Hoffnung, dann schneller Gustav einpacken und verschwinden zu können. Den Part der Antreiberin übernahm Marianne.

»Oskar«, mahnte sie ihren Gatten sanft, was ich übersetzte

mit: Nun komm endlich zur Sache, Junge, und schwafele uns nicht endlos mit irgendwelchen Klopsen ein! Doch Wiehle reagierte nicht, sondern stand schwerfällig auf und schenkte sich noch einen Cognac ein.

»In der Fischbulette war eine dicke Gräte«, stieß er unvermutet und ans Büfett gerichtet hervor. »So ein Oschi!« Mit Daumen und Zeigefinger deutete er etwa eine Länge von drei bis vier Zentimetern an. Er atmete heftig, als er sich wieder zu uns umdrehte, die Gräte schien den Mann wirklich aufzuregen. Trotzdem: War das etwa alles? Das fiel doch wohl eher in die Zuständigkeit des Gaststättenverbandes und nicht in die der Mordkommission.

»Ja, das kann gefährlich werden«, stimmte ich ihm gleichwohl friedfertig zu. »Aber das kommt sicherlich nur in ganz seltenen Fällen vor. Das sind bestimmt Ausnahmen. Sie haben einfach Pech gehabt.«

Oskar Wiehle war entschieden anderer Meinung.

»Blödsinn!«, fauchte er empört. »So etwas kommt nie vor! Nie! Ich habe mich erkundigt. Das war ein klarer Mordversuch. Ich sollte an dem Teil krepieren, denn ich habe mir die Lunge aus dem Leib gehustet, bis sie wieder rauskam. Und bei meinen Herzbeschwerden hätte das und die Atemnot dazu schon reichen können, um mich ins Grab zu bringen.«

»Trotzdem kann das doch wirklich mal passieren«, versuchte ich vernünftig einzuwenden. »Fische haben nun einmal Gräten. Da müssen Sie schon damit rechnen, dass —«

»Nicht, wenn sie durchgedreht sind!«, beharrte Wiehle stur. »Dann ist alles Brei, aber die Gräte war ganz und nicht einmal angekratzt. Nein, das war ein klarer Mordversuch. Ich weiß es.«

Na gut. Gustav zuliebe musste ich da wohl durch.

»Und wer hat Ihrer Meinung nach versucht, Sie zu töten? Der Bulettenbräter etwa?«, schob ich hinterher, unwillkürlich an Daphne Merkenthals Tod denkend. Zugegeben, das war nicht sehr klug, aber manchmal spreche ich einfach schneller, als mein Hirn denken kann, was eine saublöde Angewohnheit ist, die nichts als Ärger einbringt. So wie in diesem Fall.

»Sie glauben mir nicht. Hab ich dir das nicht gesagt, Marianne? Die Dame wird alles für ein Hirngespinst halten und mich auslachen. Genau das hab ich gesagt.« Er beugte sich vor und funkelte mich aus blauen Augen an. »Aber ich weiß, was ich weiß, Verehrteste. Eine Gräte von dreieinhalb Zentimetern bleibt nicht nach, wenn der Fisch durch den Wolf genudelt wird. Kleinere Stückchen vielleicht, aber auf keinen Fall dreieinhalb Zentimeter!«

»Haben Sie die Gräte noch?«

»Nein, die habe ich weggeschmissen«, gestand Wiehle verschämt.

»Weil du es erst auch für einen Unfall gehalten hast«, sagte Marianne.

»Na ja, das war der Schock«, wehrte er sich. »Mir ist erst hinterher klar geworden, dass das ein Anschlag war. Ich könnte tot sein, Mensch!«

Ich hielt mir sicherheitshalber die Hand vor den Mund, weil ich merkte, dass meine Gesichtsmuskeln verräterisch zu zucken begannen. Du lieber Gott, dreieinhalb Zentimeter Gräte hin oder her, der Kerl hatte einfach eine Macke. Vielleicht war er wirklich ernsthaft krank und litt unter einem ausgeprägten Bulettenwahn? Oder unter einer hammerharten Grätenphobie? Am Schönberger Strand wurden jedenfalls keine Touristen per Fischknochen ins Jenseits befördert. Das hätte dem Image als freundlichem Familienbad doch erheblich Abbruch getan, und daran hatte – bis auf ein paar verschrobene, der winterlichen Einsamkeit nachtrauernde Einheimische vielleicht – niemand ein Interesse.

»Okay«, sagte ich trotzdem geschäftsmäßig, weil ich wirklich langsam mit Gustav nach Hause wollte. Die Geschichte mussten Harry und Marga brühwarm erfahren. Die würden sich scheckig lachen und die mörderische Bulettengräte unter Seemannsgarn verbuchen. »Gehen wir einmal davon aus, dass jemand Sie tatsächlich ins Jenseits befördern wollte. Dann stellen sich zwei Fragen: Wer besaß ein Motiv? Und wie kam die Gräte in die Bulette?«

Schweigen. Die Ehegatten warfen sich ratlose Blicke zu, was mich keineswegs überraschte. Wenn man den Leuten mit den ungeschminkten, nackten Tatsachen kam, sah die Sache oft anders aus.

»Wir haben in Bokau noch nicht so richtig Fuß gefasst«, gestand Marianne schließlich zaghaft. »Mit den Nachbarn werden wir einfach nicht warm. Die bleiben lieber unter sich. Jedenfalls laden sie uns niemals zu irgendwelchen Festen oder zu sich nach Hause ein. Manche gehen uns sogar gezielt aus dem Weg.«

»Das stimmt«, pflichtete ich ihr roh bei. »Aber gleich umbringen würde Sie deshalb niemand.«

»Nein, das wollte ich damit eigentlich auch nicht sagen«, meinte Marianne leise. »Mir fiel das nur spontan ein, weil wir sonst keine Feinde haben, nicht, Oskar?«

Na also, in fünf Minuten wären wir dann so weit. Dann würden die Wiehles einsehen, dass alles nur ein Hirngespinst war, weil einfach niemand ein Motiv besaß, um den alten Oskar in den Himmel zu beamen. Unfreundliche Nachbarn als durchgedrehte Killer, du meine Güte, das war ja lächerlich!

»Aber in meiner Familie gibt es eigentlich nur Scheißer, wenn man es genau nimmt«, bemerkte Oskar Wiehle nachdenklich. »Die wissen weder, was ein Charakter ist, noch, welche Bedeutung ein Gewissen hat. Die gehen über Leichen, wenn es ihnen passt.«

»Oskar«, rügte Marianne ihren Gatten automatisch, ganz dem altbackenen weiblichen Lebens- und Erziehungsmotto »Harmonie, verlass mich nie« folgend, auch wenn dir einer den Hals umdreht.

»Aber es stimmt doch«, verteidigte sich Oskar. »Die würden so etwas tun. Alle, wie sie da sind.«

»Haben Ihre Verwandten denn ein konkretes Motiv?«, fragte ich.

Er schwieg, bis er zuletzt kleinlaut einräumte: »Also, da fällt mir jetzt auf den Schlag keines ein.«

Ich seufzte. Die fünf Minuten waren um, und immer noch ließ sich kein Ende absehen. Also versuchte ich es der Vollständigkeit halber noch einmal andersherum.

»Hatten Sie in der fraglichen Zeit denn Besuch von einem Schwager, einem Neffen oder einem Cousin?«

»Uns besucht niemand«, sagte Marianne dumpf.

Das konnte ich mittlerweile völlig verstehen. Als Angehöriger der Wiehle'schen Sippe hätte ich um Bokau auch einen Riesenbogen gemacht. Die beiden waren ja völlig meschugge. Mir reichte es langsam.

»Es war also zur Tatzeit niemand aus der Familie anwesend«, stellte ich ein bisschen schärfer als beabsichtigt fest. Mein Magen knurrte. Es wurde wirklich Zeit, dass den beiden Schnückelchen endlich aufging, was für einen Schwachsinn sie daherredeten. Das waren völlig haltlose Vermutungen, nichts weiter. Und mit denen sollte man vorsichtig sein, sonst bekam man irgendwann richtig Ärger. Das sagte ich ihnen.

Wiehle wischte meinen Einwand jedoch mit einer Handbewegung fort.

»Selbstverständlich meldet sich ein Mörder nicht bei seinem Opfer an oder besucht es auch noch«, ätzte er in meine Richtung. »Aber hier kann doch durchaus heimlich einer von meiner Familie herumgeschlichen sein und in aller Seelenruhe den günstigsten Zeitpunkt für seine Schandtat abgewartet haben.«

Ich biss mir auf die Lippe. Schandtat, du meine Güte, was für ein Wort! Das kam ja gleich hinter Majestätsbeleidigung. Der Mann schien wirklich nicht zu der lernfähigen Sorte Mensch zu gehören.

»Und wie ist Ihrer Meinung nach die Gräte nun ausgerechnet in Ihren Klops gekommen?«, schnappte ich.

»Sag's ihr«, befahl Wiehle seiner Frau düster. »Mir glaubt sie ja doch nicht.«

»Wir haben das genau rekonstruiert«, begann Marianne gehorsam. »Mein Mann und ich saßen auf der linken Seite vom Seebrückenplatz, müssen Sie wissen. Oskar besorgte uns etwas zu trinken, und ich habe die vollen Teller wohl eine Minute zur Seite gestellt, um die Bänke abzuwischen. Die waren nämlich nass vom Regen. Und in diesem Augenblick muss es passiert sein. Da hat er sich angeschlichen und die Gräte in die Bulette gesteckt. Und dann ist er geflohen.«

Ich starrte sie an, ich konnte nicht anders. Was für ein Schmarrn! Dann legte ich los.

»Sie behaupten also allen Ernstes, dass auf dem Oldie-Schwof-Festival am Schönberger Strand ein Unbekannter im August dieses Jahres mit einer Gräte in der Jackentasche in voller Absicht so lange wartete, bis die Bulette Ihres Mannes für einen Moment unbeaufsichtigt herumstand und er seine Chance nutzen konnte. Sie haben allerdings keinen Schimmer, weshalb dieser Unbekannte das getan haben sollte. Oder ist Ihr Mann vielleicht nur ein Zufallsopfer? Der Täter ist verrückt, in seiner Kindheit von der gesamten Großfamilie mit Fischbuletten traktiert worden, bis sie ihm zu den Ohren wieder herauskamen, und jetzt wartete er bloß auf irgendeinen herumvagabundierenden Klops, den er mit seinem Mordinstrument bestücken konnte, um den Esser zu erlösen?« Ich hielt erschöpft inne.

»Lachen Sie nur«, knurrte Wiehle finster. »Sie haben ja keine Ahnung und keine Phantasie. Wahrscheinlich sind Sie einfach nur ein kleines Licht in Ihrem Job. Ich weiß nämlich, was ich weiß. Das war ein Mordversuch, und zwar gezielt an mir.«

»Sie können das noch so oft behaupten, Herr Wiehle«, erwiderte ich zuckersüß. »Solange Sie mir nicht wenigstens den Ansatz eines Motivs liefern, kann ich nichts machen. Also, Sie haben die Wahl. Wenn Sie mir etwas verschweigen, ist jetzt der absolut richtige Zeitpunkt, um den Mund aufzumachen. Und wenn nicht ...« Ich zuckte hilflos mit den Schultern und erhob mich kopfschüttelnd. Es wurde wirklich Zeit zu gehen.

»Setzen Sie sich!«, donnerte Wiehle.

Ich blieb stehen.

»Nein«, sagte ich fest.

»Auch gut«, sagte Wiehle, erhob sich ebenfalls und fixierte mich mit einem unangenehmen Lächeln. »Trotzdem werden Sie den Fall aufklären.«

»Nö.«

»Oh doch, Verehrteste. Das werden Sie. Denn vorher kriegen Sie Ihre dämliche Schildkröte nicht wieder. Die behalte ich nämlich als Pfand, bis Sie herausbekommen haben, wer mir ans Leder will.«

Ich kochte immer noch, als ich in meiner Villa ankam. Wütend schmetterte ich die Gartenpforte in die Halterung, was mir einen erschrockenen Blick von Silvia einbrachte, und ignorierte Hannelore, die lässig im Fünfundvierzig-Grad-Winkel am Rosmarin lehnte, damit sie ja alles, was die herbstlich-milde Sonne noch an Wärme zu bieten hatte, abbekam.

Der Wiehle war wirklich völlig durchgeknallt. Zwar hatte er mich noch einen kurzen Blick auf Gustav werfen lassen, der auf zwei Salatblättern inmitten einer geräumigen Kiste saß und keinerlei Notiz von mir nahm. Doch dann hatte er mich unerbittlich hinauskomplimentiert. Erst der Mörder, dann die Kröte, hatte er mir mit überschnappender Stimme hinterhergebrüllt und dabei drohend die Faust geschüttelt. Meschugge, der Knilch, ganz klar.

Trotzdem hätte ich ihn mit Wonne vermöbelt. Das war glatte Erpressung, was er sich da leistete. Wenn es nicht so dermaßen lächerlich gewesen wäre, hätte ich am liebsten Gravenstein eingeschaltet. Der würde diesem Berliner Buletten-Phobiker mit einer satten einstweiligen Verfügung kommen, anschließend mit einer Hundertschaft anrücken und meinen Gustav aus der Geiselhaft befreien. Oder, gestand ich mir ein, als sich mein Puls wieder leicht unterhalb der Fünfhunderter-Marke bewegte, er würde sich in einer unmissverständlichen Geste an die Stirn tippen, wenn ich mit meiner Story fertig war. Das traf es wohl eher.

Ich war dermaßen in Brass, dass ich schweren Herzens beschloss, meine »Feuer und Flamme«-Gruppe zu schwänzen, obwohl für heute Rouladen mit einer Füllung aus getrockneten Tomaten, Wildschweinspeckwürfeln und Zwiebeln geplant waren. Ausgesprochen lecker stellte ich mir die vor, doch ich fand mich einfach für niemanden zumutbar. Und schon gar nicht für Leute, die nichts weiter als harmlos und gut gelaunt kochen wollten. Stattdessen entschied ich mich für eine dick mit Käse bestreute Singleportion Lasagne, die ich aus dem erschreckend leeren Kühlschrank holte und in den Backofen rammte. Ich hatte die Nudelplatten selbst gefertigt – was eine Wahnsinnsarbeit macht –, aber dafür waren sie auch besonders lecker und streichelten zusammen mit den drei Soßen, die bekanntlich zu einer richtigen Lasagne gehören, meine aufs Heftigste verwundete Seele.

Als ich mir dazu ein Glas Barolo eingoss, um mit mir auf Gustavs Wiedergeburt und Rettung anzustoßen, fing mein Handy an zu dudeln. Ich verspürte zwar entschieden keine Lust, meine kleine Privatfeier zu verzögern, trotzdem konnte es natürlich wichtig sein. Genau genommen war es sogar wahrscheinlich, dass es wichtig war. Also stellte ich theatralisch seufzend mein Weinglas ab und drückte auf Empfang. Meine Mutter.

Über das Festnetz sei ständig nur der Anrufbeantworter erreichbar gewesen; sie wisse zwar, dass ich es nicht schätzte, zu jeder Tages- und Nachtzeit auf dem Handy belästigt zu werden, doch sie wolle mir nur rasch mitteilen, dass Vati und sie in drei Wochen nach Kiel kämen – ich hörte mich erschrocken ächzen –, weil sie nämlich gestern eine Kreuzfahrt durch die östliche Ostsee gebucht hätten: Bornholm, St. Petersburg, Helsinki. Das Schiff – sie hätten sich eine der teuren Außenkabinen gegönnt, denn so etwas mache man schließlich nur einmal im Leben – verlasse Kiel um neunzehn Uhr, und da wäre es doch nett, wenn wir vorher den Tag miteinander verbrächten oder, sollte das mein Terminplan nicht hergeben, uns zumindest zum Essen träfen. Sie kämen nämlich sicherheitshalber bereits einen Tag früher nach Kiel. Und, ach ja, Dorle Bruhaupt, die doch zum Erstaunen aller den Metzgerssohn hatte heiraten wollen, obwohl sie Vegetarierin sei, habe das Verlöbnis wieder gelöst. Es solle jedoch nicht an seinen Würsten gelegen haben, sondern eher an den unterschiedlichen Vorstellungen darüber, wie sie ihr gemeinsames Leben verbringen wollten. Das interessiere mich doch sicher, denn immerhin hätten Dorle und ich in der Grundschule vier Jahre nebeneinandergehockt. Und außerdem stehe Dorle offenbar im Begriff, endlich ihre betagten Eltern in Ruhe altern zu lassen und wieder in die Welt ziehen zu wollen. Man munkele im Dorf – hier nahm die eher schrille Stimme meiner Mutter einen geradezu verschwörerischen Tonfall an – von Wetzlar, Rio oder Emden.

Na, wenn das keine Neuigkeit war, die einem glatt die

Wollsocken auszog! Dorle Bruhaupts bewegter Werdegang war mir schon immer scheißegal gewesen. Ich hatte die Frau bereits als hellsichtige Elfjährige für eine naive Nuss gehalten, um ehrlich zu sein. Meine Mutter hingegen schätzte sie und hatte sie schon als lispelndes braves Kind mit Zahnspange und weißen Söckchen gemocht. Wahrscheinlich weil sich die brave Dorle nie das schnieke Kleidchen dreckig gemacht hatte. Ich war da anders gewesen. Und bin es noch.

Ganz langsam und in kleinen Schlucken trank ich mein Glas aus, nachdem wir uns verabschiedet hatten. So weit kam es noch, dass meine Mutter mich in den Alkoholismus trieb! Allerdings trieb mich ihr Anruf schnurstracks zum Hörer, um bei Marga anzufragen, ob sie vielleicht zu einem kleinen Plausch aufgelegt war. Man kann ja nicht ewig schmollen.

Meine Freundin verbarg zwar ganz eindeutig etwas vor mir, sonst wäre sie bei unserem letzten Treffen ans Telefon gegangen, als es klingelte, während ich neben ihr saß. Doch ich kannte ihre Macken, und wahrscheinlich hatte sie wieder ein Projekt am Laufen ... das Theo Keller hieß! Natürlich, das musste es sein. Wir hatten den Mann im Sommer beim Protestieren auf dem Holmer Marktplatz kennengelernt. Und schon da hatte ich den Eindruck gehabt, dass die beiden gut miteinander konnten. Sehr gut sogar.

Hemlokk, du Schaf, schalt ich mich selbst und musste unwillkürlich grinsen. Im Leben meiner Freundin Marga gab es also seit Neuestem einen Mann! Deshalb benahm sie sich so geheimnisvoll und rätselhaft wie ein Teenager und interessierte sich für nichts mehr außer dem unbeugsamen ritterlichen Theo. Die Hormone waren schuld, ganz klar.

Meinen geschärften Öhrchen entging ihr kaum merkliches Zögern daher auch nicht, als ich sie am Hörer hatte und mich selbst einlud. Ich setzte mich jedoch einfach darüber hinweg und marschierte mit einer Flasche Barolo in der Rechten sowie einem Shropshire-Käse in der Linken zum Haupthaus hinauf.

Um es kurz zu machen: Sie mauerte total und ignorierte meine zarten Anspielungen in Richtung Theo Keller völlig.

Geistesabwesend kommentierte sie zudem Gustavs Rettung (»Na, dann koch schon mal das Badewasser hoch, damit er leer wird, bevor du ihn in den Winterschlaf schickst«), Oskar Wiehles skurrile Mordphantasien (»Ich sag ja, bei dem Mann zieht's im Oberstübchen«) sowie zuletzt seinen skandalösen Erpressungsversuch mit einem halbherzigen »Der kriegt sich schon wieder ein«. Und zur Ankündigung meiner Mutter fiel ihr lediglich die trostreiche Auskunft ein, dass es sich bei dem Besuch ja nur um einen Tag handele, das Ganze also nicht der Rede wert sei.

Bei allem Verständnis für ihr romantisches Sehnen nach Theo Keller fühlte ich mich unverstanden und überlegte ernsthaft, ob es unter diesen Umständen überhaupt Sinn machte, ihr von Gravenstein, der Fettkillertruppe und Antje Gellert zu berichten.

Ich tat es trotzdem, was sich erwartungsgemäß als Fehler erwies, denn Marga hielt weder etwas von Gravensteins Bauchgefühl und urteilte deshalb in Bausch und Bogen, dass die ganze Untersuchung überflüssig sei, noch fand sie das Verhalten von Antje Gellert auch nur in Ansätzen verdächtig. Im Gegenteil, das sei völlig normal, teilte sie mir mit, die Frau sei es eben nicht gewohnt, mit der Presse zu sprechen. Deshalb sei sie nervös gewesen. Und ich bildete mir da – wieder einmal, schwang es stumm, aber unüberhörbar mit – lediglich etwas ein. Es liege nun mal in der menschlichen Natur, auch Ungeheuerlichkeiten wie den scheußlichen Tod dieser Merkenthal für einen Unfall zu halten und alles drum herum als höchst »normal« darzustellen, um die verletzte Seele zu schützen.

Genervt von dieser komplett blödsinnigen Erklärung, knallte ich mein Rotweinglas auf den Tisch, wünschte ihr noch einen netten Abend und verabschiedete mich.

Nach einem kurzen Ausflug an den See, es war mittlerweile stockdunkel, ziemlich kalt und windig, hatte das nasse Gras zwar meine Schuhe und die Füße durchweicht, aber Wut und Enttäuschung waren immerhin so weit verraucht, dass mein Verstand wieder funktionierte. Mit Marga ließ sich zurzeit einfach nichts anfangen, das musste ich wohl schlucken. In ihrem momentanen Zustand war sie weder als Freundin noch als detektivischer Kompagnon eine Hilfe.

Dabei hätte ich wirklich dringend jemanden zum Reden gebraucht, sowohl privat als auch dienstlich sozusagen. Harry? Nein, der würde in seinem gegenwärtigen, krisengeschüttelten Zustand bestimmt auch keine Hilfe sein. Wahrscheinlich übte er bereits mit Streichhölzern zwischen den Augenlidern, mit nur vier Stunden Schlaf pro Nacht auszukommen, um die gegnerischen Business Controller und Finanzhaie später auch nachts um drei noch locker unter den Tisch verhandeln zu können.

Also blieb nur ein vertrauliches Gespräch mit mir selbst. Das war zwar bitter, wenn man es recht bedachte, aber so war es nun einmal. Kein Grund zum Heulen, Hemlokk, denn selbst ist die Frau, wenn es drauf ankommt! So hatte ich es zeit meines Lebens gehalten.

Natürlich war der Wiehle mit seinem Bulettendramolett nicht ganz richtig im Oberstübchen. Der hatte definitiv einen Sparren locker, überlegte ich, während ich meine Socken zum Trocknen über den Rand der Dusche hängte. Vermutlich war *er* als Kind von der gesamten Familie erbarmungslos mit Fischklopsen traktiert worden. Oder er hatte sich an einer Gräte verschluckt. Ich mag keinen Hering, Mama, hörte ich das Bübchen mit weinerlicher Stimme quengeln. Was auf den Tisch kommt, wird gegessen, mein Sohn, versetzte daraufhin eine schrille weibliche Stimme, die eine verfluchte Ähnlichkeit mit der meiner Mutter aufwies. Und da war es dann passiert: Klein Oskar hatte artig, aber hohlzähnig gekaut, geschluckt, und zack!, hing der Fischknochen auch schon zwischen den Mandeln und rührte sich nicht.

Vor meinem Fenster trudelte ein Schatten vorbei, dem Umriss nach ein Eichenblatt. Wegen der Dunkelheit konnte ich nicht erkennen, ob es sich um eines dieser sonnengelben Exemplare mit hellbraunen und grünen Einsprengseln handelte, die jetzt überall von den Bäumen fielen. Aber herbstlich-hübsch war es bestimmt. Mmh, irgendwie merkwürdig, doch von dem Blatt und nicht von Wiehles möglicherweise traumatischen Klopserfahrungen wurde ich milde gestimmt. Der Mann hatte ehrlich Angst. Furcht und Empörung waren nicht gespielt gewesen, das hatte ich genau gespürt. Und er hatte Gustav das Leben gerettet.

Das war der Moment, in dem ich beschloss, jedenfalls zu tun, als ob ich der Sache nachginge. Es war zweifellos die einfachste und auch die vernünftigste Lösung. Wiehle war dann beruhigt, sah sogar vielleicht irgendwann ein, dass an dem Drama nichts dran war und seine Ängste eine andere Ursache hatten, und ich würde auf diese Weise ohne viel Aufhebens meinen Kröterich wiederbekommen. Gewinnen taten wir also im Endeffekt beide.

Ich war dermaßen stolz auf meine Weitsichtigkeit, dass ich mich gleich noch zu einer zweiten Entscheidung durchrang: nämlich meine Schmalzheimer-Agentin noch ein bisschen warten zu lassen, um stattdessen gleich morgen früh zu der zweiten von der FKK-Geschäftsleitung angegebenen Adresse nach Rendsburg zu fahren.

Vielleicht landete ich mit der Frau ja einen weiteren Treffer, und sie war ebenfalls an besagtem Wochenende auf Hollbakken gewesen. Denn bevor ich nicht ein wenig mehr über diese mysteriöse Incentive-Feier wusste, hielt ich es für sinnlos, mich um den Täter zu kümmern. Schließlich hatte der selbst die Kollegen von der Polizei davon überzeugen können, dass alles nur ein bedauerlicher Unfall gewesen war. Aber wenn nun Gravenstein mit seinem Bauchgefühl richtiglag, dann war dieser Lutz Sörensen kein harmloser Catering-Mann, dem leider Gottes der Säbel ausgerutscht war, sondern ein mit ziemlich vielen Wassern gewaschener Mörder.

Verena Schneekloth wohnte in einer der Seitenstraßen, die vom Rendsburger Paradeplatz abgingen. Nummer 16, im zweiten Stock, ein Gebäude mit Backsteinfassade, einer blauen Tür und einem Treppenflur mit kleinteiligen schwarz-weißen Bodenfliesen. Die Briefkästen hingen schnurgerade an der linken Wand, und auf den Fensterbrettern zum Hof standen üppig wuchernde Pflanzen, die allesamt knackgesund aussahen. Mit einem Wort: Das Haus wirkte durch und durch gepflegt.

Ich hatte mich natürlich telefonisch angemeldet. Daher wusste ich, dass die Schneekloth zu einem anderen Kaliber gehörte als die verhuschte Maus Antje Gellert. Verena Schneekloth hatte eindeutig mehr Haare auf den Zähnen, denn auf meine Bitte um ein Treffen hatte sie gereizt geknurrt: »Aber nur, wenn Sie es kurz machen. Ich hab da noch einen Termin.« Ich schätzte sie auch älter als ihre Kollegin, da man sich nach meiner bescheidenen Kenntnis eine derartige Reibeisenstimme erst mühsam im Laufe von Jahren erraucht und ertrinkt.

Auf dem Treppenabsatz vor ihrer Wohnungstür hielt ich kurz inne, um mich zu sammeln und in die Rolle der wohlmeinenden, naiven Pressetante zu schlüpfen. Dreimal durchgeatmet, ein leichtes Lächeln aufs Gesicht gezaubert, dann klingelte ich. Die Tür wurde fast im selben Moment geöffnet.

»Ja, Liebling«, gurrte die Frau in das Handy an ihrer Wange und lächelte dabei so zufrieden wie ein Kätzchen vor einer Schale mit Milch. »Heute Abend gehen wir zu Benito, und hinterher machen wir es uns schööön ...«

Jetzt lachte sie kehlig; es klang sirrend und flirrend zugleich und erinnerte mich an den Lockruf eines brünstigen Pumaweibchens, obwohl ich den in echt noch nie gehört hatte. Aber das Bild passte einfach wie die Faust aufs Auge. Menschenmänner zog sie damit unweigerlich an, Menschenfrauen hingegen witterten ebenso unweigerlich die Konkurrenz. Animalisch war das Wort, das mir spontan zu dieser Dame einfiel.

Sie winkte mir ungeduldig zu. Ich sollte hereinkommen. Das tat ich, während sie weiter munter und ungeniert in die Membrane turtelte, was mir wiederum die Gelegenheit verschaffte, meine Interviewpartnerin genauer in Augenschein zu nehmen. Sie war Anfang vierzig, trug ihr Haar blond gefärbt und straff zu einem hoch sitzenden Pferdeschwanz gebunden, der wohl ihre Jugendlichkeit betonen sollte. Genauso wie die schwarzen Leggings und das rot-weiße Ringel-T-Shirt. Beides konnte sie allerdings tragen, das heißt, genau wie ihre Kollegin von der Insel Fehmarn hatte auch sie die Produkte, die sie anpries, nicht nötig.

Endlich verabschiedete sie sich mit einem gehauchten Küsschen von ihrem Lover, griff nach einer Packung Gauloises Blondes, die auf dem Tisch lag, zündete sich eine an, inhalierte tief und musterte mich ungeniert.

»Männer«, bemerkte sie kopfschüttelnd, als ich schwieg. »Andauernd brauchen die Kerle Bestätigung.« Eine Achtjährige in der Theatergruppe ihrer Schule hätte den Satz überzeugender rübergebracht.

»Ja«, nickte ich ernst. Sie hätte auch behaupten können, der selige Holzhackerbua und vormalige Kaiser Willi Zwo sei ein weiser Herrscher gewesen, ich hätte ihr ebenfalls zugestimmt. Schließlich wollte ich etwas von ihr, und die Sache war heikel.

»Das war mein Freund.«

»Das dachte ich mir.«

Eine Weile sprach keine von uns. Plötzlich sprang die Schneekloth auf und rauschte hinaus. Ich hörte sie in der Küche werkeln, und bald darauf zog ein wunderbarer Kaffeeduft durch die Wohnung. Ihr Kopf erschien in der Tür.

»Schwarz, nehme ich an.« Das war keine Frage.

»Genau«, sagte ich deshalb.

Was für eine merkwürdige Frau. Sie war mir nicht unsympathisch, das konnte ich nicht behaupten, doch mich beschlich mehr und mehr das Gefühl, dass wir in unterschiedlichen Galaxien zu Hause waren; in etwa so, als handelte es sich bei ihr um eine alteingesessene Marsianerin, während ich vom Stern Proton 6d stammte. Es würde verdammt schwer werden, von Verena Schneekloth etwas über den Tod von Daphne Merkenthal herauszukriegen, das wurde mir immer klarer.

Sie schenkte uns ein, zündete sich die nächste Zigarette an und fragte: »Was wollen Sie wissen? Nico hat sich da eher bedeckt gehalten.«

»Ihr Chef?«

»Nico Schardt. Ja. Mit ihm müssen Sie doch gesprochen haben.« Plötzlich glomm ein misstrauischer Funken in ihren Augen.

»Natürlich«, versicherte ich hastig. »Wir haben telefoniert. Ich bin an allgemeinen Informationen über die Branche interessiert, wissen Sie. Fakten, ein bisschen Human Touch, das macht so einen Artikel runder.«

»Verstehe«, sagte sie vorsichtig, ließ kunstvoll den Rauch

durch die Nasenlöcher entweichen und sah dabei aus wie ein Drache im Ringelshirt.

»Sie sind sehr erfolgreich«, versuchte ich es mit der Schmeichelmasche. Gleich auf den Kern der Sache zu kommen und nach Hollbakken zu fragen, ging hier selbstverständlich ebenso wenig wie auf Fehmarn.

»Bin ich. Ja.« Sie warf mir einen abschätzigen Blick zu. »Und Sie meinen bestimmt, ich schmiere den Kundinnen Honig ums Maul oder seife sie sonst wie ein. Aber genau das tue ich nicht. Weil das nicht meinem Wesen und meinen Überzeugungen entspricht. Ich sage klipp und klar, was Sache ist. Dass nämlich die FKK-Produkte ihr Geld wert sind, dass es aber ohne die Mithilfe der Abnehmer nicht geht. Wissen Sie«, sie lächelte über ihr kleines Wortspiel, zog die schlanken Beine hoch und kreuzte sie problemlos, »FKK hat wirklich Superprodukte, womit das Dünnerwerden tatsächlich klappt. Da können Sie Atkins, Dinner-Cancelling, Figurglobuli, Eiweißdiät oder diesen ganzen Fettbinderquatsch zur Verminderung der Kalorienaufnahme getrost vergessen. Drei Wochen FKKs GlyxoMplus, und Sie gehen garantiert mit fünf Kilo weniger durchs Leben.« Sie nickte heftig. Ich überlegte. GlyxoMplus? Ob das M wohl für minus stand? Und das Plus für ganz viel minus? »Natürlich schadet Bewegung auch nicht gerade«, fuhr die energische Energieverbrauchsberaterin bestimmend fort. »Sie wissen schon: Walking, Radfahren, Schwimmen, eben alles, was Fett verbrennt, aber die Gelenke schont.«

»Und die Heißhungerattacken?«, wandte ich fachkundig ein, denn die ereilten einen bei einer Diät doch so zuverlässig wie das Amen in der Kirche, wie man immer wieder las und hörte.

»Gibt es mit FKK nicht«, erwiderte sie mit einer wegwerfenden Handbewegung, die auf der Zigarettenschachtel endete. »Sie haben ultimativ keinen Hunger. Wenn Sie also nachts um drei wieder einmal über den Kühlschrank herfallen, dann ist daran einzig und allein Ihr schwacher Charakter schuld. Das sage ich jedem, der es hören will oder auch nicht. Da bin ich ganz brutal.«

»Und mit der Methode haben Sie Erfolg?«, lenkte ich sie

behutsam zum eigentlichen Grund meines Hierseins, während ich gleichzeitig der Grundgütigen dankte, dass ich keine Diätberatung von Verena Schneekloth benötigte.

»Ja«, bestätigte sie stolz. »Die Leute wissen, dass ich sie nicht anlüge, und vertrauen mir. Ich rede Klartext. Der kann manchmal unangenehm sein. Aber wer nur weichgespült werden will, muss zur Konkurrenz gehen. Wir bei FKK arbeiten hart, und wir arbeiten mit den Kunden zusammen.«

»Die ebenfalls hart arbeiten«, sagte ich, um ihr zu zeigen, dass ich das Prinzip begriffen hatte.

»Richtig. Meine Partys sind immer gerammelt voll. Die Damen kommen von weit her, weil sie gehört haben, dass sie bei mir nicht mit schönen Worten abgespeist werden.«

»Sie ... tuppern?«, entfuhr es mir verblüfft.

Ich hätte mir auf die Zunge beißen können! Auf diese Weise kam ich Daphne Merkenthals Tod keinen Schritt näher. Im Gegenteil. Doch zu meiner Verwunderung nickte Schneekloth nur zerstreut, während sie missmutig ihr stummes Handy fixierte, das neben den Gauloises auf dem Tisch lag. Wahrscheinlich wurde sie automatisch unruhig, wenn der Lover sich nicht mindestens alle halbe Stunde meldete und ihr ungebrochene Attraktivität bescheinigte.

»So in etwa, ja. Ich lade die Frauen ein, die bringen meist noch jemanden mit, und ich stelle die FKK-Produkte dann der Reihe nach vor.« Nur mit Mühe riss sie sich von ihrem Handy los. »Unsere Chemiker haben jetzt zum Beispiel einen Wirkstoff entwickelt, der speziell beim Bauchfett ansetzt.« Sie patschte sich mit der flachen Hand auf ihren flachen Bauch. »Wissen Sie, wenn es da schwabbelt und in Wülsten überhängt, dann ist die Frau doch nicht mehr attraktiv.« Pause. »Sie schauen so skeptisch, aber viele Damen leiden darunter, und zwar so schlimm, dass das schon an Folter grenzt, wenn man den Armen nicht hilft.«

Na ja. Man kann halt auch die Hirnmasse gehörig reduzieren, ohne die segensreichen Produkte der Fettkillerindustrie in Anspruch zu nehmen. Außerdem musste ich bei ihren harschen Worten unweigerlich an das andere Geschlecht denken. Viele

Männer haben mit ein paar Pölsterchen um den Bauchnabel herum keinerlei Probleme, sondern führen ihre kugelrunde Wampe voller Stolz mit durchgedrücktem Kreuz am sommerlichen Strand spazieren.

»Möchten Sie vielleicht einmal an einer von mir veranstalteten Party teilnehmen?« Verena schielte unauffällig auf ihre Armbanduhr. Meine Zeit lief eindeutig ab. »Übermorgen findet das nächste Treffen statt.«

Ich war völlig überrumpelt.

»Nein, danke«, wehrte ich spontan ab. Eine wissbegierige Journalistin hätte das nicht getan. Schneekloth war es egal.

»Das dachte ich mir«, meinte sie nur gleichgültig. »Sie sind nicht der Typ für so etwas, obwohl Ihnen zwei oder drei Kilo weniger gut stehen würden.«

»Bitte?«

Sie leckte sich die Lippen wie ein angriffslustiger Tiger auf dem Sprung. »Ich sagte Ihnen doch, ich nehme kein Blatt vor den Mund. Sie würden sich bestimmt wohler fühlen. Sie sind nicht gebunden, oder?«

»Was?«

Ihre Augen funkelten; sie weidete sich an meinem offensichtlichen Unbehagen. »Nein, ich bin mir ziemlich sicher, dass Sie es nicht sind. Sie strahlen diese Kratzbürstigkeit des Einzelkämpfertums aus. Sie wissen schon, als Single fängt man an zu essen, sobald der volle Teller auf dem Tisch steht. Man wartet nicht auf die anderen, weil man es nicht gewohnt ist.«

Mir fehlten die Worte, was zugegeben selten vorkam. Irgendwie war diese Frau mir über. »War es das dann?«

»Nein«, sagte ich schnell. »Noch nicht ganz.«

Himmel, denk nach, Hemlokk! Und rede, wenn nötig, irgendeinen Unsinn, damit sie dich nicht vor die Tür setzt, bevor du überhaupt etwas zum Thema Merkenthal erfahren hast.

»Beauftragen Sie eigentlich einen Catering-Service für Ihre Partys? Zahlt den die FKK? Oder servieren Sie sowieso nur Wasser und Gurken?« Ich fand das gar nicht so unelegant.

»Nein«, sagte sie kurz. Sie offensichtlich schon. Mmh.

»Aha. Also Schweinebraten, Bier, Chips, Tiramisu und Cola,

damit die FKK-Produkte später umso heller glänzen?«, schlug ich tapfer vor.

Jetzt hatte ich sie, sie lachte ehrlich amüsiert.

»Tee und Kaffee. Solche Partys finden am Nachmittag statt, und viele der Kundinnen sind mit dem Auto da. Außerdem verkaufe ich keine Reizwäsche.«

Was hatte denn die Tages- oder Nachtzeit damit zu tun? Catsuit, Lack & Latex, Strings und Bodys erst ab einundzwanzig Uhr, während Pillen zur Fettschmelze immer gehen? Das war doch oberspießig. Aber ich hielt den Mund und brachte stattdessen noch einmal den Catering-Service und das Essen ins Gespräch.

»Ich serviere Plätzchen.« Ende der Durchsage.

Ich stand langsam auf, um der Schneekloth zu demonstrieren, dass alles, was jetzt kam, nicht mehr zählte und völlig unwichtig war.

»Hoffentlich weiß man bei FKK Ihr Engagement zu schätzen«, bemerkte ich mit vor Skepsis triefender Stimme, während ich umständlich meinen Schreibblock in den Rucksack stopfte, um Zeit zu gewinnen.

»Da machen Sie sich mal keine Sorgen. Die wissen genau, was sie an mir haben.«

Ich bemühte mich um einen bewundernden Blick. Und es klappte.

»Wir bekommen natürlich Prämien«, bequemte sie sich zu sagen. »Und für die echten Spitzenkräfte gibt es einmal im Jahr eine richtige Party.«

Ich drückte mir ganz feste die Daumen und stellte als kleine unwichtige, naive Schreiberine mit Sehnsucht und Neid in der Stimme fest: »Sie gehören natürlich dazu. Mit Champagner, Livemusik und Kaviar? In einem First-Class-Hotel mit Ausblick auf den Kilimandscharo?«

Schneekloth hustete. »So in etwa, ja. Auf einem Berg waren wir allerdings noch nie. Die Unternehmensleitung hatte in diesem Jahr ein Herrenhaus in der Nähe von Kiel angemietet, das wir ganz für uns hatten.«

Na also, Schwein gehabt, Hemlokk, jubilierte ich innerlich.

»… war nett, zweifellos, und man hatte sich viel Mühe gegeben. Aber wissen Sie, im Grunde ist es immer dasselbe: Man trinkt zu viel, man isst zu viel, man quatscht zu viel und hat hinterher einen Mordskater.«

Diese Worte kamen mir doch höllisch bekannt vor. Ganz ähnlich hatte es die Gellert formuliert. Nur, dass alles völlig »normal« gewesen war, fehlte noch. Ob die beiden Damen da »eine gemeinsame Sprachregelung« gefunden hatten, wie es in der Politik so oft heißt, um davon abzulenken, was tatsächlich passiert war?

»Es war alles total normal«, sagte Schneekloth in diesem Moment. »Das bringt nichts für Ihren Artikel. Wie so etwas abläuft, weiß schließlich jeder.«

Ach ja? Ich wurde immer hellhöriger. Die Sache war ganz eindeutig abgesprochen!

»Verzeihen Sie, aber das klingt nicht, als ob Sie das Wochenende wirklich genossen hätten«, bemerkte ich nonchalant, während ich umständlich an meiner Jacke nestelte und dabei fieberhaft überlegte, wie ich Schneekloth aus der Reserve locken könnte.

»Woher wissen Sie, dass es ein Wochenende war?«, fragte sie leise.

»Woher?« Ich war ehrlich verblüfft. »Das nahm ich an. In der heutigen Zeit bekommt doch keiner mehr von seinem Arbeitgeber einfach mehrere Tage frei.«

»Stimmt auch wieder«, gab sie zu und entspannte sich.

Wir hatten die Wohnungstür erreicht. Nun komm schon, Mädel, betete ich innerlich, sprich es aus! Die langweilige Party war mit einem Paukenschlag zu Ende gewesen, als Daphne starb. Doch sie schwieg.

»Und wie war es mit Sex?«, hauchte ich in einem letzten verzweifelten Versuch, sie zum Reden zu bringen. Sie erstarrte. »Das weiß doch jedes Kind«, schwafelte ich weiter, »wenn man Männlein und Weiblein zusammensperrt und mit Hochprozentigem versorgt, knarren über kurz oder lang die Betten.«

Sie fing glucksend an zu lachen. In diesem Moment bimmelte ihr Handy. Sie blickte aufs Display, und ganz kurz huschte ein triumphierendes Lächeln über ihr Gesicht.

»Sie besitzen eine blühende Phantasie, meine Liebe. Und jetzt entschuldigen Sie mich, ich habe zu tun.«

FÜNF

Gleich am nächsten Morgen rief ich meine Agentin an. Es waren schlechte Nachrichten, die sie für mich hatte. Grottenschlechte sogar. Die Zeitungsverlage drückten mal wieder gnadenlos die Honorare, nahmen von jeder Heimwerkerin, die meinte, einen halbwegs ordentlichen Sülzheimer fabrizieren zu können, eine Geschichte und bezahlten sie dementsprechend amateurgemäß: nämlich mit fast nichts, der Ruhm und die Ehre, sich gedruckt zu sehen, mussten weitgehend reichen.

So etwas geschah in regelmäßigen Abständen, bis die Redakteure merkten, dass sie auf diese Art und Weise auf Dauer nicht arbeiten konnten. Dann griffen sie wieder auf Profis zurück, die zuverlässig und regelmäßig das verlangte Material in der gewünschten Qualität lieferten. Das war zwar nach meiner langjährigen Erfahrung als Romanzenqueen so sicher wie das Amen in der Kirche, doch bis die Herzchen wieder so weit waren und ihre Einsichten in Konferenzbeschlüsse verwandelt hatten, konnte es dauern. Und in diesem tiefen Tal der Tränen darbten die Spezialisten fürs Seichte vor sich hin.

Meine Agentin hatte nun endgültig die Nase voll von diesem Spielchen, teilte sie mir mit. Sie werde deshalb ihre Firma verkaufen und ein Angebot als Festangestellte annehmen, bevor das Hauen und Stechen auf dem Schmalzheimer-Markt noch weiter zunähme. Doch ich bräuchte mir nicht allzu viele Sorgen zu machen, sie verhandle bereits mit mehreren Nachfolgekandidaten. Bumm.

Mir fiel fast die Teetasse aus der Hand. Mit allem hatte ich gerechnet, nur damit nicht. Und wenn der oder die Neue nun nichts taugte? Agent war schließlich eine ungeschützte Bezeichnung, was man glasklar daran erkennen konnte, dass sich jeder Hans und Franz 007 nannte. Da konnte auch jede Annalena oder jeder Gisbert meinen, sie seien geradezu prädestiniert für den Job, der jedoch genau wie bei den Fettkillerladys ein hohes Maß an Fingerspitzengefühl erforderte und keineswegs nur die feste Überzeugung, dass so ein bisschen Makeln doch jede bessere Tippse könne.

Ich fluchte lauthals und ziemlich undamenhaft vor mich hin, als ich den Hörer hinschmetterte. Das hatte mir gerade noch gefehlt! Denn ich machte mir da überhaupt nichts vor: Wenn ich ganz großes Glück hatte, würde ich den Übergang finanziell nur ein paar Wochen bis Monate spüren; bis sich die Neue, die grundsätzlich etwas von ihrem Job verstand, richtig eingearbeitet hatte. Wenn der Nachfolger allerdings in die Kategorie Das-machen-wir-doch-mit-links gehörte, dann würde sich die Sache mit den Liebesgeschichten bald in meine ganz persönliche Leidensgeschichte verwandeln.

Meine ohnehin miese Laune sank noch einmal um gefühlte dreißig Punkte, als mein Blick an der Teekanne hängen blieb: Aus und vorbei wäre es in so einem Fall mit dem Earl Grey, stattdessen würde ich mich mit einem im Hals kratzenden Wald- und Wiesentee von den sonnenbeschienenen Hängen Nordfrieslands begnügen müssen, den man nur in einem müffelnden Ein-Euro-Shop erstehen konnte. Und auch frische Cremeschnitten von Matulke kämen dann natürlich nicht mehr in Frage. Nur noch die vom Vor-Vortag, mit einer Creme so zäh wie frischer Kitt. In diesem Moment war ich ehrlich froh, dass meine Misere nicht auch noch Gustav und Hannelore traf. Sie überwintern bekanntlich im Kühlschrank bei kommoden vier Grad Celsius und fressen in der Zeit nichts außer ein bisschen Strom.

Hemlokk, mahnte mich an dieser todtraurigen Stelle eine spöttische Stimme, nun hör auf, dich in Selbstmitleid zu suhlen. Bis jetzt bist du immer wieder auf die Füße gefallen. Sich unter Deck in die Koje zu verkriechen und die Decke über beide Ohren zu ziehen, wenn die See rau wird, bringt nichts. Das sah ich als vernünftiger Mensch natürlich ein. Und beschloss deshalb ganz feierlich, ganz konkret, ganz bald und ganz sicher einen Gewerbeschein für mein One-Woman-Private-Eye-Unternehmen zu beantragen. Damit die Sache endlich Hand und Fuß bekam.

Es war ein erhebendes Gefühl, und für einen kurzen Moment überlegte ich, ob ich den Sekt für besondere Fälle, der bekanntlich immer in meinem Kühlschrank lagert, öffnen sollte. Ich entschied mich jedoch dagegen und setzte mich stattdessen in den Schaukelstuhl, um meiner Arbeit nachzugehen. Denn die bestand zunächst einmal darin, eine sorgfältige Bestandsaufnahme beider Fälle vorzunehmen. Von Anfang an sozusagen.

Auffallend waren natürlich zuallererst die beiden Todesarten. Da war einmal Daphne Merkenthal, die durch einen Champagnersäbel ins Jenseits befördert wurde, was so leicht wirklich niemandem passiert. Der Säbel sei eigentlich völlig stumpf, hatte Gravenstein gesagt, ein Schlag mit ihm hätte also im Normalfall nur zu einer heftigen Quetschung geführt. Erst die rauen Stellen am oberen Teil der Kante hätten die Halsschlagader aufgerissen, sodass Merkenthal verblutete. Die Frage war natürlich nun, ob Sörensen den Säbel bewusst in ein Mordinstrument verwandelt hatte. Und wenn ja, warum? Die Polizei hatte eindeutig keinen weiteren Klärungsbedarf gesehen, sonst hätte sie den Fall nicht zu den Akten gelegt.

Und dann war da noch der herzkranke Oskar Wiehle, der tatsächlich meinte, man habe ihm mit einer Grätenbulette ans Leben gewollt. Eine alltägliche Mordmethode war das nun auch nicht gerade, so kam kaum ein Normalsterblicher von dieser Welt.

Ob möglicherweise gerade deshalb ein Zusammenhang zwischen den beiden Fällen bestand, überlegte ich, während ich eine Ente beobachtete, die lauthals auf dem See vor sich hin schnatterte. Sie war allein, und ich hatte keine Ahnung, was das Vieh umtrieb. Jetzt schob sie sich aus dem Wasser, schlug mit den Flügeln und krawallte dazu noch einen Tick lauter.

Lauerte in Bokau und Umgebung vielleicht ein Gestörter, dem nichts so viel Freude bereitete wie das Ins-Jenseits-Befördern seiner Mitmenschen mit ungewöhnlichen Mitteln? So eine Art kreatives Tötungstalent? Nein, das war natürlich Quatsch, denn zumindest in Merkenthals Fall kannte man den Täter ja. Und allen, mit denen ich gesprochen hatte, tat der Mann leid. Niemand war bislang auf die Idee gekommen, dass dieser Sörensen einen Hau haben und eine Verbindung zu Wiehle bestehen könnte. Aber war das wirklich ein Argument? Sprach das eindeutig gegen meine These? Nicht unbedingt, denn Hanna Hemlokk kannte diesen Lutz Sörensen noch nicht. Vielleicht entdeckte *ich* ja sofort die Anzeichen von Geistesgestörtheit bei dem Jungen, wenn ich mit ihm sprach.

Ich nahm noch einen Schluck Tee, erinnerte mich an eine Packung angebrochener Haferkekse im Schrank, begutachtete sie, knabberte lustlos an einem gummiartigen Quadrat herum und wurde dadurch prompt an meine Eltern erinnert: Ich hatte keinen blassen Schimmer, was ich mit ihnen am Tag der Tage anstellen sollte. Und das bedrückte mich.

Wir würden natürlich essen gehen, klar, aber wo? Ich wusste nicht einmal, ob sie so gern Fisch aßen wie ich mittlerweile. Früher, als ich ein Kind war, hatte es zu Hause manchmal Fischstäbchen gegeben, erinnerte ich mich. Mit Kartoffelbrei, wie es sich gehört. Aber sonst? Seelachsfilet, Butt, Dorsch, Hering? Fehlanzeige. Ich konnte mich darauf jedenfalls nicht besinnen.

Vielleicht verabscheuten sie ihn ja wegen der Gräten, was Oskar Wiehle sicher gutgeheißen hätte. Oder befanden sich mit FKK-Hilfe auf Diät und aßen außer GlyxoMplus – ich hatte immer noch keine Ahnung, wofür das stand – und gequirlten Dinkelkeimen in rechtsgedrehtem Joghurt nichts mehr; nur einmal in der Woche ein zur Schuhsohle gekochtes fettfreies Putensteak? Wegen der Vitamine und den roten Blutkörperchen. Ich musste unwillkürlich grinsen.

Meine Mutter kochte gern und gut; ihr Lammgulasch war einfach spitze. Meine Eltern gehörten zwar nicht zur gehobenen Schlemmerfraktion, die sich an touchiertem Perlhuhnbrüstchen auf einer gemoussten Safran-Rotweinschaumcreme aus einem 1904er Grand Cru Schlafitte hochziehen konnte, doch etwas Ordentliches musste schon täglich auf den Tisch kommen. Da waren sie sich einig. Wenn sie also tatsächlich mit ihren Pfunden kämpfen sollten, brauchte ich in dieser Hinsicht keine Angst zu haben. Sie würden es zunächst bestimmt vor dem offenen Schlafzimmerfenster mit ein paar Kniebeugen versuchen – wegen der intensiven Bewegung und des enormen Kalorienverbrauchs bei einer derart konzentriert betriebenen sportlichen Betätigung.

Womit ich glücklich wieder beim Thema Merkenthal, FKK und Verena Schneekloth war. Ich pfefferte die restlichen Haferkekse in den Mülleimer, weil sie im Mund beim Kauen immer mehr wurden. Stattdessen wusch ich mir einen Apfel ab, einen Holsteiner Cox, denn die Sorte mag ich am liebsten.

Das gestern in Rendsburg konnte man natürlich nur als einen Rausschmiss erster Klasse bezeichnen. Dies war mir schon klar geworden, als ich danach noch eine Weile durch die Stadt gebummelt war, um das Gespräch sacken zu lassen. Ich hatte vor dem Jüdischen Museum in der Prinzessinstraße gestanden und ganz kurz überlegt, ob ich hineingehen und es mir anschauen sollte, als ich mir eingestand, dass beide Frauen, sowohl die graue Maus Antje Gellert als auch die Tigerin Verena Schneekloth, mich weitgehend ausgetrickst hatten. Sie verheimlichten mir etwas, das war klar wie Kloßbrühe, dafür sprachen die fast wortgleich lautenden Auskünfte ebenso wie die fehlende Souveränität, mit der sie auf mich als Pressetante reagiert hatten. Die eine war mir zu verschüchtert vorgekommen, die andere zu aggressiv. Aber viel mehr hatten sie nicht von sich oder gar dieser geheimnisvollen Incentive-Feier auf Hollbakken preisgegeben. Und als Daphne Merkenthal ins Gespräch kam, hatten sie ganz dichtgemacht und mich ohne viel Gesumse vor die Tür gesetzt.

Ich hatte beschlossen, mir das kleine, aber sehenswerte Museum ein anderes Mal anzuschauen, wenn ich aufnahmefähiger war und nicht der Frage nachging, ob dieses geheimnistuerische Verhalten der beiden Frauen zwingend mit dem makabren Tod von Daphne Merkenthal zu tun haben musste. Der stand eventuell auf einem ganz anderen Blatt, hatte ich nüchtern analysiert, während ich weiter durch Rendsburg latschte und nichts mitbekam außer der Erkenntnis, dass es sich wohl lohnen würde, noch einmal herzufahren und mit wachen Sinnen durch die Straßen zu schlendern.

Nein, ich vermutete eher, dass die Damen vielleicht ein bisschen fremdgeknutscht hatten oder sogar – im Falle Verena Schneekloths wohl eher als in dem Antje Gellerts – mit einem knackigen jungen Kollegen im Heu verschwunden waren. Etwas anderes konnte ich mir einfach nicht vorstellen.

Daphne Merkenthal war schließlich eine ganz normale Vertreterin gewesen. Sie hatte nicht mit Drogen oder Waffen gehandelt und war deshalb möglicherweise im Namen der Omertà, der heiligen Schweigepflicht der Mafia, umgebracht worden. Da hatte auf Hollbakken höchstens jemand »Oh Martha!« gerufen und damit die Frau vom Catering-Service gemeint, die ihm das Hemd bekleckert hatte.

Nein, Waffen, Drogen, Menschenhandel, Prostitution und was es noch so an Widerwärtigkeiten gab, schien mir in diesem Fall alles eine Nummer zu groß. Ort der Veranstaltung war kein obskures Etablissement, sondern ein marodes, teilweise von meinem Freund Johannes in Heimarbeit zum Eventzentrum umgebautes Herrenhaus im friedlich-beschaulichen Schleswig-Holstein gewesen. Und bei den Protagonisten handelte es sich nicht um brandgefährliche Rockerbanden wie die Hells Angels und die Bandidos, die im Land ihr Unwesen trieben, oder um die Mitarbeiter eines gefräßigen, über Leichen gehenden Multikonzerns mit Sitz in Detroit, Chicago, Dubai oder Singapur, sondern um eine biedere Berliner Abspeckfirma namens FKK.

Doch mein Schritt hatte sich unwillkürlich verlangsamt, als ich am Fenster der Buchhandlung am Schiffbrückenplatz vorbeigekommen war, und meine soeben noch feste Überzeugung war ins Wanken geraten, als ich eine ganze Weile nachdenklich die Auslage betrachtet hatte. Verschwörungstheorien hatten eindeutig wieder einmal Hochkonjunktur. Und so ganz stimmte das mit dem friedlichen Schleswig-Holstein doch auch nicht, hatte ich mir eingestehen müssen. Zumindest auf politischem Gebiet reichte das nördlichste Bundesland ohne Weiteres an das Intrigantentum von Päpsten, Kardinälen und Kurie im Mittelalter heran.

Man denke nur an die unselige Barschel-Affäre, in der von (Selbst-)Mord, heiligen Eiden, dubiosen Zahlungen und Erpressung alles eine Rolle spielte, was der Rechtsbruch hergab. Oder an den Königinnenmord von Heide Simonis, der ein Unbekannter aus der eigenen Partei die dringend benötigte

Stimme auch noch im vierten Wahlgang verweigerte und die langjährige Ministerpräsidentin dadurch in den Vorruhestand schickte.

Als ich mit meiner Affären- und Intrigenaufzählung so weit gekommen war, sah ich Hollbakken, den Tod der FKK-Vertriebsleiterin Nord und Oskar Wiehles Gräte plötzlich erneut in einem gänzlich anderen Licht. Man sollte wirklich genau hinschauen, bevor man ein Urteil fällt, befand ich, und keinesfalls irgendwelche Möglichkeiten, auch wenn sie noch so unwahrscheinlich scheinen, von vornherein ausschließen; siehe den immer noch höchst lebendigen Intrigantenstadl im Land. Wo dick und fett »friedlich und harmlos« draufsteht, Hemlokk, muss keineswegs friedlich und harmlos drin sein, merk dir das.

Das tat ich, bis mir mitten auf dem Paradeplatz aufging, dass diese Erkenntnis auch andersherum genutzt werden konnte, denn wenn jemand Zeter und Mordio schrie, hieß das ja noch lange nicht, dass derjenige zu Recht brüllte, oder?

Im Falle Daphne deutete Gravensteins Bauchgefühl zwar auf Mord, und Oskar Wiehle behauptete, mit der Gräte habe ihn jemand umbringen wollen. Aber war es nicht wesentlich wahrscheinlicher, dass Gravenstein lediglich unter einem schlechten Gewissen litt und der Täter in Wiehles Fall, wenn es sich denn nicht doch nur um einen ganz schlichten Fehler in der Klopszubereitung gehandelt hatte, dem lieben Oskar bloß einen Denkzettel verpassen wollte? Ohne ihn gleich abzumurksen. Und das hatte ja auch tatsächlich wunderbar geklappt, wenn man einmal davon absah, dass der Mann keinen Schimmer hatte, wer ihm ans Leder wollte und warum.

Nein, es gab wirklich nichts daran zu rütteln, sagte ich mir dann auf der Rückfahrt ins heimische Bokau: Alles in allem hatte ich zwei höchst seltsame Fälle an der Backe. Mit diesem abschließenden vorläufigen Urteil im Hinterkopf, hatte ich zufrieden mein Auto am Haupthaus abgestellt und war den Pfad zu meiner Villa hinuntergetrabt, wo ich die sich sonnende Hannelore antraf.

Ich hatte ihr von den Ergebnissen meiner emsigen Kopfarbeit berichtet und dass ihr Lebensgefährte dank meiner Genialität als Private Eye bald wieder bei uns sein würde. Sie hatte meine Worte ziemlich gleichgültig hingenommen, was mich blödsinnigerweise ärgerte. Was hatte ich denn erwartet? Eine vor Freude schluchzende Kröte, die mir aus Dankbarkeit einen heftigen Schmatz versetzte? Igitt. Dabei hätte ich Schaf mich besser über etwas ganz anderes ärgern sollen, denn selten hatte ich mit meinen Annahmen so total danebengelegen wie in diesen beiden Fällen.

»Der Wiehle«, sagte Karsten Dröhse am folgenden Nachmittag bedächtig und rotzte einen grünen Klumpen direkt vor seine Füße, »ist ja nicht von hier.«

Das hatte Fritjof Plattmann ebenfalls über Daphne Merkenthal geäußert, als ich ihn zu ihrem Tod befragen wollte, und ich verstand auch in diesem Fall sofort, was damit gemeint war: Selbst wenn sich Marianne und Oskar Wiehle in der siebzehnten Generation hier in der Probstei fortpflanzen sollten, gehörten sie für einen alteingesessenen Dörfler noch lange nicht dazu. Deren gefühlter Stammbaum ging mindestens auf Rollo den Wikinger zurück, und wer so etwas nicht vorweisen konnte und womöglich auch noch kein Plattdeutsch sprach, blieb quasi sein Leben lang ein Bokauer mit Migrationshintergrund. Ich hätte wissen müssen, dass Dröhse zu dieser Truppe gehörte. Sein Nachname verriet ihn. So hießen eine Menge Leute in der Gegend, was auf alten Probsteier Adel schließen ließ.

Ich hatte heute Morgen beim zweiten Brötchen beschlossen, mich mit Wiehles Nachbarn zur Linken auf die Buletten-Fährte zu begeben, um herauszubekommen, wer alles einen Groll gegen den Mann hegte. Denn je eher daran, je eher davon, wie meine Mutter zu sagen pflegte. Und manchmal höre ich sogar auf meine Mutter. Vielleicht würde ich ja bereits am Nachmittag den Fall geknackt haben, denn wenn einer dem Berliner mit der versteckten Gräte lediglich hatte eins auswischen und ihn nicht ermorden wollen, würde der Fall natürlich viel leichter zu lösen sein. Dann konnte ich mir anschließend Lutz Sörensen in aller Ruhe vornehmen.

»Und sonst? Gibt es vielleicht sonst noch etwas über die

Wiehles zu berichten?«, unternahm ich geduldig einen zweiten Anlauf. So schnell spricht der Eingeborene bekanntlich nicht.

Dröhse, Ende sechzig, hagere Gestalt, wettergegerbte Gesichtszüge und faszinierend wohlgeformte Ohren, aus denen kein einziges Haar spross, dachte nach, was einige Sekunden in Anspruch nahm. Dabei taxierte er mich unverhohlen.

»Wat het he denn utfreden? Sie sind doch die Detektivin, nich?«

»Ja«, gab ich zu und fühlte mich gegen meinen Willen gebauchpinselt. Man kannte mich im Dorf, ich war mittlerweile tatsächlich so etwas wie eine lokale Berühmtheit. »Und ausgefressen hat Herr Wiehle überhaupt nichts. Ich er—«

»Nee?«, unterbrach Dröhse mich heftig. »Dat wär aber mal ganz neu. Der macht doch nix wie Ärger. Meckert ständig rum und spielt sich auf, als würde ihm ganz Bokau gehören. Alles weiß der besser, und zu allem hat der eine Meinung, obwohl ihn nie jemand fragt. Dem müsste man mal ordentlich eins auf die Finger geben, jawoll!«

Na also. Ich betrachtete mein Gegenüber plötzlich mit ganz anderen Augen. Da hatten wir ihn doch, den Groll, der zu Buletten-Attentaten auf Oldie-Schwof-Festivals am Schönberger Strand und anderswo führte.

»Haben Sie das vielleicht schon selbst besorgt?«, erkundigte ich mich liebenswürdig. Dröhse verstand nicht.

»Was besorgt? Dem besorg ich nix. Gar nix. Der nimmt ja nicht mal ein Paket für mich an. Und dabei hätte der gar nichts bezahlen müssen, das hatte mein Junge alles schon erledigt. Stattdessen lässt der Idiot die Tomatenpflanzen wieder nach Großenbrode zurückgehen. Natürlich waren sie alle hin, als sie wieder bei Jens ankamen. Und dabei hätte der nur mal auf den Absender gucken müssen. ›Jens Dröhse‹ stand da groß und breit. Der weiß doch, dass mein Sohn so heißt und dass Jens Tomaten züchtet, die noch richtig schmecken und nicht nur rot gefärbtes Wasser sind. Nee, das war die reinste Fiesität von dem Kerl. Weil der uns nicht leiden kann und wir ihn auch nicht. Der hält uns doch alle für doof und sich für einen Weltmann. Nee, dem besorg ich gar nix. Und wenn Sie es ganz genau wissen wollen, den grüße ich seitdem auch nich mehr. Da kann der noch so freundlich winken. Seit den Tomaten ist der Kerl für mich Luft!« Dröhse atmete jetzt schwer, und sein knochiges Gesicht hatte sich ungesund verfärbt. Ich schielte auf seine Hände. Die Rechte hatte er zur Faust geballt.

»Sie mögen Ihren Nachbarn also gar nicht«, goss ich gezielt noch etwas Öl in das bereits hell lodernde Feuer der Empörung, obwohl ich Dröhse schon verstehen konnte. Die Aussicht auf Tomaten, die tatsächlich nach saftigen, in der Wärme gereiften Früchten schmeckten und nicht nach grünem Stängel oder nach gar nichts, hatte in der heutigen Zeit etwas ungemein Verlockendes. Da hätte auch ich zur Gräte greifen können.

»Mögen?« Der Mann spie mir das Wort regelrecht vor die Füße. »Nee. Meinetwegen könnte der Kerl von jetzt auf gleich verrecken. Oder wegziehen. Dem würde ich keine Träne nachweinen.«

»Aber das kann doch nicht nur an den Tomaten liegen?«, lockte ich ihn noch ein bisschen mehr.

»Nee!«, bestätigte er mit Inbrunst. Auf dem Hof gegenüber röhrte ein Trecker los. Dröhse wandte nicht einmal den Kopf. »Das fing schon an, als die einzogen. Der alte Franz war kaum kalt, da erschienen die mit einem solchen Trara, dass Karla und mir ganz schwummerig wurde. Brüllten rum, kamen dauernd rüber, um was zu fragen, und redeten, als hätten sie die Wörter erfunden. Besonders er. Sie ist nicht ganz so schlimm. Und das Erste, was die machten neben dem ganzen Gerede, war, alle Fenster rauszureißen. Auf einen Schlag, weil die undicht gewesen sein sollen. So'n Tüdelkram. Franz hat sich nie beschwert.«

»Die Wiehles haben den Nachbarhof hier von den Erben Franz Stoltenbergs gekauft«, stellte ich klar. »Er gehört ihnen also.«

»Sach ich doch«, knurrte Dröhse. »Franz war man gerade vier oder fünf Tage unter der Erde, da legten die schon los. Das war ein Lärm, unglaublich! Und die ganze Zeit über hat der Wiehle so getan, als ob er der Wohltäter persönlich sei, weil er einheimische Firmen beschäftigte. Den Poggendörp hat der als Tischler genommen. Hähä! Der baut einem doch

Fensterrahmen mit drei Ecken ein, wenn man nicht aufpasst. Das wissen alle hier, bloß dieser Blödmann nicht. Und jetzt regnet es rein in die teuren Veluxfenster. Was'n Wunder, nich?«

Aus dem Mann sprach die pure Schadenfreude. Er musste Oskar Wiehle wirklich abgrundtief hassen. Aber da prallten tatsächlich Welten aufeinander: Stadt gegen Land, Fremder gegen Einheimischen, wortmächtiger Berliner gegen wortkargen Fischkopp. Doch traute ich Karsten Dröhse überhaupt zu, die Sache mit dem Grätenklops gedreht zu haben, um Oskar Wiehle eins auszuwischen?

Die Antwort fiel eindeutig aus: Ja. Und zwar hundertprozentig. Der Bauer hätte das nach meiner Einschätzung sogar für eine gute Tat gehalten und wäre nicht einmal ansatzweise von einem schlechten Gewissen gebeutelt gewesen.

»Waren Sie eigentlich diesen Sommer auf dem Oldie-Schwof-Festival am Schönberger Strand?«, entfuhr es mir spontan. Im selben Moment hätte ich mir auf die Zunge beißen können. Ohne Alibi kam ich zwar nicht weiter, aber derart abrupt befragte man keinen Bokauer. Doch ich hatte Glück, Dröhse hörte mir gar nicht zu.

»… und dann hat der doch die Polizei gerufen. Dabei war das unsere goldene Hochzeit und noch gar nicht so spät. Aber mit dem Idioten ist ja nicht vernünftig zu reden. Na, die haben ihn jedenfalls abblitzen lassen.« Er grinste plötzlich und gab damit den Blick auf ein irritierend weißes Gebiss frei, das keinen Tag älter als zwei Wochen sein dürfte. »Ich kenne den Vater von dem jungen Heiner, wissen Sie. Da hatte der Wiehle mit seiner Beschwerde keine Chance. Die versackt einfach. Und er hat auch nie wieder danach gefragt.«

»Herr Dröhse, wenn Sie vielleicht –« Ich hatte keine Chance. Der Mann machte seinem Herzen Luft. Und zwar gründlich.

»Oder die Sache mit den Schweinen. Da beschwert sich dieser Mann doch bei meiner Frau, dass die so stinken.« Dröhse blickte mir gerade in die Augen. »Na, ich also noch am selben Abend rüber. Und dann hab ich diesem Lackaffen aus der Stadt klargemacht, dass bei uns auf dem Land nun mal nicht alles nach Deo duftet, sondern dass es manchmal eben gewaltig muffelt.

Und wenn ihm das nicht passt, muss er gehen. Wär sowieso besser, hab ich ihm gesagt.«

»Herr Dröhse –«, versuchte ich, ihn nochmals zu unterbrechen, denn überzeugende Motive für den Versuch, Wiehle mit Hilfe einer Gräte in der Bulette zu verscheuchen, hatte er mir schon genug geliefert. Was ich benötigte, war ein Alibi. Oder eben ein fehlendes.

»Soll der doch mal neben Otto wohnen«, grummelte Dröhse. »Wenn der seinen Stall aufmacht, dann duftet's hier noch ganz anders. *Das* stinkt, sag ich Ihnen, und nicht meine paar Viecher. Bald schießt der Kerl bestimmt auch noch auf unsere Katze, wenn die in seinem Garten Mäuse jagt.«

»Herr Dröhse«, versuchte ich es nun bereits zum dritten Mal.

»Ja, was ist denn?«, erwiderte er ungeduldig und mit einem zunehmend aggressiven Tonfall. »Hat der Wiehle sich vielleicht bei Ihnen über mich beschwert?«

»Nein, wie gesagt, Herr Wiehle hat gar nichts getan.«

»Glöv ick nich.«

Es hatte keinen Sinn. Verschlungene Pfade, die elegant zum Ziel führten, konnte ich ein anderes Mal beschreiten. In diesem Fall half nur eins – die Sache frontal anzugehen.

»Waren Sie in diesem Jahr auf dem Oldie-Schwof-Festival, Herr Dröhse? Das fand Anfang August am Schönberger –«

»Wieso wollen Sie das wissen? Ich geh hin, wann und wo es mir passt! Hat der Kerl was dagegen?«, lautete die vergrätzte Antwort.

Eventuell schon, hätte ich ehrlicherweise zugeben müssen. Ich sagte jedoch Nein und rettete mich in die pferdehinterngroße Lüge, diese Auskunft benötigte ich im Auftrag der Gemeinde. Die plane nämlich eine Erhebung, wie diese Festivität von einzelnen, ausgesuchten Bürgern angenommen werde. Er schluckte mein Geflunker anstandslos.

»Die Frauenslüüd finden die alte Musik so schön und geben keine Ruhe. Klaus und Monika waren auch mit«, gab Dröhse jetzt bereitwillig Auskunft und deutete über die Straße. »Die von da drüben.«

Mein Blick folgte seinem ausgestreckten Arm, der zu dem

gegenüberliegenden Hof wies. Ein angeleinter Schäferhund döste mit gespitzten Ohren vor einer riesigen roten Scheune. Dahinter, halb verdeckt, stand das Wohnhaus, das einer Familie mit sechs Kindern ausreichend Platz geboten hätte. Der Hund hieß allen Ernstes Bello, während Klaus und Monika auf den Namen Perler hörten.

Ihr war es eine Zeit lang gar nicht gut gegangen. Die Frau hatte ausgesehen wie ein Gespenst auf Urlaub, wenn man sie denn überhaupt mal traf. Das war aber auch schon alles, was ich über Dröhses Nachbarn wusste. Nein, das stimmte nicht. Mir war auch bekannt, dass mit Bello – neigten die Besitzer in diesem Fall zur Ironie, oder mangelte es ihnen eher an Phantasie? – nicht zu spaßen war. Denn wenn man am Hof vorbeiging und er tief und grollend knurrte, stellten sich nicht nur seine, sondern automatisch auch die eigenen Nackenhaare auf.

»Klaus könnte Ihnen noch ganz andere Geschichten über den Wiehle erzählen«, stieß Dröhse plötzlich erbost hervor. Nach diesen verheißungsvollen Worten senkte er jedoch hastig den Blick, als habe er bereits zu viel gesagt. Ich versuchte es natürlich trotzdem.

»Was denn?«, gab ich mich unbekümmert.

»Nix.«

Also noch einmal, Hemlokk. So leicht rutschst du mir nicht vom Haken, mein Lieber.

»Die Perlers mochten die Wiehles also auch nicht«, stellte ich scheinbar locker fest und beobachtete dabei interessiert, dass Dröhse bei meinen Worten tatsächlich sanft errötete.

»Darüber will ich nicht reden«, wehrte er ab. »Das geht mich nichts an. Wenn Sie was wissen wollen, müssen Sie Klaus fragen. Ich glaube allerdings nicht, dass er mit Ihnen sprechen wird. Dafür hat ihn das alles viel zu sehr mitgenommen.«

»Mmh«, brummte ich einfühlsam.

Dröhse warf mir einen scharfen Blick zu. Ich nickte zusätzlich verständnisinnig, inständig hoffend, dass der Mann weitersprach und mir unabsichtlich noch ein bisschen mehr verriet. Und das tat er. Oskar Wiehle war offensichtlich ein Mensch, der den Landwirt im Innersten zu erschüttern vermochte.

»Ich hab ja damals gleich zu meiner Frau gesagt, dass ich es an der Stelle von dem Wiehle auch mit der Angst zu tun bekommen hätte. Hatte ja selber Schuld, der Mann. Aber ein Schisser ist der trotzdem, nich? Besorgt sich eine Pistole, um sich und seine Olle zu schützen.« Jetzt lachte Dröhse, aber es klang nicht sehr freundlich. »Hätte schon was gehabt, wenn die mal so ganz nebenbei losgegangen wäre. Zu der Beerdigung von dem Kerl würde ich nämlich jederzeit gehen. Und Klaus auch.«

Für den Nachhauseweg nahm ich den weiteren Trampelpfad, der hinten herum am See entlangführte. Mir war nach Bewegung und frischer Luft. Oskar Wiehle besaß also aller Wahrscheinlichkeit nach eine Waffe. Weil er sich, zumindest in Bokau, gleich zwei erbitterte Feinde geschaffen hatte, die es bei einem Denkzettel eventuell nicht belassen würden. Möglicherweise hatte der Mann also doch recht, wenn er behauptete, dass ihm jemand nach dem Leben trachtete, und ich lag mit meiner verharmlosenden Denkzetteltheorie grottenfalsch?

Ein nur noch mäßig warmer Findling diente mir als Sitzgelegenheit. Eine ganze Weile schaute ich in den strahlend blauen Himmel, an dem die schneeweißen Wolken wie Wattetupfer hingen. Ihre Schatten hetzten über die neu eingesäten, mit einem grünen Flaum bedeckten Felder und entwickelten eine Dynamik, die mich schwindeln ließ. Schön.

Aber kamen Dröhse und Perler auch dann noch ernsthaft als Verdächtige in Frage, wenn die Sache mit der Gräte wirklich ein veritabler Mordversuch und nicht nur ein Denkzettel gewesen war? Bei Karsten Dröhse war ich mir nicht sicher, bei Perler wusste ich es noch nicht, aber die Andeutungen seines Nachbarn waren ziemlich heftig ausgefallen. Und zur Tatzeit am Tatort waren beide Männer gewesen, wie Dröhse freimütig zugegeben hatte.

Ich stand auf, weil eines meiner edlen Körperteile langsam vereiste. Möglicherweise hatten die beiden Bauern die Tat auch gemeinsam geplant und ausgeführt. Je mehr ich darüber nachdachte, desto angetaner war ich von dieser Idee. Sie hatten sich gegenseitig über Tage in ihrem Hass auf Wiehle hochgeschaukelt, möglicherweise noch ihre Frauen mit in den Plan eingeweiht, und als es dann so weit war, klappte alles wie am Schnürchen. Einer lenkte Marianne Wiehle ab, während Oskar die Getränke holte, und schon war es geschehen. Zu viert hatten sie dann aus sicherer Entfernung zugeschaut, wie ihr Opfer dem Tod gerade noch mal haarscharf von der Schippe sprang. Vielleicht war es ihnen in diesem Moment auch egal gewesen, ob Wiehle das Attentat überlebte oder nicht. Zumindest könnte es sich so abgespielt haben.

Als ich in meiner Villa ankam, saß der verlorene Freund und Midlife-Krisen-geschüttelte Götzendiener des Mammons auf meiner Gartenbank und fröstelte sichtbar.

»Na endlich«, begrüßte Harry mich uncharmant. »Wo bleibst du denn? Marga war auch nicht zu Haus.«

»Das ist aber frech«, entgegnete ich liebenswürdig, winkte Silvia, die geräuschvoll wiederkäute, freundlich zu und öffnete die Gartenpforte. »Da geruht der hohe Herr zu erscheinen, und die Mädels jauchzen und frohlocken nicht. Ts, ts, ts.«

»Lass den Scheiß, Hemlokk«, brummte Harry, doch ich sah ihm an, dass er wusste, was für einen Mist er dahergeredet hatte.

Schließlich gab es ja so etwas wie ein Telefon. Er hätte sich also, wie jeder andere brave Bundesbürger auch, durchaus vorher anmelden können. Aber vielleicht war er ja gar kein braver Bundesbürger mehr, sondern bereits Billionär! Dann ging selbstverständlich an dem Ort, den er mit seiner Anwesenheit zu beehren geruhte, automatisch die Sonne auf. Auch wenn es sich dabei lediglich um den Hemlokk'schen Garten im nachmittäglichen Oktober handelte.

Ich schaute Harry an. Nein, sie ging wohl eher unter. Denn der Gute wirkte missmutig und so gar nicht wie einer, der gerade eine Fluglinie verkauft hatte. Oder eine Tankerflotte geleast.

»Möchtest du einen Tee?«, bot ich deshalb großzügig an und schob, als er sich sogleich erwartungsvoll erhob, hinterher: »Etwas zu essen habe ich auch.« Ich bin bekanntlich nicht nachtragend.

»Ja, bitte. Beides. Ich habe ziemlichen Hunger.«

Den hatte das Harry-Schätzchen meistens. Darauf war also trotz der totalen Neuausrichtung seines Lebens immer noch Verlass, was ich außerordentlich beruhigend fand.

»Gut. Dann komm rein. Ich werde sehen, was sich machen lässt.«

Ich muss zugeben, dass mein Angebot einen Tick weniger uneigennützig war, als es sich anhörte. Harry war nämlich ziemlich gut im Analysieren und Schlussfolgern. Und seit er begriffen hat, dass ich meine Fälle im Prinzip allein löse und es gar nicht schätze, wenn er sich zu meinem Gehilfen aufspielt, kamen wir mehr oder weniger wunderbar miteinander aus. Jedenfalls meistens.

Ich setzte rasch das Wasser auf und stöberte im Kühlschrank nach etwas Essbarem, während Harry sich auf meine Couch fläzte, als sei er in meiner Villa daheim.

»Ich hätte da ein paar Silbermaränen aus dem See. Wie ist es, machen die dich kulinarisch an?«, fragte ich ihn.

»Was? Doch. Ja«, lautete die zerstreute Antwort. Ich hätte ihm offenbar auch Quallensuppe mit Datteln anbieten können, was seine folgenden Worte bestätigten: »Wusstest du, dass Mandarin sich aller Wahrscheinlichkeit nach zur Weltsprache entwickeln wird, Hemlokk? So in etwa wie Englisch heute?«

»Nö«, gab ich wahrheitsgemäß zu und begann die Fische zu säubern. »Ist das jetzt wichtig?«

»Ach Gott«, meinte er daraufhin in einem derart nachsichtiggeduldigen Tonfall, dass sich meine Zehennägel automatisch hochbogen, »du lebst wirklich auf dem Mond. ›Ist das jetzt wichtig‹«, äffte er mich nach. »Das kann doch nicht wahr sein!«

»Ist es aber. Ich lebe nämlich in Bokau, da braucht man kein Mandarin«, schnappte ich bockig. Grundgütige, ging das schon wieder los mit diesem nervtötenden Geldscheffel-Gefasel? Ich hätte den Mann nicht hereinbitten, sondern umgehend in die Wall Street schießen sollen.

»Das ist die Sprache der Zukunft. Wer sich da ausklinkt, hat schon verloren«, verkündete Harry pathetisch.

Es hörte sich an, als ob ich bereits morgen einen Übersetzungscomputer brauchen würde, um bei Edeka in Schönberg Ingwer oder Frühlingszwiebeln kaufen zu können. Ich zuckte mit den Achseln. Im Notfall würde ich eher auf Zeichensprache umsteigen, als mich mit mandarinischer Grammatik zu beschäftigen. Latein hatte mir in dieser Hinsicht schon gereicht, zumal ich bei den Mandarinen nicht einmal wusste, ob die von oben nach unten, von unten nach oben oder von rechts nach links schrieben und lasen. Und wie sollte ich das überhaupt mit den Verben hinkriegen? Unregelmäßige gab es bei denen bestimmt zuhauf. Nö.

»Sie sind einfach ungemein viele, diese Chinesen«, fuhr Harry ernsthaft fort, bevor ich ihm meine sprachtheoretischen Gedanken zum Thema mitteilen konnte, »und ihre wirtschaftliche Power ist jetzt schon total irre. Die rollen alles auf. Von Afrika über Südamerika bis Europa. In spätestens fünf Jahren werden die Enkel Maos überall mitmischen. Deshalb werde ich die Sprache lernen. Einfach wird es nicht werden, das ist mir schon klar, aber wenn man nicht nur im Sandkasten, sondern bei den großen Jungs mitspielen will, geht's nicht anders.«

Ob Harry vielleicht zu viel Chop Suey gegessen hatte? Die Auswirkungen der ganzen Glutamate und Benzodingsbumsdinger auf das menschliche Gehirn waren noch nicht in Gänze erforscht, soviel ich wusste. Oder lag es am Schweinefleisch süßsauer, überlegte ich und beäugte gleichzeitig die gesäuberten und gesäuerten Maränen, wie sie da so heimelig im Licht glänzten. Klare Äuglein, rote Kiemen. Sie waren eindeutig vor noch nicht allzu langer Zeit vor ihren Schöpfer getreten. Ob der auch Mandarin sprach?

Sicher. Nach einhelliger Aussage der kirchlichen Fachkräfte war der da oben bestimmt keiner, der an irgendwelchen popeligen Grammatikfragen scheiterte wie so mancher Erdling. Damit mich niemand missversteht: Ich esse gern chinesisch, nur diese bräunliche Einheitssoße, in der Billigläden Lamm wie Huhn, Pute wie Rind, Schwein wie Garnele ertränken, mag ich nicht.

»Gustav ist wieder aufgetaucht«, teilte ich Harry mit, um ihn von den Chinesen wegzulocken. »Aber stell dir vor, der Knabe, der ihn gefunden hat, erpresst mich jetzt.«

Harry grinste. Na also, ging doch, man musste nur das richtige Thema anschneiden.

»Wie das denn, Hemlokk? Der Mann macht dir doch nicht etwa unsittliche Anträge, die du annehmen musst, um diesen alternden Fresssack wiederzukriegen?«

Ich beschloss, zum nächsten Tagesordnungspunkt überzugehen, sonst bekamen wir richtig Krach. Niemand nannte Gustav so, denn das war lieblos, beleidigend, herzlos und kaltschnäuzig. War ich angefressen von Harrys Wortwahl? Jawohl, das war ich!

»... verstehen sich nicht«, meinte der, dem mein geballter Ärger galt, in diesem Moment. Er bekam meine Wut nicht einmal mit. Seine Midlife-Crisis vernebelte ihm wirklich komplett das Hirn. Andere Männer kaufen sich einen Porsche, gehen fremd oder kombinieren beides auf die wundersamste Weise. Wieso zum Henker musste ausgerechnet mein Freund Harry diesen bewährten Hilfe-ich-werde-vierzig-und-das-Leben-zieht-an-mir-vorbei-Pfad verlassen, um zu hirnverbrannten chinesischen Business-Ufern aufzubrechen?

»Wer versteht sich nicht? Wir? Da könntest du recht haben«, blaffte ich ihn an.

»Quatsch, wir kommen doch prima miteinander aus, Hemlokk. Die Chinesen meine ich natürlich.« Ich rollte mit den Augen, und zwar so, dass er es sehen musste. Keine Reaktion. Der Mann redete einfach weiter, ich hätte meine Augenbälle auch herausnehmen können. »Im Norden des Landes sprechen die nur Mandarin –«

»– im Süden Klementin«, versuchte ich es erneut. Doch auch dieses feinsinnige Wortspiel ignorierte er.

»... im Süden dagegen Kantonesisch. Reden können die nicht miteinander, die Verständigung klappt nur schriftlich.«

Na und? Papier hatten die doch wohl genug, oder?, schoss es mir aggressiv durch den Kopf. Ruhig, Hemlokk, ganz ruhig, Brüllen bringt gar nichts. Wenn die Hormone schnackeln, kommt man mit Schreien und Aus-der-Haut-Fahren nicht weiter. Das ist bei Pubertierenden nicht anders als bei Midlife-

Krisen-geschüttelten vierzigjährigen Jungs. Oder bei älteren, verknallten Damen. Siehe Marga.

»Könnten wir nicht einmal das Thema wechseln, Harry?«, bat ich daher mit wohlmodulierter, kontrollierter Stimme. »Ich habe da nämlich zwei merkwürdige Fälle, über die ich gern mit dir sprechen würde.« Na, wenn das keine einfühlsame Reaktion war ...

»Pfft«, machte Harry geringschätzig. »Lass das Ganze lieber und mach endlich was Vernünftiges. Das, was jetzt bei dir läuft, ist doch alles nur Klein-Klein, und dabei wird es auch bleiben. Ein paar Euro hier, ein paar Euro dort. Und du wirst bald vierzig.« Es klang, als fehlte nur noch ein Schritt bis zur Grube. Plötzlich starrte er mich so fasziniert an, als sei ich ein aus dem Hut gezaubertes Karnickel mit rosa Leuchtohren. »Ich hab's, Hemlokk! Darauf hätte ich auch früher kommen können. Du hast so wenig zu verlieren wie ich. Schmeiß den ganzen Krempel mit den Sülzheimern und der Privatschnüffelei endlich hin und starte noch einmal voll durch!«

»Und als was, bitte schön?«, entfuhr es mir genervt.

»Keine Ahnung. Der chinesische Markt —«

»— kotzt mich langsam an, Harry. Da liegt ganz bestimmt nicht das Heil, schon allein, weil die von Staats wegen Atheisten sind. Komm endlich wieder auf den Teppich! Ich werde jedenfalls mein Leben nicht mit irgendwelchen Business-Control-Management-Kursen oder Corporate-Finance-Dingsbumsen zukleistern. Weil es mich nicht die Bohne interessiert. Und dich doch auch nicht, wenn du ehrlich bist.«

»Du verstehst das nicht«, nölte der angehende Beherrscher des Mandarin und der internationalen Finanzwelt. »Aber vielleicht ist es für einen Mann auch wichtiger, Erfolg zu haben und mal so richtig Geld zu machen.«

»Das hatten wir schon, Harry. Meine Arbeitssklaven, mein Land, mein Urwald, mein Ozean, schon vergessen? Wofür soll das gut sein? Denk doch mal nach!«

»Unsinn!«, fauchte Harry. »Um all das geht es doch nur vordergründig.«

»Und hintergründig?«, knurrte ich und rebelte mit unangemessener Wucht den Parmesan auf die in Sahne gebetteten Silbermaränen. Wenn er jetzt mit Anerkennung, Ehre, Potenz und Macht kam, flog er achtkantig raus. Ich hatte entschieden genug von vierzigjährigen wunden Männerseelen.

»Mit dir ist ja heute über nichts zu reden«, brummte er missmutig.

»Doch«, schnappte ich.

»Davon merke ich aber nichts. Worüber möchte die Dame denn sprechen?«

»Das sagte ich bereits, Harry. Ich bin an zwei Fällen dran. Aber die interessieren dich anscheinend nicht.«

»Bei dem einen geht es um Gustav. Ich hab sehr wohl zugehört. Du wirst erpresst. Und bei dem anderen ...« Er legte seine Stirn in nachdenkliche Dackelfalten.

Ich ließ ihn eine Weile schmoren, bis ich ihn erlöste: »Davon kannst du nichts wissen, weil ich dir noch nichts darüber erzählt habe.«

»Dann tu es verdammt noch mal jetzt.«

»Nein!«

»Fang an, Hemlokk!«

»Nein!« Ich konnte stur sein wie ein Muli.

»Fang! Endlich! An!«, brüllte Harry. »Ich höre dir zu.«

»Sicher?« Ich schob die Fische in die Röhre.

»Ja doch.« Ein Grinsen huschte über sein Gesicht. »Und rede Deutsch, mein Mandarin ist noch nicht ganz perfekt.«

Na gut. Wenn ich so höflich gebeten wurde ... Während ich die Kartoffeln schälte, erzählte ich ihm also von meinen Besuchen bei Verena Schneekloth und Antje Gellert und der merkwürdig einheitlichen Sprachregelung, mit der mich die beiden abgespeist hatten. Harry schien die ganze Zeit aufmerksam zu mir herüberzuschauen, doch ich hatte mich zu früh gefreut. Die selbstironische Bemerkung zu seinen Sprachkenntnissen war lediglich ein Aufflackern des alten Freundes gewesen. Denn als ich meinen Bericht beendet hatte, zeigte er sich weitaus mehr daran interessiert, was der ganze »Champagnerspaß«, wie er sich ausdrückte, eigentlich gekostet hatte, als an den beiden FKK-Damen. Zumindest sei die Säbel-Methode doch eine wirklich schöne Art zu sterben, befand er. Weil es geradezu himmlisch dekadent sei, was ja durchaus stimmte. Mir half das bloß nicht weiter. Das hatte ich auch vorher gewusst.

Bei Oskar Wiehle und Gustav reagierte er genauso. Harry hielt Wiehle für einen kleinen unbedeutenden Spießer, der durch seine Widerwärtigkeit den gesammelten Frust seines Lebens kompensierte. Deshalb erpresste er mich auch. Wahrscheinlich ein armer Schlucker, vermutete er, der nie den Mut gefunden hatte, mal etwas Neues auszuprobieren.

»Wie du«, schloss ich messerscharf.

»Wie ich«, stimmte er geradezu widerwärtig selbstzufrieden zu.

»Und dass der Mann sich möglicherweise eine Waffe zugelegt hat, findest du überhaupt nicht seltsam oder beunruhigend?«

»Nein«, antwortete Harry gleichgültig. »Das gehört doch alles ins Bild. Die wird der nie benutzen. Da macht der sich vor lauter Angst vorher schon in die Hose.« Er stand auf und stellte sich neben mich an die Küchenzeile. »Verstehst du, Hemlokk, ich will einfach nicht länger der Typ sein, der den Champagner auf Geheiß eines anderen köpft, sondern ich will der Kerl sein, der das Sprudelwasser, den Kellner und alles drum herum bezahlt. Und zwar aus der Portokasse.«

»Und dann bist du glücklich?«

»Ja«, lautete seine bescheuerte Antwort, die jedoch hörbar aus der Tiefe seines Herzens kam. »Weil ich es dann geschafft habe.«

»Mann, bist du ein armes Würstchen«, entfuhr es mir. Wir starrten uns an. Er wusste, dass ich es bitterernst meinte. Aber wenn er tatsächlich so weitermachte, würden sich unsere Wege unweigerlich trennen. Mal ganz abgesehen davon, dass er im Fall der Fälle sowieso keine Zeit mehr haben würde, sich mit solchen ökonomischen Zwergen wie mir abzugeben. Dann dinierte er trotz Magengeschwür und drohendem Infarkt mit Staatssekretären, Wirtschaftsbossen und Ministern, verschob dabei mal eben ein Milliardenpaket von hier nach sonst wohin, versenkte zum Nachtisch eine komplette Volkswirtschaft und ließ anschließend zur Entspannung ein paar Mädels auf die

Suite bringen, die er mit Champagner abduschte, bevor er sie der Reihe nach hernahm. Oder wegen mangelnder Leistungsfähigkeit auch nur betatschte. Kennt man doch alles aus dem Effeff.

Eine ganze Weile herrschte dicke Luft zwischen uns, weder er noch ich sagten ein Wort. Dann kochten die Kartoffeln über, und er half mir, die Schweinerei zu beseitigen, was mich wieder etwas versöhnlicher stimmte.

»Ich brauche eine Adresse«, gewährte ich Harry schließlich gnädig einen weiteren Einblick in meine detektivische Arbeit. Wenn ich meine Fälle mit ihm nur noch auf Chinesisch diskutieren konnte, dann sollte seine Anwesenheit in meinem bescheidenen Heim wenigstens zu etwas nutze sein. »Du kennst doch sicher jemanden, der Zugang zur zentralen Meldekartei oder wozu auch immer hat.« Harry stand bekanntlich mit allen wichtigen Leuten auf vertrautem Fuß, weil er mit ihnen die Schulbank gedrückt hatte. Wie er das machte, blieb sein Geheimnis, aber es war so. Seine Verbindungen hatten mir schon mehrmals gute Dienste geleistet. Doch er winkte ab.

»Versuch es im Internet. Das ist der einfachere und schnellere Weg. Du weißt schon, Facebook, Twitter, Myspace, XING und wie die alle heißen. Wie alt ist denn derjenige, den du suchst?«

»Anfang bis Mitte zwanzig.«

»Dann dürfte das überhaupt kein Problem sein. Die Generation ist mit dem Netz aufgewachsen. Irgendwo findet sich da immer etwas.«

Ich verzog unwillkürlich das Gesicht. Ich mag diese sozialen Kuschelwerke nicht. Bei jedem IKEA-Katalog kriege ich stumpfe Zähne, denn dieser Wir-sind-doch-alle-eine-Familie-und-haben-uns-ganz-doll-lieb-Tonfall nimmt mir die Luft und weckt auf der Stelle den innigen Wunsch, mit dem Rest der Welt nur noch per Sie zu verkehren. Nach meiner festen Überzeugung ist es kein Zufall, dass sich der Vorgang des Entblößens von dem des Entblödens nur durch einen einzigen Buchstaben unterscheidet!

Trotzdem war das natürlich eine ganz brauchbare Idee, wie

ich zugeben musste. Auf die ich auch selbst hätte kommen können. Aber das sagte ich nicht.

Wir aßen schweigend; die Maränen schmeckten gut, doch in unserer miesen Stimmung wurde man dem feinen Geschmack der Fische einfach nicht gerecht. Anschließend fuhr ich den Computer hoch. Es war wirklich kein Problem, Lutz Sörensen zu finden. Der Junge lächelte mich von seiner Homepage strahlend an. Sein blondes Haar trug er halblang, und der Teint war so makellos, dass mir als Erstes die heutigen Retuschemöglichkeiten in den Sinn kamen. Sörensen hatte blaugraue Augen und eine aristokratisch-gerade Nase. Alles in allem war Daphne Merkenthals Todesengel ein überaus attraktiver junger Mann, wenn man auf glatte Typen steht.

Er lebte gleich nebenan. In Laboe.

SECHS

Lutz Sörensen wohnte direkt am Yachthafen in einem dieser Waschbetonquadrate, bei denen man automatisch hofft, dass es wenigstens mit der inneren Schönheit geklappt hat. Gleich am nächsten Tag war ich voller Tatkraft aufgebrochen und hatte meinen Wagen am Anfang der Fußgängerzone mit Blick auf den Hafen abgestellt, um die paar Schritte zu Sörensen per pedes zurückzulegen.

Die Luft war klar und roch salzig nach Meer und Algen. Trotz der in vielen Bundesländern beginnenden Herbstferien war nicht viel los – weder auf dem Land noch zu Wasser. Zwei Segler kreuzten auf der gegenüberliegenden Fördeseite vor Schilksee, und ein Containerfrachter aus einem Land mit kyrillischen Buchstaben wartete darauf, dass die Schleuse zum Nord-Ostsee-Kanal geöffnet wurde, um die Fahrt heute Abend in der Nordsee fortsetzen zu können. Und vor mir her stöckelte eine junge Mutter, hochschwanger, mit gefülltem Kinderwagen und einer etwa dreijährigen Rotznase an der Hand, die sie im Sekundentakt mit einem norddeutsch geleierten »Laass daas« traktierte. Es fruchtete nichts, natürlich nicht, der Sprössling trat weiter frohgemut gegen den Kinderwagen, in dem sein Geschwisterkind plärrte. Ich war drauf und dran, den Dreijährigen aus pädagogischen Gründen auf den fundamentalen Zusammenhang zwischen Treten und Plärren hinzuweisen, als ich ihn erblickte.

Lutz Sörensen. Er kam mir auf Höhe der Touristeninformation entgegen und sah in natura fast noch fescher aus als in seinem Internetauftritt. Er trug Schwarz: schwarze Bomberjacke, schwarze Röhrenjeans, schwarze Sneakers, schwarzes Stirnband mit silbernem Emblem vorn. Wow! Das sah schon ziemlich schnieke aus in Kombination mit den halblangen blonden Haaren, dem Milch- und Honigteint und der geraden Nase. Das Kerlchen war ein Beau, zweifellos. Dagegen wirkte Camillas Richard geradezu wie die Ausgeburt eines schlecht proportionierten Normalsterblichen mit schlechtem Atem und fettigen Haaren. Na ja, fast.

Ich öffnete bereits den Mund, um dieses handfeste Sinnbild männlicher Schönheit anzusprechen, doch irgendetwas an seinem Verhalten ließ mich stattdessen an dem Mann vorbeischlendern wie eine harmlose Urlauberin aus Wanne-Eickel, die sich das Örtchen Laboe anschaut und mittags den Backfisch in der Überzeugung isst, er sei an diesem Morgen direkt vor Kiel gefangen worden. Mit dem Zitronenschnitz an der einen und dem Petersilienstängel auf der anderen Seite.

Ich machte kehrt und folgte Sörensen unauffällig. Plötzlich blieb er stehen und starrte scheinbar sinnend ins Hafenbecken. Dabei sah ich genau, dass er in Wahrheit seine Umgebung unter die Lupe nahm. Merkwürdig. Und höchst verdächtig. So verhielt sich kein unbescholtener hübscher Junge.

Das Ergebnis seiner Beobachtungen fiel jedoch offenbar zu seiner Zufriedenheit aus, denn nun schlenderte er weiter, die Hände tief in den Jackentaschen vergraben, ganz eindeutig den harmlosen jungen Mann spielend, der an seinem freien Tag frische Luft schnappt. Mit dieser Vorstellung vermochte er vielleicht seine Oma hinters Licht zu führen, keinesfalls jedoch Hanna Hemlokk. Denn hier stimmte etwas ganz eindeutig nicht. Ob der Mann also doch einen heftigen Hau hatte und zu außergewöhnlichen Mordmethoden neigte? Wobei der Hang zum Morden an sich ja schon mal nicht mehr im grünen Bereich liegt, egal, ob nun mit Gräte, Champagnersäbel oder Pistole. Oder hatte er vielleicht lediglich Angst davor, dass jemand mit dem Finger auf ihn zeigen und laut »Mörder« rufen könnte? Unwahrscheinlich, befand ich, obwohl der Junge durch Daphnes Tod bestimmt so etwas wie ein Trauma davongetragen hatte. Wenn er völlig unschuldig und alles nur ein saudummer Zufall gewesen war, dann bestimmt.

Aber wenn mehr dahintersteckte, überlegte ich, während wir als Tandem die Strandstraße entlangtrabten – er eiligen Schrittes, ich jederzeit bereit, hinter einen Postkartenständer oder eine überdimensionale Speisekarte zu hechten, sobald er sich umdrehte –, traf er sich dann vielleicht just an diesem

Morgen mit seinem Auftraggeber? War er dann möglicherweise als Erkennungsmerkmal und nicht aus modischen Gründen ganz in Schwarz gewandet?

Wir kamen zügig voran. Lutz Sörensen schien in Laboe keine Menschenseele zu kennen, denn er nickte niemandem zu oder stoppte, um ein freundliches Wort mit dem Nachbarn oder der Bäckersfrau zu schnacken. Bei uns in Bokau war das anders. Da kannte jeder jeden und plante deshalb schon fürs Brötchenholen eine Viertelstunde mehr ein. Auf der Höhe der alten Lesehalle verlangsamte Sörensen plötzlich den Schritt und schien sich mächtig für die darunterliegende Tapasbar zu interessieren. Er linste von der umlaufenden Terrasse durch die Fenster und wandte sich dabei immer wieder ruckartig um. Seltsam. Ich ging einfach weiter und postierte mich vor dem kleinen Buchladen schräg gegenüber. Wenn er sich drüben mit jemandem traf, hatte ich die Szenerie im Blick und wirkte trotzdem so, als könnte ich kein Wässerchen trüben. Um meine Harmlosigkeit zu unterstreichen, griff ich nach einem Bildband über die Probstei und fing an zu blättern, ohne den Verdächtigen allerdings auch nur eine Sekunde aus den Augen zu lassen.

Das war ein Fehler, denn unsere Blicke verhakelten sich ineinander, und statt ihn auf der Stelle mit halb geöffneten feuchten Lippen sehnsuchtsvoll anzumachen, was er zweifellos von Frauen gewohnt war, senkte ich hastig und völlig instinktiv den Kopf. Scheiße, denn so reagierte sonst kein weibliches Wesen, das alle Hormone beisammenhatte, auf den Anblick von Beau Sörensen. Beherzt versuchte ich, die Scharte mit einem schnellen Griff nach einem zweiten Buch auszuwetzen. Ich hatte keine Ahnung, was ich da in der Hand hielt, blätterte jedoch unkonzentriert drauflos, lachte da in mich hinein und schüttelte dort den Kopf. Doch meine Pantomime wirkte nicht, ich sah es Sörensen an, als ich ihn, das immerhin ein verspäteter Anflug von Raffinesse, aus den Augenwinkeln in der spiegelnden Schaufensterscheibe betrachtete. Er beäugte mich zunehmend misstrauischer.

Ausgerechnet in diesem Moment schob sich jedoch eine

lärmende Busladung mit ruhrpöttlerischem Zungenschlag die Strandstraße entlang und damit zwischen uns. Man unterhielt sich angeregt über Heinzens marode Gelenke sowie undankbare Töchter und Cousinen, die Nagelstudios aufmachten. Über das graugrüne Meer, das Marineehrenmal, den Blick nach Schilksee gegenüber oder den rostzerfressenen Frachter, der gerade die Förde verließ, sprach niemand, soweit ich das mitbekam. Es ist wahrhaft kein Wunder, dass so mancher Tourist am Ende seiner sechstägigen Reise noch immer nicht den Hauch einer Ahnung hat, ob er sich nun an der Ost- oder Nordsee befindet. Wasser ist halt Wasser, und Wellen plätschern überall. Auch gut. Ich reckte den Hals, um Sörensen ja nicht aus den Augen zu verlieren. Aber es war zu spät. Als die Gruppe endlich vorbeigezogen war, hatte das Objekt meiner Begierde das Weite gesucht.

Ich begann lauthals vor mich hin zu fluchen, was einen Vierjährigen veranlasste, mir einen strengen Blick zuzuwerfen sowie mir umgehend mitzuteilen, dass man das alles nicht sagen dürfe. Ich widersprach nicht, sondern starrte stattdessen stocksauer wegen meiner eigenen Dämlichkeit auf das Buch in meinen Händen. Es war ein Billigdruck über Eisenbahnen, aber das allein hatte Sörensen nicht in die Flucht geschlagen. Ich ausgemachter Trottel hielt es falsch herum, und da es sich bei dem Werk um einen großformatigen Bildband handelte, war ihm dieser ermittlungstechnische Super-GAU nicht entgangen.

Und jetzt? Beweg dich, Hemlokk, von selbst kommt Sörensen bestimmt nicht zurück. Also sauste ich pflichtschuldig um die Tapasbar herum. Nichts. Natürlich. Wahrscheinlich hatte er sich entweder hinter einem der Strandkörbe versteckt und beobachtete meine hektischen Aktivitäten jetzt von dort aus in aller Ruhe, oder aber er war auf Nimmerwiedersehen in Richtung Marktplatz verschwunden. So oder so machte ich mir da nichts vor. Ich hatte die Sache vermasselt, und meine Chancen standen nicht gut, ihn außerhalb seiner Wohnung wiederzufinden. Missmutig steuerte ich eines der Lokale an und bestellte schmallippig einen Espresso. Ich neige nicht zur Selbstkasteiung, trotzdem ärgerte ich mich in diesem Moment maßlos. Denn das mit dem Eisenbahnbuch war ein saudummer, völlig überflüssiger Fehler gewesen. Und solange mir derart kapitale Böcke unterliefen, hatte ich es eindeutig noch nicht zu einem ernst zu nehmenden Private Eye gebracht. So sah es aus. Vor lauter Frust verbrannte ich mir die Lippen, weil die doch tatsächlich die Tasse mit aufgekocht hatten.

»… gibt es nichts, was es rechtfertigt, an so einem bezaubernden Morgen ein solches Gesicht zu machen«, stellte eine Frohnatur in meiner Nähe fest.

Es dauerte eine Weile, bis das von meinem Ohr in mein Gehirn drang und ich den Sprecher zur Kenntnis nahm. Er saß am Nachbartisch, Typ flotter Fuffziger mit sorgfältig gewelltem grauen Haar, silberdurchwirktem Schnauzer, bis zur Brustwolle aufgeknöpftem Jeanshemd, Bäuchlein sowie Westernstiefel an den Füßen und Goldkette um Hals und Handgelenk. Höchstwahrscheinlich ein Cabriofahrer. Der Mann war ein wandelndes Klischee, hielt sich nichtsdestotrotz für einzigartig, charmant und gut aussehend und befand sich auf der Jagd nach weiblichem Wild. So einer hatte mir gerade noch gefehlt!

»Doch«, bügelte ich ihn kurz und bündig ab und griffelte in meinem Rucksack nach meiner Notlektüre. Colin Dexter mit Inspektor Morse und Sergeant Lewis, wenn ich mich recht entsann. Ich hätte es natürlich besser wissen müssen. Von so ein bisschen Ablenkungsgeklingel lässt sich ein Hirsch auf der Pirsch nicht entmutigen.

»Trinken Sie ein Sektchen mit mir«, schlug er vor, »das hebt die Stimmung.«

»Bei mir nicht«, gab ich grummelnd zurück und hielt mir den Dexter vor die Nase.

Aber es half nichts. Ohne zu fragen, rückte er mit seinem Stuhl näher und zwinkerte mir dabei verschmitzt zu. Für wen hielt der sich? Für den Grölov, den größten Lover aller Zeiten?

»Das ist mein Tisch. Und ich will allein sein, verstehen Sie? Lassen Sie mich in Ruhe!«, ranzte ich ihn an. Nach meiner Erfahrung halfen jetzt nur noch deutliche Worte. Zarte Hinweise waren die reine Verschwendung.

Der Sonnyboy lachte fröhlich und nicht im Mindesten beeindruckt.

»Da sind wir heute Morgen aber ziemlich kratzbürstig, was?«
Ich gebe es zu, für einen Moment war ich sprachlos. Wenn der Junge überhaupt so etwas wie eine Leitung hatte, dann musste eine ganze Elefantenherde darauf sitzen.

»Hören Sie«, begann ich energisch, »wenn Sie nicht gleich abhauen …« In diesem Moment fiel mir eine weitaus wirkungsvollere Alternative ein. Verstohlen beugte ich mich zu dem ältlichen Schönling hinüber und raunte vertraulich: »Ich bin im Dienst. Steuerfahndung, Abteilung Kleinkriminelle. Sie wissen schon – fingierte Quittungen über angebliche Geschäftsessen und so.«

»Ehrlich?« Sein Oberkörper schnellte nach hinten. Na also, hatte ich es doch gewusst. Er hatte Schiss.

»Ehrlich«, versicherte ich mit heiligem Ernst in der Stimme, stand auf, nickte ihm noch einmal mit strenger Miene zu und zahlte. Den war ich los. Draußen blickte ich mich suchend um. Lutz Sörensen aber nach wie vor auch.

»Ich glaube Ihnen kein Wort«, dröhnte Mister Best Ager in diesem Moment so volltönend in mein Ohr, dass ich fast einen Satz gemacht hätte. »Sie sind eine kesse kleine Lügnerin, meine Liebe. Steuerfahndung. Pfft. Das haben Sie sich ganz schön raffiniert ausgedacht.«

Das hätte er nicht sagen sollen. Weder das mit der kessen Lügnerin noch das mit der Liebe. Stocksauer wirbelte ich herum, öffnete den Mund zu einer scharfen Erwiderung, blickte dabei jedoch sekundenlang über seine Schulter, legte dann stattdessen meine Hände auf seine Brust und schmachtete ihn mit einem entglittenen Lächeln an.

»Hoppla!«, grunzte er völlig überrumpelt, »du gehst aber ran.«

Klar. Was sollte ich auch machen, wenn Sörensen direkt auf uns zumarschierte?

»Lächeln Sie, verdammt!«, zischte ich den völlig verdutzten Hirsch an.

Lutzi-Butzi streifte uns mit einem gleichgültigen Blick, für ihn waren wir nichts weiter als zwei ältere Leute, die nicht an sich halten konnten. Dann war er vorbei, und ich hakte mich energisch bei dem Best Ager unter und zog ihn roh hinter Sörensen her. Gott sei Dank waren dessen federnder Gang sowie die blonde Mähne unverkennbar. Mit raumgreifenden Schritten, ganz wie mein Richard, bewegte er sich auf U-Boot und Ehrenmal zu. Allzu viele Leute waren nicht unterwegs, deshalb lockerte ich den Klammergriff um den Unterarm des Sonnyboys nicht. Er protestierte kaum. Der Gute schien ein bisschen perplex zu sein. Ein derart stürmisches Tempo von weiblicher Seite war er offenbar nicht gewohnt. Erst hinter der Schwimmhalle gelang es ihm, hilflos zu flüstern, was das denn wohl alles solle.

»Scht«, machte ich, denn Sörensen huschte jetzt an den Strand, blieb eine Weile wie zufällig an einem der Körbe stehen und peilte die Lage. Ich reagierte geradezu heldinnenhaft, indem ich mich an meinen Begleiter kuschelte und ihm einen leichten Kuss auf die Wange versetzte. Dazu lächelte ich so idiotisch wie Camilla, wenn Richard sie mit seinem geballtem Charme anbalzt. Puh. Sörensen nahm mir die Vorstellung hoffentlich ab.

Der verdutzte Hirsch tat es nämlich, denn nach mehreren verhaltenen Räusperern, mit denen er seinen Schluckauf zu kaschieren trachtete, gelang es ihm tatsächlich, lässig zu fragen: »Gehen wir zu mir oder zu dir, Baby?«

Der Mann hatte eindeutig zu viele schlechte Filme gesehen.

»Weder noch«, beschied ich ihn nicht unfreundlich. »Ich sagte doch, ich bin im Dienst. Sie sind meine Tarnung. Die Stunden rechnen wir später ab.«

»Nee jetzt! Das glaub ich nicht!«

Doch ich hörte an diesem ehrfürchtigen Unterton in seiner Stimme, dass er angebissen hatte oder zumindest richtig zweifelte. Das Ganze war auch einfach zu aufregend, das hätte jeden Jungen aus den Socken gehauen.

»Steuerfahndung, sagten Sie?«, quetschte er zwischen geschlossenen Lippen hervor.

»Genau«, bestätigte ich. »Achtung, unser Objekt bewegt sich.«

Ich habe keine Ahnung, ob man beim Beschatten den zu

Beschattenden zum Objekt degradiert. Aber es klang gut, weil irgendwie kernig, fand ich.

Lutz Sörensen begann jetzt in einem wahnwitzigen Tempo von Strandkorb zu Strandkorb weiter Richtung U-Boot zu huschen. Er war offenkundig hochgradig nervös, und dieses Mal hatte ich nicht die Absicht, ihn aus den Augen zu verlieren. Doch mit dem behäbigen Sonnyboy an meiner Seite, der rollenmäßig immer noch zwischen Agent und unwiderstehlichem Lover schwankte, gestaltete sich das zunehmend schwierig.

»Danke«, flüsterte ich also, was völlig unnötig war, denn Sörensen war bereits so weit weg, dass er mich garantiert nicht mehr hören konnte. »Ich komme jetzt allein zurecht.« Dann löste ich mich von dem verdutzten Hirsch und sprintete gazellengleich hinter meinem Opfer her. Wir liefen am U-Boot vorbei auf das menschenleere Naturschutzgebiet zu. So ein Mist, denn auf dem Gelände würde es mit dem unauffälligen Beschatten schwierig werden. Ich konnte mich ja schlecht hinter jede Düne schmeißen, sobald Sörensen Anstalten machte, sich umzudrehen.

Jetzt kam uns vom Wasser her ein Typ mit einem Dobermann entgegen. Das Tier lief geradewegs auf Sörensen zu und begrüßte ihn stürmisch. Ich warf mich augenblicklich auf den Boden und suchte robbend hinter einem Büschel Strandhafer Deckung. Es war kein sicheres Versteck, aber besser als nichts. Von dort aus beobachtete ich, wie der etwa vierzigjährige Hundemann – Pferdeschwanz, verspiegelte Sonnenbrille, Dreitagebart – den rechten Arm anwinkelte und auf Sörensen, dessen Arm jetzt ebenfalls winkelte, zutrat. Die Männer sahen sich kernig in die Augen beziehungsweise in die Brille, verzogen dabei jedoch keine Miene, klatschten Hände und Arme gegeneinander, verhakelten kurz die Greiferchen ineinander und traten nach dieser Zeremonie wieder einen Schritt zurück. Es war eindeutig eine Begrüßung unter Waffenbrüdern, Stammesältesten, Clanchefs oder pubertierenden Jungs; testosteronhaltig bis zum Abwinken. Unter normalen Umständen hätte ich mir eins gegrinst. Hier nicht, denn irgendetwas ging von dem Dreitagebart aus, das äußerst bedrohlich wirkte. Jetzt wechselte ein Päckchen den

Besitzer. Sörensen redete schnell und aufgeregt auf den Älteren ein, während er es im Inneren seiner Bomberjacke verstaute. Dann deutete er hinter sich, genau in meine Richtung. Ich zog instinktiv den Kopf ein, was allerdings nicht viel nutzte, denn Hunde besitzen bekanntlich einen ausgeprägten Geruchssinn. Das blöde Vieh stand bellend vor mir, ehe ich mich unriech- oder unsichtbar hätte machen können.

»Hau ab«, knurrte ich unfreundlich, doch der Doofmann verstand offenbar weder Deutsch noch Mandarin, sondern nur Hündisch, denn er verharrte stur vor mir und kläffte unverdrossen weiter. Resigniert setzte ich mich auf, als die beiden Männer in meine Richtung schauten. Es war eindeutig taktisch unklug, sie platt wie eine Flunder empfangen zu müssen. Denn wenn die beiden Kerle nicht total dämlich waren, kamen sie in Bälde nachschauen, was der Fiffi hier so trieb. Sie waren nicht dämlich.

»Da ist sie!«, brüllte Sörensen völlig unnötigerweise, sobald er mich erblickt hatte. »Die ist mir den ganzen Weg über gefolgt. Ich hab sie nicht abschütteln können. Was wollen Sie von mir?«, fuhr er mich an. Seine Stimme kiekste.

Doch bevor ich etwas erwidern konnte, trat Pferdeschwanz neben Sörensen, musterte mich eingehend, grinste und schüttelte dann sacht den Kopf. Ich meinte, so etwas wie Spott und Verachtung in seinen dunklen braunen Augen erkennen zu können, was mich verwirrte. Doch nur, bis er den Mund aufmachte.

»Na, bist du schon schön feucht zwischen den Beinen, Süße? Stehst auf unseren Lutzi, mmh? Der macht dich so richtig heiß, was?« Ein leises Lachen begleitete seine Worte. »Ist ja auch ein knackiger Bursche und mit einer Stoßkraft gesegnet wie ein Stier. Da hörst du die Engel im Himmel trompeten. Aber jetzt hat er gerade mal keine Zeit für dich, verstehst du das, Süße?«

Mir fehlten die Worte, ich gebe es zu. Und wenn ich trotzdem versucht hätte, nur einen einzigen geraden Satz herauszubekommen, hätte ich vor Wut gestottert.

»Die Kleine ist scharf auf dich, mein Junge«, erklärte der Dreitagebart Sörensen jetzt in einem widerwärtig geduldigen Tonfall. »Das ist alles. Kein Grund zur Sorge.«

Es dauerte ein bisschen, bis ich begriff, dass mir dieser selbstgefällige aufgeblasene Wicht mit seiner Interpretation der Situation einen erstklassigen Ausweg bot, bei dem ich nicht mit platter Nase und etlichen gebrochenen Rippen die Kürzere zog. Es fiel mir wahrlich nicht leicht, aber nachdem ich mir das einmal klargemacht hatte, riss ich mich zusammen und warf Lutzi sicherheitshalber einen dermaßen schmachtenden Blick zu, dass Camilla vor Neid erblasst wäre. Doch Sörensen war entschieden nicht nach Richard zumute. Sein konturenloses Gesicht erhellte sich nicht etwa angesichts meiner Bemühungen, sondern verfinsterte sich noch einen Tick mehr. Und dann verscherzte er es sich auf ewig mit mir.

»Die geile alte Braut soll mich in Ruhe lassen«, greinte er in Richtung seines Kumpels.

Mich nahm er überhaupt nicht wahr, ich hätte auch ein Sack Lumpen sein können. Na warte, Bürschchen, wir sprechen uns noch, schwor ich mir in diesem Moment. Und zwar allein.

»Tut sie jetzt auch«, meinte Pferdeschwanz gönnerhaft. »Nicht wahr, Süße? Wir verstehen uns. Du verpisst dich und lässt Lutzi brav in Ruhe.« Er wandte sich an Sörensen. »Nun werd nicht gleich hysterisch, Kleiner. Du verdrehst den Weibern nun mal die Muschi. Das wissen wir doch.«

Es hörte sich an, als verkündete er ein ehernes Naturgesetz. Wie das, wonach der Apfel aufgrund der Schwerkraft immer und überall auf den Boden fällt, wenn man ihn in die Luft schmeißt. Eunuchen kamen mir in den Sinn. Kastraten, die man mit roher Gewalt und glühenden Zangen in diesen Zustand versetzt hatte.

»Aber die hatte einen Typen dabei«, nölte Sörensen. »Die war nicht allein.«

»Jetzt ist sie es aber«, fuhr ihn der Dreitagebart scharf an. Der Hund erstarrte, und wenn es ihm noch möglich gewesen wäre, hätte er bestimmt den Schwanz zwischen die Beine geklemmt. Wahrscheinlich wartete er auf den Tritt, der zu diesem Tonfall so unfehlbar gehörte wie das Amen in der Kirche. »Du hast nichts gesehen und nichts gehört, Mädchen, mmh?«

Er sagte es ganz freundlich, trotzdem verursachten mir seine

Worte eine Gänsehaut. Ich war schon immer der Meinung, dass Heldenmut zur falschen Zeit und am falschen Ort nichts weiter als Dummheit ist.

»Nein«, bestätigte ich daher folgsam. »Gar nichts.«

»Brav, Süße«, schnarrte er, legte mir zwei Finger unter das Kinn und hob es sanft hoch. »Du bist zwar nicht mehr ganz neu, aber wenn du dich nicht an unsere Abmachung hältst, wirst du erst richtig alt aussehen. Haben wir uns verstanden?«

»Ja«, krächzte ich.

Pferdeschwanz ließ mein Kinn los und blickte Sörensen an, als wollte er sagen: »So macht man das, Junge.«

Ohne ein weiteres Wort ließen sie mich sitzen, Sörensen entschwand Richtung Laboe, Pferdeschwanz legte noch einen Gassigang im Naturschutzgebiet ein. Und ihr Opfer? Hanna Hemlokk, Private Eye und Frau, spürte eine dermaßen ohnmächtige Wut in sich aufsteigen, dass ihr ganz heiß wurde. Ich wusste, wenn ich diesen mörderischen Hass nicht augenblicklich herausließ, würden dauerhafte Schäden zurückbleiben. Also trommelte ich wie von Sinnen auf den Sand ein, bis Hände und Arme lahm wurden und schmerzten, und grölte dabei in den Wind, dass sogar die Möwen respektvoll Abstand hielten. Anschließend zog ich mich aus und nahm ein eiskaltes Bad in der Ostsee. Ob das alles half, diese Demütigung jemals zu vergessen, wusste ich nicht. Einen Versuch war es jedoch allemal wert, sonst wäre ich implodiert.

Zu Hause nahm ich als Erstes ein ausgedehntes heißes Bad. Dann fing ich an zu essen: zwei Scheiben Tunfischsteak mit Kapern, Zwiebeln und Knoblauch in Tomatensoße, dazu ein selbst gebackenes Pfannenbrot, damit auch noch der letzte Rest Flüssigkeit aufgetunkt werden konnte, hinterher ein Schüsselchen Mascarponecreme, im Anschluss ein Tässchen Mokka – und danach sah die Welt wieder ein bisschen freundlicher aus. Nach einem ausgiebigen Spaziergang am See meldete ich mich zum nächsten Treffen für die »Feuer und Flamme«-Gruppe an. Man sollte sich schließlich nicht nur mit bekloppten Schönlingen und Dobermännern beschäftigen, die jemanden wie Pferdeschwanz am anderen Ende der Leine mit sich herumzerrten. Das ging unfehlbar aufs Gemüt. Dann kochte ich mir eine Kanne Earl Grey, setzte mich in meinen Schaukelstuhl und dachte nach.

Die beiden Schweinehunde konnten mich mal! Nein, das stimmte nicht. Sie hatten sich durch ihre widerliche Art eine echte Feindin geschaffen, die nicht lockerlassen würde. An diesem Abend schwor ich mir, jeden Stein umzudrehen, den die beiden berührt hatten, um herauszukriegen, worum es da ging. Denn dass da etwas nicht koscher war, hatte mir ihre Reaktion eindeutig verraten. Die Übergabe des Päckchens sprach ebenso dafür wie die unverhohlene Drohung von Pferdeschwanz zum Abschluss. Hätte er das nicht getan, wäre ich vielleicht friedlicher geblieben. So aber ... Und dabei war es mir völlig egal, ob dieser Sörensen nun geistesgestört war oder nicht. Ich würde ihn hetzen, bis er um Gnade winselte.

Als die Anspannung endlich von mir abfiel, klappten mir die Augen zu, und ich kroch ins Bett, um tief und traumlos durchzuschlafen. Und Simsalabim, am nächsten Morgen fühlte ich mich wieder fit, so fit, um erneut nach Laboe aufzubrechen und mir Sörensen vorzuknöpfen. Doch bevor ich losfuhr, setzte ich mich an meinen Arbeitstisch und schrieb minutiös nieder, was ich gestern beobachtet hatte. Den Zettel steckte ich in einen Umschlag, verklebte ihn und deponierte ihn gut sichtbar auf der Küchenzeile.

Dann rief ich Marga an, erzählte ihr, dass ich mitten in einem heiklen Einsatz steckte, und bat sie, die Polizei zu alarmieren und nach Laboe zu schicken, wenn sie bis mittags Punkt zwölf nichts von mir gehört hatte. Ich diktierte ihr die genaue Adresse, legte jedoch auf, bevor sie mir ins Gewissen reden konnte, ignorierte das daraufhin einsetzende Klingeln des Telefons, sprintete zum Haupthaus hoch und schmiss mich in meinen Wagen. Im Rückspiegel sah ich Marga – wütend mit den Armen fuchtelnd – aus der Haustür stürzen und hinter mir herbrüllen. Völlig auf Theo Keller fixiert war sie also doch noch nicht, was meine Laune augenblicklich hob. Trotzdem sorry, Schätzelchen, aber Lutzi-Butzi knöpfe ich mir allein vor, ohne dich und vor allen Dingen in Abwesenheit von Pferdeschwanz.

Nach meiner Einschätzung hatte ich in dieser Hinsicht gute

Chancen. Denn es war noch relativ früh am Morgen. Sörensen schlief entweder noch, frühstückte allein oder turtelte allenfalls mit einem Mädchen herum. Das würde ich eben nach Hause schicken, bevor ich loslegte. Dieses Mal parkte ich direkt vor dem Haus und hatte Glück. Als ich auf den Eingang zuging, kam mir ein Mieter entgegen und hielt mir zuvorkommend die Tür auf. Ich nickte ihm dankend zu und stürmte schwungvoll die Treppe hinauf. Ein Lift war schließlich nur etwas für alte Zausel und nichts für tatendurstige Privatdetektivinnen mittleren Alters auf Rachetrip.

Laut Türschild wohnte Lutz Sörensen allein in einem Apartment mit Seeblick, was ich für einen so jungen Mann äußerst nobel fand. Ob er reiche Eltern hatte? Oder vielleicht eine Gönnerin, die seinen blonden Haaren verfallen war? So eine toupierte und geliftete Witwe, die ihren Loverboy einmal in der Woche heimsuchte und dafür die Miete und die Kosten für den Schampus übernahm? Ihr Geld stammte natürlich von dem verstorbenen Gatten, der sein ganzes Leben fleißig in Sardinen gemacht hatte. Oder in Kunststofffasern. Jedenfalls musste es etwas total Unromantisches sein, sonst stimmte das Bild nicht. Erst als ich klingelte, fiel mir auf, dass ich mit diesen Hirngespinsten gefährlich nah an dem Gelaber von Pferdeschwanz, was mich und Sörensen betraf, entlangschrammte.

In der Wohnung regte sich nichts. Ich klingelte noch einmal. Endlich hörte ich ein gedämpftes ärgerliches Murren, dann wurde die Tür einen Spaltbreit geöffnet. Der Junge war wirklich vorsichtig.

»Wassis?« Er erkannte mich nicht. Seine hellen Augen waren verklebt und blickten verschlafen, die blonde Mähne war verwuselt. Er trug lediglich eine kurze Pyjamahose, sodass ich einen ausgiebigen Blick auf den durchtrainierten bronzefarbenen Oberkörper werfen konnte. Er war der aktuellen Mode entsprechend komplett haarlos.

»Ich bin's«, teilte ich ihm liebenswürdig mit. »Die geile Alte von gestern. Klingelt's bei Ihnen?«

Er starrte mich benommen an. Der Hellsten einer war das

Bürschchen entschieden nicht. Sicherheitshalber stellte ich den Fuß in die Tür.

»Sie?«, rutschte es ihm endlich nach gefühlten drei Stunden alarmiert heraus. Es war ein Augenblick, den ich genoss. Das Schwein hatte Angst ohne seinen großen Beschützer. Trali-trala!

»Ich«, bestätigte ich freundlich, zog den Fuß zurück, holte Schwung und schmiss mich mit aller Macht gegen die Tür. Sie knallte ihm ins Gesicht, er heulte auf, taumelte zurück, und ich trat ein. »Einen schönen guten Morgen allerseits«, sagte ich höflich. Er hatte Tränen in den Augen, und seine Nase blutete.

»Was wollen Sie?«, ächzte der Schönling entsetzt und betastete das lädierte Schmuckstück.

»Plaudern, Herzchen. Wir haben uns einiges zu erzählen, nicht?« Ich wartete nicht ab, bis er mich formvollendet hereinbat, sondern schubste ihn roh zur Seite und marschierte ins Wohnzimmer. Er folgte mir. »Ziehen Sie sich etwas an«, befahl ich. »Ich stehe nicht auf Hühnerbrüstchen.« Zugegeben, das war ein Schlag unter die Gürtellinie und völlig überflüssig, doch es tat einfach gut.

»Aber –«

»Nun mach schon, Junge. Ich hab nicht ewig Zeit, und unser Gesprächsbedarf ist hoch.«

Mann, war ich tough! Aber ich brauchte dieses Weichei nur zu sehen, und schon kam mir in den Sinn, was Marga immer sagte: In einer schönen Larve muss nicht unbedingt ein schöner Charakter stecken. Wie wahr, wie wahr. Lutz Sörensen war das lebende Beispiel für diese These.

Nach kurzem Zögern verschwand er im Nachbarzimmer, und ich postierte mich so, dass ich ihn im Auge behielt. Wenn der haarlose Knabe auf die Idee kam, Pferdeschwanz samt Hund herbeizurufen, würde ich ihm eigenhändig eine Schleife in die Eier binden. Er verhielt sich jedoch brav, und ich sah mich mit dem anderen Auge im Wohnzimmer um.

Es war groß, ziemlich groß sogar, und bot einen atemberaubenden Ausblick. Unter uns lag der Yachthafen, und die Oslofähre schob sich gerade in die Förde hinein. Das gewaltige Schiff schien so nah, dass man meinte, es fast berühren zu können. Toll. Auf dem Balkon standen mehrere Kübelpflanzen, ein schmiedeeiserner Tisch, vier Stühle und zwei Liegen. Am Fußende entdeckte ich einen Getränkekühler. Er war leer, trotzdem war ich sicher, dass der noch nie ein Prizzelwasser der billigen Sorte beherbergt hatte. Denn das Wohnzimmer wirkte nicht weniger geldgesättigt. Kein IKEA-Regal weit und breit, stattdessen Felle auf den Landhaus-Dielenbrettern, antike Schränke, in denen teure Gläser standen, und eine Musikanlage, bei der schon ein Lautsprecher mein Jahreseinkommen locker gesprengt hätte. An der Wand prangte ein Flachbildschirm, der jeden Kinobesuch überflüssig machte.

»Wer sind Sie? Was wollen Sie?«, dumpfte mein unfreiwilliger Gastgeber mich von hinten an. Er hatte sich T-Shirt und Hose übergezogen, für Socken hatte es nicht mehr gereicht. Dafür presste er ein leidlich sauberes Taschentuch auf sein Riechorgan.

»Der Catering-Service, bei dem Sie arbeiten, bezahlt Sie gut, nehme ich an«, eröffnete ich das Scharmützel und sah mich dabei demonstrativ in seiner geldtriefenden Hütte um.

»Wer sind Sie?«, fragte er noch einmal. Es klang jedoch zaghaft, und ich beschloss, darauf nicht einzugehen. So behält man die Oberhoheit. »Und das geht Sie überhaupt nichts an«, setzte er trotzig hinzu.

»Doch«, erwiderte ich energisch. »Also, bezahlt er Sie gut oder nicht?«

»Geht so«, maulte Sörensen. »Aber –«

»Das dachte ich mir«, unterbrach ich ihn. »Sonst könnten Sie sich das alles hier nicht leisten. Die Miete muss ja ganz ordentlich sein.«

»Nee, geht so.« Der Knabe war verbal eindeutig etwas eingeschränkt. Für knifflige Situationen schien das sein Standardspruch zu sein. Jetzt nahm er das Taschentuch von der Nase und besah es sich genauestens. Die Blutung hatte aufgehört. Schade. »Woher wissen Sie das mit dem Catering-Service? Wollen Sie uns mieten? Da müssen Sie sich an die Chefin wenden. Barbara Kleinke. Moment, ihre Karte habe ich hier. Es –«

»Will ich nicht«, sagte ich bestimmt.

Er schwieg und fing stattdessen an, mit den gut gewachsenen Zehen zu spielen.

»Was soll das jetzt alles? Was wollen Sie von mir?«, nölte er plötzlich. Das Bürschchen steckte zwar in einem ansehnlichen Körper, aber innen drin war es eindeutig nicht älter als zwölf. Gleich würde es nach seiner Mama oder Pferdeschwanz quaken, damit die den Mist wegschaufelten, den es angehäuft hatte.

»Auskunft will ich«, sagte ich wahrheitsgemäß.

»Ich weiß nichts«, kam es wie aus der Pistole geschossen, was ich äußerst aufschlussreich fand. Denn das war ein Spruch, der zu dem Zeitpunkt noch nicht hätte fallen dürfen. Daphne Merkenthals Übel-Täter war wahrhaftig nicht der Hellsten einer.

»Worüber wissen Sie nichts, Herr Sörensen?«, stellte ich die einzige Frage, die nach so einer vorauseilenden Antwort logisch war.

»Was?« Er reagierte wie ein kopfloses Huhn.

»Sie sagten, Sie wüssten nichts«, erklärte ich geduldig. »Ich hatte Sie jedoch noch gar nichts Konkretes gefragt. Deshalb frage ich mich nun, worüber Sie nichts zu wissen vorgeben.«

Er starrte mich an. War der Satz vielleicht ein wenig zu kompliziert für das so schön umkapselte Hirn? War er nicht.

»Scheiße!«, fluchte Sörensen lauthals und presste das Taschentuch auf die gerade Nase, weil sie wieder anfing zu bluten. Stress? Hoffentlich! »Ich bin eigentlich Student«, plapperte er plötzlich los. »Geografie und Sport.«

Ich nickte. Das erklärte einiges. Denn das waren bekanntlich beides Fächer, die wahrlich nicht zu den intellektuellen Leuchttürmen im Unibetrieb gehörten. Es erklärte allerdings nicht diese Wohnung und schon gar nicht den ellenlangen Anfahrtsweg zur Uni westlich der Kieler Förde. Ich kannte aus meinen seligen Studienzeiten niemanden, der freiwillig zwischen dem Ost- und dem Westufer Kiels hin- und hergependelt wäre. Und dieses schmucke Heim war noch ein ganzes Stück weiter entfernt. Es sei denn …

»Gehört die Bude Ihren Eltern?«, erkundigte ich mich.

»Nee.« Er straffte sich, Brust raus, Bauch rein. »Aber ich

möchte mich jetzt wirklich nicht länger mit Ihnen unterhalten. Bitte gehen Sie.«

»Nee«, erwiderte ich gemütlich. »Noch nicht. Erst beantworten Sie mir ein paar Fragen.«

»Sie sind gestern nicht hinter mir her gewesen, weil Sie mit mir ins Bett wollten, oder?« Es klang fast schüchtern.

Ich schüttelte den Kopf und verkniff mir den Satz, dass ich auf Männer stehe und nicht auf haarlose Bubis mit Milchgesicht und Spatzenhirn.

»Aha.« Er nahm es ratlos zur Kenntnis.

»Setzen Sie sich!«, herrschte ich ihn hartherzig an. Wer mich eine geile alte Braut nennt, hat, wie gesagt, auf ewig verschissen. Da konnte der Knabe auf Knien um Gnade betteln. »Wenn Sie kooperieren, geht's schneller.«

Er sank brav in den Fauteuil.

»Also«, begann ich und blieb bewusst stehen, um mir einen psychologischen Vorteil zu verschaffen, »mich interessiert als Erstes, was sich in dem Paket befand, das Ihr Kumpel Ihnen gestern am Strand zugesteckt hat. Dann möchte ich wissen, wie sich ein Student mit einem Nebenjob so eine Wohnung leisten kann. Und drittens fände ich es spannend zu erfahren, woher Sie Daphne Merkenthal kennen.«

»Oh Gott«, hauchte er und schlug die sehnigen Hände vors schöne Gesicht.

»Geht Ihnen das zu schnell? Sollen wir mit Merkenthal anfangen?«

»Ich kannte die Frau überhaupt nicht«, wimmerte er. »Ich habe sie auf Hollbakken das erste Mal in meinem Leben gesehen. Das schwöre ich. Das habe ich damals auch der Polizei gesagt. Es war ein Unfall, und es tut mir total leid.«

»Wie ist es passiert?«

»Wer hat Sie beauftragt? Die Familie, oder? Aber die irren sich. Die Bullen haben auf Unfall erkannt, und ich schwöre bei meiner Seele, dass das stimmt.«

Ich musterte ihn kalt. Seele, pffft! So etwas kannte der doch gar nicht. Hätte er auf seinen Adoniskörper geschworen, hätte ich ihm eher geglaubt.

»Ich rühre mich nicht vom Fleck, bis Sie meine Fragen beantwortet haben«, drohte ich. »Also?«

Er sah mich mit dem Blick eines waidwunden Rehs an, der mich seltsamerweise zu der Überzeugung brachte, dass der Junge zwar strunzdoof war, aber keineswegs geistesgestört. Ein durchgeknallter Liebhaber bizarrer Mordmethoden war Lutz Sörensen bestimmt nicht.

»Sie hatten alle schon etwas getrunken«, ergab er sich schließlich in sein Schicksal. »Die Stimmung war gut. Ausgelassen. Manchmal kippt sie nämlich auf solchen Feiern auch, aber in diesem Fall war das nicht abzusehen. Man amüsierte sich wirklich prächtig.« Er verstummte.

»Weiter!«, befahl ich ungnädig.

»Muss das sein?«, quengelte er.

»Ja!«

Er seufzte tief. »Na ja, also eine der Damen wollte noch ein Schlückchen Champagner trinken. Ich griff nach dem Säbel, weil keine Flasche mehr offen war. Außerdem lieben es die Leute, wenn das teure Zeugs herausspritzt. Es fühlt sich so lebendig an, hat mal wer zu mir gesagt. Und das stimmt ja auch irgendwie. Ich griff also nach dem Säbel und holte aus, denn ein bisschen Schwung braucht man schon dafür. Und da ist es dann passiert. Frau Merkenthal stand plötzlich da, ich habe sie nicht gesehen, das heißt, als ich sie sah, war es zu spät. Ich konnte den Schwung nicht mehr abbremsen. Es waren ja auch nur Sekundenbruchteile. Es war entsetzlich. Alle haben durcheinandergekreischt und -geschrien.«

»Waren Sie nüchtern?« Ich beobachtete ihn nachdenklich. Seit er offenbar meinte, dass Merkenthals Familie mich aus Kummer beauftragt hatte, war er merklich kooperativer geworden.

»Stocknüchtern. Wir dürfen bei der Arbeit nicht trinken. Da ist Frau Kleinke sehr streng. Wer die Regel bricht, fliegt auf der Stelle raus.«

Das hatte ich mir schon gedacht. Lallende Angestellte machten sich in keiner Firma gut. Außerdem hatte die Polizei bestimmt gleich am Tatort eine Blutprobe von Sörensen genommen.

»Und was geschah dann?«

»Ich habe versucht, die Blutung mit einem Handtuch und meinem Shirt zu stillen.« Sörensen warf mir einen bekümmerten Blick zu. »Aber es sprudelte einfach weiter aus ihrem Hals. Ich konnte doch nicht wissen, dass die Schlagseite des Säbels aufgeraut war. Das konnte ich doch nicht wissen. Normalerweise ist er völlig stumpf. Alle standen um uns herum und gafften. Ich hab nach einem Arzt gebrüllt. Den hat dann jemand geholt. Aber es dauerte lange, bis der kam. Als sie sie auf die Trage hoben, war sie schon tot. Es war ein Unfall, da können Sie alle fragen. Ein blöder, beschissener Unfall. Sagen Sie das der Familie und dass es mir leidtut. Sind Sie ihre Schwester?«

»Nein«, bekannte ich ehrlich.

Vom Hauptflur her erklangen gedämpfte Stimmen, und Sörensen wandte alarmiert den Kopf, sodass ich sein Profil studieren konnte. Er hätte sich als griechisch-römischer Gipskopf wunderbar gemacht. Die Stimmen wurden leiser. Treuherzig sah er mich an.

»Manchmal kann ich nachts nicht schlafen, weil mich die Bilder einfach nicht loslassen. Wie sie so daliegt, und alles ist voller Blut! Und niemand tut etwas.«

»Das muss schlimm gewesen sein«, stimmte ich ihm zu.

»Und wie!«, versicherte er eifrig. Wahrscheinlich hoffte der Junge, mich durch seine gefühlvolle Schilderung von Merkenthals Tod milde zu stimmen. Tat er aber nicht. Irgendetwas stimmte nämlich nicht. Ich hörte ganz deutlich einen falschen Ton heraus, wusste aber in diesem Moment nicht, wie ich den Mann weiter in die Enge treiben sollte. Doch!

»Das Päckchen, das Ihr Kumpel Ihnen gestern gab«, sagte ich laut und deutlich auf gut Glück, »was war da drin?«

»Nein!«, stieß er hastig hervor und machte mir das Vergnügen, unter seiner goldfarbenen Sonnenbräune blass zu werden.

»Was nein?«, fragte ich.

»Dazu sage ich nichts.«

»Kann ich verstehen«, meinte ich lässig. »Weil du eine Scheißangst vor deinem Kumpel hast, nicht? Der wirkte auch nicht gerade wie der nette Nachbar von nebenan. Was macht er denn, wenn er sauer ist? Finger brechen? Den Arm auskugeln? Oder hetzt er den Hund auf dich?«

Sörensen fing an, seine Unterlippe mit seinen schönen weißen ebenmäßigen Zähnen zu benagen. Das hatte er beim Thema Daphne nicht getan.

»Lippenzerbeißen und Nägelkauen helfen nicht«, klärte ich ihn im milden Ton einer älteren Tante auf.

»Ach Scheiße«, blubberte das Herzchen. Es klang richtig schön ängstlich. Außerdem schwitzte er jetzt, stellte ich fest. Und endlich, endlich kam mir ein Verdacht.

»Spucken Sie es aus, Herr Sörensen, auch wenn ich mir denken kann, was drin war. Ich will es aus Ihrem Mund hören. Vorher gehe ich nicht.«

»Nein. Ich sage nichts«, wiederholte er mit flacher Stimme. »Sie kennen Roman nicht. Der ist imstande und ... ach Scheiße!«

»Sie wiederholen sich«, meinte ich tadelnd und verschränkte drohend die Arme vor der Brust.

Doch er schüttelte den Kopf und presste die Lippen zusammen wie ein Kind, das sich kein Wort mehr entlocken lassen will.

»Gut, wie Sie meinen«, sagte ich ruhig und lächelte ihn an wie ein Barrakuda, der sich auf einen besonders saftigen Happen freut. »Dann öffne ich uns beiden doch mal eben kurz die Äuglein. Ihr Kumpel Roman ist ein Dealer und versorgt Sie mit Drogen, richtig?«

SIEBEN

»*Mein Gott, es war doch nichts weiter als ein One-Night-Stand, Camilla!*«

In einer Geste tiefer Resignation breitete Richard die Arme aus. Sein maskulin-zerfurchtes Gesicht, in dem sie einst jedes Grübchen, jede Falte inniglich geliebt hatte, wirkte angespannt und war totenbleich. Camilla betrachtete ihren Mann kühl.

»*Es war nichts Ernstes. Glaube mir doch, Liebes*«, *versicherte er jetzt mit Nachdruck. In seiner Stimme hörte sie die ehrliche Verzweiflung, doch tief, ganz tief in ihrem Inneren, war etwas zu Eis erstarrt.*

»*Weil es zwischen Ramona und mir niemals um Liebe ging*«, tippte Vivian und fand den Satz kolossal altbacken und hölzern. Egal.

»*Es ging immer nur um —*«

— Triebe, schrieb Hanna schwungvoll, seufzte vernehmbar und löschte das Wort wieder. Denn in einem Schmalzheimer, der seinen Namen verdient, treibt man es nicht. Mit nichts und niemandem. Da betet der Mann aller Männer die Frau seiner Träume an, küsst sie am Ende der vierten Seite oder nach zwölftausend Anschlägen voller Leidenschaft und Hingabe, und das war's dann. Ende. Aus. Vorbei.

Und nun dies. Richard, der Held aller Helden, ging fremd! Das allein war schon der Hammer. Aber jetzt behauptete dieser Lüstling auch noch, es gäbe Triebe ganz ohne Liebe, was konsequenterweise auf puren Sex hinauslief. Nicht doch! So etwas Schauderhaftes kommt in Camillas Kosmos nicht vor, undenkbar, und in dem der Muttis daheim auf dem Sofa vor den gepilcherten Fernsehgeräten auch nicht.

Oder vielleicht doch?, überlegte Hanna aufmüpfig. War es denn wirklich so, dass es für Frauen ohne Gefühl einfach nicht ging? Woran auch immer das lag: Erziehung?, Kultur?, Biologie?, um die üblichen Verdächtigen ins Feld zu führen.

Für viele war es sicher so, schätzte ich. Aber bestimmt nicht für alle. Mit Thomas war das bei mir schließlich auch so ein Mittelding gewesen. Dr. Thomas Breitschedt — er gehörte mittlerweile bekanntermaßen der Vergangenheit an – hatte ich zwar sehr gemocht, das schon, aber geliebt ... nein, das hatte ich ihn nicht. Und trotzdem hatte ich die Stunden mit ihm im Bett ausgiebig genossen. Der Mann war da ein echtes Naturtalent gewesen. In anderer Hinsicht hatte es ihm dagegen herbe gemangelt. Aber das war, wie gesagt, Schnee von gestern.

Ich biss herzhaft in eine Brötchenhälfte, die ich dick mit einem umwerfenden Schlehengelee bestrichen hatte. Das Rezept war neu, und ich fand das Ergebnis wunderbar. Was allerdings nichts mit meinen beiden Schnückelchen Richard und Camilla zu tun hatte, die Vivian natürlich trotz entfleuchter Agentin aus ihrem Saft-und-Trieb-Dilemma rausschreiben musste, denn irgendwie würde es mit den Sülzheimern schon weitergehen. Also, LaRoche, altes Haus, lass dir gefälligst etwas einfallen. Und Vivian gehorchte.

»*Denk doch daran, wie sehr wir uns einst geliebt haben, Camilla. Verstoße mich nicht. Ich bitte dich*«, flehte der umtriebige Gatte seine Liebste mit tränenverschleiertem Blick und gepresster Stimme an. Nö, dachte Camilla, die Holde. Also, sie dachte eigentlich etwas wortgewaltiger und sentimentaler, aber wir können den Vorgang hier abkürzen. Wichtig an dieser Stelle ist nur, dass das Verzeihen später kam, denn es fehlten noch achttausend Anschläge. »*Wortlos schaute er sie an. In seinen grauen Augen stand ein Schmerz, der ihr unendlich wehtat. Doch dann drehte er sich um und ging mit schweren Schritten auf die Gartenpforte zu.*«

Und just als Vivian die schwer gebeutelte Camilla ein herzzerreißendes »*Richard, nein!*« ausstoßen lassen wollte, klingelte Hannas Telefon.

»Hemlokk«, meldete ich mich ungnädig. Ich schätze es nicht, wenn man mir mitten in die Romanze siebt. Das reißt mich komplett raus; zumindest in dieser Hinsicht unterscheidet sich das Schmalzheimer-Gewerbe nicht einen Deut vom Schreiben eines literaturpreisverdächtigen Romans.

»Julia Schiebrecht. Ich grüße Sie, Frau Hemlokk«, zwitscherte eine jugendliche Stimme in mein Ohr. »Ich bin Ihre neue Agentin.«

»Ach«, sagte ich verdattert.

Das war nicht eben viel und auch nicht höflich, aber ich brauche immer eine ganze Weile, um mich aus Richard und Camillas Welt zu lösen und wieder in der realen anzukommen. Schiebrecht verstand meine verhaltene Reaktion jedoch falsch, nämlich als zweifelnde Zurückhaltung ihr gegenüber, und legte ohne Punkt und Komma mit dem los, was sie sich alles Wunderbares vorgenommen hatte. Um es auch in diesem Fall kurz zu machen: Es lief darauf hinaus, dass der Frauenzeitschriften-Markt und besonders das Schmalzheimer-Gewerbe komplett anders sein würden, sobald sie mit all ihren Maßnahmen Erfolg hatte. Würde sie aber todsicher nicht haben. Ich als alte Fahrensfrau in Sachen Leid, Lust und Liebe wusste das natürlich ganz genau. Trotzdem fand ich ihren jugendlichen Elan zupackend und herzerfrischend. Eine Schlaftablette als Agentin konnte ich mir nicht leisten. Dann sollte mir doch lieber um weit nach Mitternacht der Griffel vor Erschöpfung aus der Hand fallen, weil ich mein Tagessoll von drei bis sechs Geschichten noch nicht erfüllt hatte.

»Könnten Sie sich also vorstellen, dass wir zusammenkommen, Frau Hemlokk?« Plötzlich klang das Mädel gar nicht mehr wie eine fleischgewordene Powerfrau, sondern nur noch wie ein ... Mädel halt. Das sich viel vorgenommen hatte und nun ein wenig unter Muffensausen litt.

»Doch. Ja«, entgegnete ich daher mit kräftiger Stimme. Von mir aus konnten wir loslegen.

»Prima!«, jauchzte sie. »Sie seien eine ihrer zuverlässigsten Kräfte, sagte mir Frau Wohlmeier. ›Wenn Sie Hanna Hemlokk überzeugen können zu bleiben, haben Sie gewonnen.‹«

Es war ein bisschen dicke, zugegeben, trotzdem fühlte ich mich gebauchpinselt. Als Tränenfee wird man bekanntlich nicht gerade mit Komplimenten überschüttet. Soll heißen, wenn mal eines vom Himmel fällt, saugt es die darbende Romanzenqueen auf wie ein furztrockener Schwamm. Wir palaverten noch eine ganze Weile hin und her, denn es sollte ja auch das Menschliche bei so einer Zusammenarbeit ansatzweise stimmen, und als ich auflegte, hatte ich ein ganz passables Gefühl, was unsere gemeinsame Zukunft betraf.

Es war sogar dermaßen passabel, dass ich Camilla und Richard umgehend in die Warteschleife schickte und stattdessen »Privatdetektiv« und »Zulassung« googelte. Danach ging es mir noch besser, denn um mich Privatdetektivin schimpfen zu können, benötigte ich weder eine Lizenz noch eine Ausbildung. Lediglich zum Rathaus musste ich irgendwann pilgern, um mein Gewerbe anzumelden. Das war alles.

Tja, wer nichts wird, wird eben Wirt, ließ sich plötzlich wie aus dem Nichts die Stimme meiner Mutter vernehmen. Oder Private Eye ergänzte ich bissig, weil jäh aus meinen Phantasien gerissen.

Sag's ruhig, Mutti. Aber sie schwieg, und ich klappte schwungvoll den Laptop zu, im Geiste bereits eine überaus seriöse Visitenkarte entwerfend. Gut, ich hatte es bei der Beschattung von Lutz Sörensen mit dem Buch versemmelt – es falsch herum zu halten war wirklich ein grober Schnitzer gewesen. Doch dafür hatte ich tags darauf aus Lutzi, dem Beau, herausgeholt, was herauszuholen war. Und zwar äußerst gekonnt und keineswegs wie ein x-beliebiger Wald- und Wiesenplattfuß.

Sörensen hatte sich zunächst gewunden wie ein Aal, nachdem ich ihm das mit den Drogen auf den Kopf zugesagt hatte. Quatsch, kompletter Blödsinn, Unsinn hoch drei, niemals, wiederholte er immer wieder. Er sei sauber und würde so etwas nie tun. Dabei hatte er jedoch geschwitzt wie ein Schwein. Und außerdem flunkerte er nicht sehr geschickt, sondern blickte mir bei jeder Lüge direkt in die Augen. Ein Anfängerfehler, der mir nicht mehr passieren würde. Zuletzt hatte ich ihm mit der Polizei gedroht, und da war er dann erst richtig aufmüpfig geworden.

Bitte sehr, hatte er hämisch gesagt, tun Sie es doch. Die können mir nämlich gar nichts. Dieser Roman sei zwar sein Lieferant, wie ich es mir schon gedacht hätte, aber in dem Päckchen seien ausschließlich Legal Highs gewesen. Legal, betonte er und sprach das Wort Deutsch aus, also nicht strafbar! Ich nickte mit ernstem Gesicht, verstand jedoch keinen Ton und hoffte inständig, dass das Jüngelchen einfach weitersprach. Was es auch tat, als die Dämme einmal gebrochen waren.

Er benötige das Zeugs keineswegs für sich selbst, teilte er mir lebhaft mit, denn er schnupfe nur hin und wieder ein wenig, aber er tue dies nicht regelmäßig! Nein, die Drogen seien für die Veranstaltungen gewesen, auf denen er als Caterer arbeite. Alk reiche vielen Leuten heutzutage ja schon lange nicht mehr aus, um so richtig Party zu machen, klärte er mich im blasierten Tonfall eines vermeintlichen Mannes von Welt auf, viele wollten und bräuchten einen schärferen, geileren Kick, damit die Post so richtig abgehe. Legal Highs seien dafür einfach ideal – für alle Beteiligten. Denn sie wirkten richtig toll, also absolut berauschend und leistungssteigernd und seien zudem eben *total* legal. Gut, okay, *Spice* hätten ein paar übereifrige Oberbesorgte 2009 verboten, aber von diesem Schlag habe sich die Szene blitzschnell wieder erholt.

Lutzi fand die Sehnsucht nach einem wilden synthetischen Teilzeitleben offenbar völlig verständlich bei dem gähnend langweiligen Dasein, das die meisten Leute ab vierzig führten: Job, Rasenmähen, Fernsehen und als Höhepunkt der Ausflug ins Netz auf die Seiten, die zeigten, was man sich selbst nicht traute. Dafür aber jeden Freitag mit der Monatskarte ins Fitnessstudio und jeden Sonntag mit den Kindern zur Oma wegen der Klöße mit Schweinebraten. So ähnlich drückte er sich mit der geballten Arroganz seiner dreiundzwanzig Jahre aus.

Ich hatte nicht widersprochen, weil es sich nicht lohnte, sondern hatte mir stattdessen so meine Gedanken gemacht. Aus dieser Quelle stammte also zweifellos die Finanzierung der teuren Wohnung, denn mit dieser Art von Zwischenhandel scheffelte Sörensen bestimmt ordentlich Kohle. Als ich ihn direkt danach fragte, stritt er es nicht ab. Im Gegenteil, ich hatte eher den Eindruck, dass er sich für ein überaus cleveres Bürschchen hielt und alle anderen, die ihr Geld ehrlich verdienten, für bedauernswerte Deppen. Ob seine Chefin, diese Frau Kleinke, über seinen Nebenerwerb auf dem Laufenden sei, wollte ich wissen.

Er zögerte, gestand dann aber, dass das offiziell nicht der Fall sei, er jedoch vermutete, dass sie wiederum vermutete ... und beide Augen feste zudrückte. Schließlich buchten die Leute ihre Firma und besonders ihn immer wieder, und das sei gut fürs Geschäft. Außerdem trage er ganz allein das Risiko. Die Kleinke wasche ihre Hände doch in Unschuld, wenn die Sache platze; also was, bitte schön, wolle die Dame mehr?

Ein sauberes Geschäft und ein gutes Gewissen vielleicht? Ich behielt diesen uneinträglichen Gedanken jedoch für mich. Lutz Sörensen gehörte offensichtlich zu der Sorte Mensch, für die der Begriff »moralische Skrupel« erst dann einen Sinn bekam, wenn jemand in einem voll besetzten Kindergarten eine Bombe mit Giftgas platzierte. Davor war so ziemlich alles erlaubt, wenn es denn Geld brachte. Materialistendenke ohne jeden verbrämenden Schnickschnack. Mich wunderte das nicht allzu sehr. Wenn so viele Leute wie heute nur noch in Breiter-Länger-Dicker-und-Mehr-Kategorien denken, dann ist es doch klar, dass die Welt zunehmend von solchen Lutzis wie diesem hier bevölkert wird. Und wer war mir in diesem Moment prompt eingefallen? Natürlich mein frisch infizierter Freund Harry mit seinem chinesischen Geschwafel.

Ob Legal Highs auch auf Hollbakken eine Rolle gespielt hätten, wollte ich von Sörensen wissen. Sicher, grinste er. Man sei dort ganz heiß darauf gewesen und hätte sich das Zeugs eingeworfen und geraucht, was der Vorrat hergab. Er habe schon Angst gehabt, es könnte nicht reichen.

Ich wandte ein, dass Daphne Merkenthal doch sicher obduziert worden sei, aber soweit mir bekannt sei, habe man in ihrem Körper keine Drogen gefunden. Davon hätte Gravenstein mir erzählt.

In Lutzis hübschen Köpfchen drehten sich knirschend die Räder. Wo ich das denn gehört hätte, und wer ich verdammt noch mal eigentlich sei, wollte er plötzlich erneut wissen.

Ich ließ ihn jedoch weiter im Unklaren und wiederholte meine Frage stattdessen in scharfem Ton. Nein, sagte Sörensen daraufhin, die Merkenthal habe sich wohl tatsächlich nichts reingezogen, soweit er wisse. Und eine andere Frau auch nicht, weil der Drogen nicht geheuer gewesen seien. Helles Kind, hatte ich im Stillen gedacht, während Lutzi sichtbar der gegenteiligen Ansicht gewesen war.

Danach hatten wir uns eine ganze Weile Kräfte messend wie zwei Westernhelden angestarrt, bis Sörensen das unangenehme Schweigen brach, indem er mir im Tonfall eines trotzigen Kleinkindes mitteilte, dass ich ihm überhaupt nichts anhaben könne, weil er schließlich nur Designerdrogen, wie man die Legal Highs auch nennen würde, zur Verfügung gestellt habe. Es klang ein bisschen wie das Pfeifen im finsteren Walde. Ich hatte ihn mit einem Lächeln bedacht, das ihm die Hirnzellen vereiste, und mit Stahl in der Stimme erwidert, dass ich ihm möglicherweise wirklich nichts tun könne, dass ich jedoch als verantwortungsbewusste Staatsbürgerin der Polizei auf jeden Fall einen Tipp geben würde, damit die wisse, was unter ihren Augen geschah.

Tatsächlich machte mir Sörensen daraufhin das Vergnügen und begann rötlich zu schimmern. Sieh an. Ob es vielleicht nicht bei den Designerdrogen geblieben war? Hatten da vielleicht auch Marihuana, Kokain, Heroin, Ecstasy – die Aufzählung ließe sich problemlos beliebig verlängern – eine Rolle gespielt? Dieses Zeugs war keineswegs legal und würde auch Sörensens anfängliche strikte Weigerung erklären, mit mir überhaupt darüber zu sprechen.

Dann hatte er angefangen, Unzusammenhängendes über Roman Pferdeschwanz zu stammeln, der ihn todsicher umbringen würde, wenn der erführe, dass er geredet hatte. Mich juckte das herzlich wenig, um ehrlich zu sein. Es blieb dabei – mit der geilen Alten hatte er bei mir sämtliche Sympathien auf Lebenszeit verspielt.

Doch dann kam Lutzi plötzlich eine Erleuchtung, so hell wie der Abendstern am dunklen Firmament. Mich würde sich sein Kumpel natürlich gleich anschließend vornehmen, wenn ich redete, hatte er mir zum Abschied mit unverhohlener Befriedigung in der Stimme mitgeteilt. Und nur so als Tipp ganz nebenbei, Roman neige ein bisschen zur Grausamkeit; gerade als Frau sollte ich da verdammt vorsichtig sein.

Ich hatte das leicht beunruhigt vernommen, weil ich dem Jungen aufs Wort glaubte. Dieser Roman mit seiner vierbeinigen Beißmaschine war demnach ein Brutalo, der andere Leute zusammenschlug, als handele es sich dabei lediglich um das Öffnen einer Dose Ravioli.

Doch jetzt in meiner heimeligen Villa verdrängte ich die Warnung und speicherte sie ganz hinten in meinem Hirn ab. Tja, das hätte ich nicht machen sollen, aber später ist man immer klüger, n'est-ce pas? Jedenfalls hätte das meine Mutter in diesem Fall gesagt. Und manchmal haben auch Mütter einfach recht.

Nach dem Mittagessen – ich war zu Inge Schiefer gepilgert, hatte mir im Gasthaus einen riesigen Teller Rübenmus einverleibt und schlenderte nun beschwingt von dem einen Bier heimwärts – überlegte ich kurz, ob ich Gravenstein einen Zwischenbericht geben sollte. Ich entschied mich jedoch dagegen. Denn erstens hatte ich zum gegenwärtigen Zeitpunkt der Ermittlungen noch nicht allzu viel zu bieten, und zweitens beabsichtigte ich, in Kürze nach Berlin zu fahren, um mit der FKK-Firmenleitung zu sprechen. Ich hatte zwar null Ahnung, ob mir das in irgendeiner Form weiterhelfen würde, doch die Detektei Hemlokk sollte schließlich für ihre Gründlichkeit in die Annalen der Geschichte eingehen und nicht für ihre Versäumnisse und Schlampereien.

Als ich mit meinen Überlegungen so weit gekommen war, fand ich mich vor dem Haus der Wiehles wieder. Es lag bestimmt an dem mittäglichen Bier, aber um ein Haar hätte ich Gustav entführt und heimgeholt: vom Garten aus mit martialischem Geheul ins Haus durchgebrochen, meinen Sonnenschein samt Kiste geschnappt, und ehe Marianne und Oskar noch »Halt, wer da?« brüllen konnten, mit meinem Kröterich schon ab über alle Berge.

Sozusagen, denn Bokau nennt keinen einzigen Hügel sein Eigen, und der Plan war natürlich sowieso Quatsch. Ich brach nirgendwo ein, wenn die Gefahr bestand, dass man mich erwischte. Oder wenn der Hausherr eine Waffe besaß, wie Karsten Dröhse vermutete. Stattdessen pilgerte ich nach einem finsteren Blick auf die Wiehle'sche Haustür über die Straße und klingelte bei den Perlers, um Dröhses nebulösen Andeutungen nachzugehen und mit Klaus und Monika ein unverbindliches Schwätzchen über ihre Nachbarn zu halten. Doch ich hatte

Pech. Er starrte mich zunächst nur stumm an, als ich meine Bitte um ein Gespräch höflich vorbrachte, sie bekam ich gar nicht zu Gesicht. Dann knallte er mir die Tür vor der Nase zu, nachdem er etwas wie »Kein Interesse, ist vorbei« genuschelt hatte, und ließ mich mit verdutzter Miene stehen. Bitte, dann eben nicht. Ich würde auch auf andere Art und Weise herauskriegen, worum es bei dem Streit zwischen den verfeindeten Nachbarn gegangen war. Ein Private Eye von meinem Kaliber hatte selbstredend mehrere Quellen in der Hinterhand!

Ich trollte mich, legte mich zu Hause für zwei Stunden aufs Ohr und erwachte als Belohnung für so viel Vernunft voller Tatendrang. Doch um jetzt noch zur FKK-Zentrale nach Berlin zu fahren, war es bereits zu spät. Aber um die Wiehle'sche Pistole konnte ich mich noch kümmern, überlegte ich, denn ich fand, ich sollte schon wissen, ob der Mann nun eine Schusswaffe besaß oder nicht. So für alle Fälle. Außerdem warf das im Bulettenfall ein grelles Licht auf den Grad seiner Ängste, und außerdem benötigte ich die Information natürlich, wenn es um die Befreiung Gustavs ging. Denn ein Ballermann-Erpresser ist nun einmal anders einzuschätzen als ein Pazifisten-Exemplar.

Eine ganze Weile dachte ich verschärft nach. Knarren kaufte man normalerweise nicht beim Bäcker (»Zwei Strandknacker und eine Pumpgun, bitte.«). Doch Oskar Wiehle war ein Mann, der zweifellos den direkten Weg ging. Und bei uns in der Gegend hatte vor nicht allzu langer Zeit ein Büchsenmacher seine Werkstatt eröffnet. Der fertigte zwar Jagdgewehre an, und Wiehle hatte sich bestimmt gleich für ein handlicheres Schießgerät interessiert, aber gefragt hatte er dort mit ziemlicher Sicherheit, vermutete ich. Denn ich ging davon aus, dass er wie jeder Normalbürger keine Kontakte zur Unterwelt besaß, sodass er nicht einfach jemanden auf dem Kiez anrufen konnte, um sich eine Knarre zu besorgen.

Und tatsächlich, ich hatte richtig geraten. Der Büchsenmacher bestätigte, wenn auch nur ungern, dass Wiehle bei ihm vorbeigeschaut hatte, versicherte jedoch aufs Heftigste, dass der Mann von ihm selbstverständlich keine Waffe bekommen habe. Wiehle hatte es seinem Charakter entsprechend sowohl mit

Bestechung als auch mit Betteln und zuletzt Drohen versucht, aber der Flintenspezialist war hart geblieben und hatte Oskar schließlich unsanft an die Luft gesetzt. Er hielt ihn allerdings für einen ungefährlichen Spinner. Deshalb hatte er die Polizei nicht informiert.

Ich war mir da nicht so sicher. Völlig harmlos war der bullige Exberliner bestimmt nicht; und einen Kerl mit einer Wumme sollte man tunlichst anders angehen als einen älteren Herrn mit silbergrauem Haar, Bäuchlein, Bluthochdruck und Wabbelfäusten.

Deshalb stoppte ich auf dem Rückweg entschlossen zum zweiten Mal an diesem Tag vor dem Haus des vermutlichen Pistoleros. Es gab nur einen unaufwendigen Weg, um an die Information heranzukommen, die ich haben wollte: ihn selbst zu befragen. Und es klappte.

Wiehle zierte sich zwar kurz und erging sich ausgiebig in wüsten Beschimpfungen über den Büchsenmacher (»Ein Arschloch und ein Umstandskrämer mit seinen gesammelten Vorschriften!«), dann jedoch siegte der jungenhafte Stolz. Meine Information sei zutreffend, teilte er mir in gestelztem Tonfall mit, er besitze tatsächlich eine Waffe, eine alte solide Walther P1. Die habe er sich vor mehreren Wochen zu seinem Schutz besorgt, illegal natürlich, denn er beantrage doch keinen Waffenschein. Das dauere viel zu lange und sei viel zu kompliziert. Ich wusste, was er tatsächlich meinte: Er hätte den Schein natürlich nie im Leben gekriegt. Denn wenn popelige Nachbarschaftsstreitigkeiten als Grund bereits ausreichen würden, um an so eine Genehmigung heranzukommen, dann würden wir binnen kürzester Zeit in einer bis an die Zähne bewaffneten Republik leben – ein Mann, ein Schuss oder besser gleich mehrere sozusagen. Gruselig.

Wer ihn verpfiffen habe, wollte Wiehle anschließend von mir wissen und tippte auf den Büchsenmacher, der ihm gleich komisch gekommen sei und ihn mit irgendwelchen jagdlichen Weisheiten (»Der Lauf schießt und der Schaft trifft.«) genervt habe, anstatt ihm ohne viel Trara die gewünschte Kleinkanone zu verkaufen.

Ich klärte ihn darüber auf, dass eine seriöse Detektei wie die meine ihre Informanten schütze und sie keinesfalls preisgäbe, was er mit einem verächtlichen »Was'n det für'n jeschwollenes Jelaber« kommentierte. Wir schieden in herzlicher Abneigung.

Immerhin hatte ich die Information, die ich von ihm wollte; er erinnerte mich allerdings noch einmal nachdrücklich daran, dass er Gustav keinesfalls herausrücken würde, bevor ich seinen Fall nicht aufgeklärt hätte. Ja, ja. Von mir aus konnte man den Knaben mit Gräten spicken, so viel, so bald und so oft einer den diesbezüglichen Wunsch verspürte. Ich hätte nur schrecklich gern meinen Kröterich wiedergehabt. Also weiter im Ermittlungstext, Hemlokk. Aber wie?

Ich wälzte dieses Problem in meinen grauen Zellen, während ich nach Hause tuckerte. Marga kam mir in den Sinn. Sie lebte schon länger in Bokau als ich. Vielleicht wusste sie ja etwas darüber, was damals zwischen den Wiehles und den Perlers vorgefallen war. Einen Versuch war es allemal wert, befand ich, auch wenn meine Freundin mich in letzter Zeit kaum noch zu kennen schien, weil sie komplett in Richtung Theo Keller orientiert war. Ich wendete den Wagen und fuhr nach Schönberg, um dort entgegen allen diätischen Überlegungen zwei Flaschen Merlot, ein ordentliches Stück Roquefort sowie vier saftige Birnen mit Geschmack zu erstehen. Das heißt, ich hoffte, dass die vier zu dieser Sorte gehörten, denn ein Blauschimmelkäse mit bretthartem, nach Pappe schmeckendem Obst würde den ganzen Abend versauen und, was noch wichtiger war, als Friedensgabe nur in äußerst beschränktem Maße wirken.

Marga war zu Hause und begrüßte mich zu meiner Überraschung so enthusiastisch wie früher, als sie mit den Gedanken noch nicht pausenlos bei ihrem Lover weilte. Sie nahm mich sogar in den Arm und drückte mich fest, während ich die Einkaufstüte mit einem beherzten Wurf auf den Tisch in Sicherheit brachte.

»Setz dich, Schätzelchen«, forderte sie mich auf. »Was gibt's Neues? Ich nehme nicht an, dass du mir jetzt vielleicht netterweise erzählen willst, weshalb ich vorgestern die Bullen rufen sollte, wenn du dich bis zwölf nicht gemeldet hättest. Aber ich habe mir nur ein bisschen Sorgen gemacht, du warst ja schon um Viertel vor wieder da. Und es ist natürlich dein Fall. Also, wechseln wir das Thema: Wann kommen sie? Ich hab's vergessen.«

»Wer?«, fragte ich irritiert, während ich das Sofa frei schaufelte. Bei Marga war es nie perfekt aufgeräumt, sondern ging es chaotisch-gemütlich zu.

»Na, Mutter und Vater Hemlokk natürlich. Deine Eltern, Schätzelchen. Die wollten dich besuchen. Schon verdrängt?«, setzte sie spitz hinzu.

Ach Gott, ja. Klar hatte ich die letzten Tage nicht mehr an sie gedacht.

»Nein, natürlich nicht«, versicherte ich trotzdem, ganz tugendhafte Tochter. Marga nahm mir das jedoch nicht ab; das merkte ich daran, wie sie schweigend, aber mit einer Miene, die ihre Missbilligung deutlich zum Ausdruck brachte, nach dem Korkenzieher angelte und die Flasche mit einem satten Plopp öffnete. Dies war bestimmt nicht die Vier-Sterne-Methode, aber es war ein schönes Geräusch. Sie schenkte uns ein, reichlich, versteht sich, und wir tranken den ersten Schluck. Er war passabel.

»Also, wo gehst du mit ihnen hin, Schätzelchen? Es sollte ja schon etwas hermachen und nicht so eine Bumsbude sein, in der es nach Frittenfett stinkt und die Tischdecken senkrecht stehen, wenn man sie nur lässt.«

Marga neigt zu deutlichen Worten, erwähnte ich das bereits?

»Ich dachte, ich suche so etwas Mittelpreisiges aus«, schlug ich lahm vor. »Wo man beim Essen aufs Wasser gucken kann. Das sorgt gleich für Gesprächsstoff.«

»Oha«, meinte meine Freundin mitleidig. »Das klingt aber gar nicht gut.«

»Ich grusele mich ein bisschen«, gestand ich. »Weil ich immer wieder dieselbe Leier zu hören kriege. Meine Mutter redet, mein Vater schweigt, und ich will mein Leben so leben, wie ich es will.«

Marga beäugte mich nachdenklich, bevor sie langsam sagte: »Du bist ... wie alt, Schätzelchen?«

»Neununddreißigeinhalb.«

»Dann tu's doch einfach. Niemand hindert dich ernsthaft daran.« Peng. Das saß. Ich nahm noch einen Schluck Wein. »Mach endlich den Mund auf, sag deiner Mama, was Sache ist, und hinterher seid ihr die besten Freundinnen.«

»Quatsch mit Soße«, hörte ich mich fauchen. Die Wendung, die dieses Gespräch nahm, behagte mir gar nicht. »Du kennst meine Mutter nicht. Mit der kann man nicht mal so eben reden. Die kommt gleich mit einer ihrer Weisheiten und dieser verdammten Dorle Bruhaupt. Ich hasse alle beide!«

»Du bist erwachsen, Schätzelchen«, gab Marga äußerst vernünftig und zutreffend zu bedenken. Aber was, bitte schön, hatte das damit zu tun? Eltern bleiben Eltern, und wenn das Kind fünfundachtzig und Mutti hundertneun ist.

»Weiß ich«, knurrte ich.

»*Ich* könnte bestimmt mit deiner Mutter reden«, schob Marga selbstgefällig hinterher, spießte ein Stück Roquefort auf und schob es in den Mund.

»Klar, ich mit deiner auch«, schoss ich zurück.

»Das glaube ich nicht, denn die ist tot.«

Ich bedachte Marga mit einem zuckersüßen Lächeln, bevor ich flötete: »Aber meine nicht. Die lebt. Deshalb, liebe Gemeinde, lasset den Worten Taten folgen.«

Jetzt war es an Marga, zur Stärkung einen Schluck Wein zu nehmen.

»So habe ich das nicht gemeint«, blubberte sie nach einer Weile knatschig.

»Dann behaupte so etwas nicht erst.« Ich strahlte sie sonnig an und fühlte mich schon wieder etwas besser. Denn das war natürlich die Lösung. Marga würde meinen elterlichen Besuch entkrampfen und verschönern. Ich hatte zwar keine Ahnung, wie meine Mutter und sie miteinander hinkommen würden, aber was machte das schon? Schrecklicher als ein unflotter Dreier in trauter Familienrunde konnte es garantiert nicht werden.

Ich radierte das erleichterte Grinsen aus meinem Gesicht, während Marga sichtbar mit sich rang, gönnte mir noch ein Schlückchen Wein, gabelte ein Stück Käse auf, ließ es im Mund anschmelzen und schob einen Bissen Birne hinterher. Herrlich. Was waren doch diese ganzen FKKler in ihrem Abnehmwahn für arme Socken!

»Also gut«, stimmte sie schließlich ungnädig zu. Sie wusste, dass sie in ihre eigene Falle getappt war. »Aber nur, wenn du mir verrätst, weshalb ich vorgestern die Polizei alarmieren sollte, wenn du bis zwölf nicht wieder aufgetaucht wärst. Wo warst du, Schätzelchen? Was hast du verbrochen?«

Das klang streng. Sie hatte sich wirklich ernsthaft Sorgen gemacht, als ich bei Sörensen gewesen war, und ich spürte, wie mein schlechtes Gewissen zwackte. Daran hatte ich gar nicht gedacht. Ich hatte mich zwar verabredungsgemäß kurz bei ihr gemeldet, als ich nach dem Besuch bei Lutzi wieder unversehrt nach Hause gekommen war, doch erzählt hatte ich ihr nichts weiter. Und sie hatte mich nicht gefragt, weil das nicht ihre Art ist. Im Großen und Ganzen respektiert Marga das Leben anderer, wozu, wenn aus ihrer Sicht auch mit ein paar Abstrichen, meines gehört.

Ich entschuldigte mich für meine Maulfaulheit, verkniff mir den Hinweis, dass die auch mit ihrem unsäglichen Schmachten nach Theo Keller zu tun haben könnte, und berichtete von Pferdeschwanz, Sörensen und dem einträglichen Geschäft mit den Designerdrogen. Auch dass der liebe Roman wahrscheinlich zur Gewalttätigkeit neigte, verschwieg ich nicht.

»Der Typ ist Dealer und kein Chorknabe, Schätzelchen«, meinte sie nur trocken, als ich fertig war. »Für solche Kerle gehört Brutalität zum Geschäft. Die denken sich nichts dabei, wenn sie wem anders die Schneidezähne in die Mandeln drücken.«

Meine Mandeln hatte man gekappt, als ich zwölf war. Trotzdem munterten mich ihre Worte nicht gerade auf.

»Sehr trostreich«, bemerkte ich daher nur.

»Was erwartest du denn? Es nützt doch nichts, den Kopf in den Sand zu stecken«, konterte sie. »Die Gefahr ist da, auch wenn du mit Piratenklappen auf beiden Augen herumläufst und dir zusätzlich noch ein Bettlaken um den Kopf wickelst.«

Was auch wieder wahr war.

»Und was mache ich jetzt?«, fragte ich ratlos. »Ich weiß nicht einmal den Nachnamen von Pferdeschwanz.«

Marga trank noch einen kräftigen Schluck Rotwein und beäugte mich dabei kritisch. Sie würde natürlich kein Pardon kennen und mir sogleich mitleidlos mitteilen, dass ein gewisses Risiko eben zu meinem Job gehöre, weswegen ich mir auch nicht gleich ins Hemd machen solle. Zur Not würde sie meine Eltern eben allein ausführen und ihnen den traurigen Tod ihrer Tochter erst nach der Reise gestehen.

»Das ist doch wohl klar. Du hältst den Mund, Schätzelchen. Und zwar feste. Bis der Fall abgeschlossen ist.«

»Aber Marga!«, wandte ich verblüfft ein.

»Ruhe. Du hast mich gefragt, und ich halte mit meiner Meinung nicht hinter dem Berg, wie du weißt. Du kannst nichts beweisen, du kannst lediglich vage Vermutungen äußern. Das ist zu wenig. Du handelst dir also für nichts und wieder nichts nur Ärger ein. Nein, warte zumindest so lange mit einer Anklage oder einem Hinweis für die Polizei, bis du mit deinen Eltern essen warst. Es sieht doch nicht aus, wenn du nur Suppe mit einem Strohhalm schlürfen kannst, weil dieser Dealer dir den Kiefer ausgerenkt hat.«

Haha. Aber immerhin sah sie mich nicht, wie ich, gleich im Leichenschauhaus. Ich war ihr ehrlich dankbar. Denn ein schlechtes Gewissen plagte mich schon, wenn ich den Mund hielt. Andererseits hatte ich wirklich Schiss vor diesem Roman, und zwar mächtig gewaltig, um es mit Benny von der Olsenbande zu sagen. Da war dies ein durchaus akzeptabler Vorschlag.

Es stimmte ja: Aufgehoben ist nicht aufgeschoben. Und wenn ich zunächst heimlich, still und leise weiterermittelte – was ich ohnehin vorhatte –, konnte ich möglicherweise irgendwann wirklich etwas vorweisen, womit sich Pferdeschwanz und sein Champagnersäbel schwingender Verteiler richtig festsetzen ließen. Plötzlich wummerten im Untergeschoss Bässe los, die jedoch gleich leiser gedreht wurden.

»Wohnt da wieder jemand?«, fragte ich erstaunt. Marga hatte nichts davon gesagt. Aber wir hatten uns in letzter Zeit ja auch nicht oft gesehen, was bekanntlich an ihr lag.

»Und ob«, sagte sie jetzt lebhaft. »Ein junger Mann, knappe zwanzig. Er hält alle Leute über dreißig automatisch für schwerhörig und unterstellt ihnen eine Neigung zur Demenz.«

»Oje«, brummte ich mitfühlend und dachte mit Erleichterung an meine allein stehende ruhige Villa. Ich wusste schon, weshalb ich sie gewählt hatte und keine Wohnung im Haupthaus.

Doch zu meinem Erstaunen kicherte Marga nur vergnügt und meinte: »Och, halb so wild, Schätzelchen. Zwei Mal hab ich ihn gelassen. Man ist zwar eine alte Schachtel, aber doch tolerant. Und beim dritten Mal, als mein voller Sechs-Liter-Suppentopf bei dem Krach anfing, auf dem Herd einen Stepptanz aufzuführen, bin ich dann runtergegangen. Mit einer Flasche Whisky und einem nigelnagelneuen Set Kopfhörer. Ultraleicht und mit einem Sound zum Dahinschmelzen, hat mir der Verkäufer versichert. Der war auch keinen Tag älter als siebzehn.« Sie griente, und ihre Augen leuchteten. »Ich hab den Kleinen da unten unter den Tisch getrunken, seitdem kommen Krischan und ich eins a miteinander aus. Er benutzt jetzt brav die Kopfhörer und erklärt mir immer mal wieder den Unterschied zwischen iPad, iPod und iPhone. Und ich mache ihm klar, dass von diesen Dingern nicht die Seligkeit abhängt, sondern dass man das technischen Fortschritt nennt, den es zu allen Zeiten gegeben hat. Wir ergänzen uns perfekt.«

Das war typisch Marga. Pädagogisch wertvoll ging anders. Vielleicht hatte sie gerade deshalb so einen Schlag bei jüngeren Leuten. Eine ganze Weile schwiegen wir in schönstem Einvernehmen. Ich war wirklich froh darüber, dass sie mich zum Essen mit meinen Eltern begleiten würde. Meine Mutter würde Marga natürlich einem erbarmungslosen Verhör unterziehen. Doch an meiner Freundin würde sie sich die Zähne ausbeißen. Marga war ... Marga, und wenn es darauf ankam, keineswegs von durchgängiger Charmanz. Apropos Charmanz.

»Hast du eigentlich Theo Keller mal wieder gesehen?«, unterbrach ich schließlich die harmonische Stille. Vielleicht hatte der Rotwein sie ja milde gestimmt und in schwesterliche Plauderstimmung versetzt. Hatte er nicht.

»Ja«, nickte Marga und schwieg.

»Ja – und?«, versuchte ich es erneut.

»Was und? Nichts und! Was soll denn wohl sein?«

Das, fand ich, war eine entschieden heftige Reaktion auf eine entschieden harmlose Frage.

»Gar nichts«, besänftigte ich sie. »Ich dachte nur.«

Meine Vermutung, dass sie etwas mit ihm hatte und deshalb in letzter Zeit so zugeknöpft, abwesend und auch sonst oft nicht von dieser Welt war, behielt ich wohlweislich für mich.

»Wir sehen uns hin und wieder«, räumte Marga schließlich widerstrebend ein und fing dabei an, rosig zu glühen. »Und es ist nicht so, wie du denkst.«

Ach Marga. Ich setzte meine Miene für Todesfälle aller Art, Naturkatastrophen ungeahnten Ausmaßes und intergalaktische Angriffe auf, um nicht noch mehr auf ihren zart keimenden Gefühlen herumzutrampeln.

»Natürlich nicht«, versicherte ich sodann herzlich. »Es ist ganz anders.«

»Genau!«, stimmte sie erleichtert zu. Lügnerin. Der selige Herr Schölljahn, über den sie ja nicht viel sprach, hatte also tatsächlich einen Nachfolger bekommen. Nie war ich so sicher wie heute.

Und nie war ich so taktvoll wie heute. Ich wechselte nämlich äußerst zartfühlend das Thema, was sonst nicht unbedingt meine Stärke ist.

»Kennst du Klaus und Monika Perler, Marga? Sie wohnen direkt gegenüber von Karsten Dröhse und schräg gegenüber von den Wiehles.«

»Nicht direkt«, sagte Marga vorsichtig, entspannte sich jedoch sichtbar.

»Und indirekt?«

»Na ja, man hörte so einiges und hat damals natürlich manches mitbekommen.« Das klang äußerst nebulös und vielversprechend.

»Erzähl doch mal!«, forderte ich sie auf. Doch zu meiner Überraschung schüttelte sie den Kopf.

»So läuft das nicht, Schätzelchen. Erst verrätst du mir, weshalb du das wissen willst. Sonst ist das nichts weiter als Klatsch und Tratsch. Und so etwas hasse ich, wie du weißt«, setzte sie tugendhaft hinzu.

Ach ja? Das war mir neu. Trotzdem kam ich ihrer verbrämten Bitte nach, indem ich sie zunächst dezent daran erinnerte, dass ich ihr bereits von dem Wiehle'schen Grätenklops-Attentat berichtet hatte. Keine Reaktion. Gut. Also erzählte ich von Karsten Dröhses leisen Andeutungen, was die Perlers betraf, und dass die seiner Meinung nach allen Grund hätten, dem Wiehle die Gräte in den Hals zu wünschen. Wiehle wiederum habe sich – so weit der neueste Stand meiner Ermittlungen – sogar eine Pistole zu seinem Schutz zugelegt.

Als ich geendet hatte, stand Marga schweigend auf, stellte sich ans Fenster und blickte über den See. Ich ließ sie, auch wenn mich ihre Reaktion verblüffte. Sie neigt sonst nicht zur Dramatik. Es musste also eine ziemlich hässliche Sache sein, der ich auf der Spur war. Endlich drehte sie sich wieder zu mir um.

»Das war damals wirklich grausam«, begann sie langsam. »Der Wiehle hat der Perler schöne Augen gemacht, kaum dass er mit seiner Frau nach Bokau gezogen war. Hofiert hat er Monika mit allem Pipapo. Ganz Bokau hat das mitgekriegt; der hat sich nicht etwa versteckt, sondern hat Monika ganz ungeniert mit Blumen überhäuft, war Sonnenuntergänge am Strand mit ihr gucken, hat sie mit Sekt benusselt und sie dumm und dämlich gequatscht. Von wegen sie sei die Einzige, begehrenswert wie die Monroe und einfach supertoll, na, du weißt schon, die gesamte Palette eben. Aber es hat gewirkt. Monika, die dumme Kuh, biss an« – ein schräges, aber schönes Bild, fand ich – »und hatte nur noch Augen für diesen Oskar, den sie offenbar für ihren persönlichen weißen Ritter hielt, der sie von einem Leben zwischen Kochtopf, Wischmopp und den täglichen Dokusoaps mit ihrem schweigenden Klaus erlöste. Dabei spielte der Wiehle von Anfang an nur mit ihr, das war uns allen klar. Er testete seine Männlichkeit und seinen Marktwert an Monika aus und war sich auch nicht zu schade, blöde Witze über sie zu reißen, wenn sie es nicht mitbekam. Der Kerl ist ein richtiger Kotzbrocken, Schätzelchen!«

Den Eindruck hatte ich ja auch, aber das gehörte jetzt nicht hierher.

»Und was sagte der Ehemann zu allem? Er muss es doch ebenfalls mitgekriegt haben«, fragte ich stattdessen. Genauso wie Marianne Wiehle, schoss es mir durch den Kopf. Wahrscheinlich war auch sie nicht sonderlich begeistert gewesen von den außerehelichen Aktivitäten ihres Oskars. Womit wir fein säuberlich auch ein hübsches innerfamiliäres Motiv für die Gräten-Bulette herausgearbeitet hätten. Mmh.

»Klaus?«, fuhr Marga fort und unterbrach damit meine Überlegungen. »Sicher hat er das mitgekriegt. Aber der gehört zu der Sorte Mann, die eher sechs Wochen in Badehose über das winterliche grönländische Packeis wandert, als ein menschelndes Problem von sich aus anzusprechen. Man sah ihm allerdings schon an, dass er unter der Situation litt. Das Ganze ging knapp ein halbes Jahr. In der Zeit erblühte Monika wie eine Trockenrose, die endlich mal jemand begießt, Klaus wurde immer muffiger, und Wiehle gab den Lebemann. Und dann hat er Monika von einem auf den anderen Tag alleingelassen. Keine Ahnung, was der Auslöser war, ob Marianne ihrem Oskar endlich die Pistole auf die Brust gesetzt hat oder ob Monika diesem Don Juan plötzlich auf die Nerven ging. Jedenfalls war aus heiterem Himmel Schluss mit dem Geturtel. Dem Wiehle hat man nichts angemerkt, der dröhnte weiter genauso großkotzig in der Gegend herum. Aber Monika nahm es schwer, sehr schwer sogar. Sie hat versucht, sich umzubringen. Und das war nicht nur ein Hilfeschrei mit so ein bisschen Geritze an den Handgelenken. Sie hat es wirklich versucht.«

»Scheiße«, kommentierte ich das Drama flapsig, meinte es jedoch bitterernst.

Leute wie Oskar Wiehle gehörten schlicht verboten, denn wo die auftauchten, trampelten sie auf den Gefühlen anderer herum wie Elefanten in einem Maisfeld. Und sie merkten es noch nicht einmal, oder – schlimmer noch – es war ihnen völlig gleichgültig. Schuld hatten sie nie an etwas, Schuld und Verantwortung lagen immer nur bei den anderen. Kein Wunder, dass Oskar Wiehle nichts dabei fand, meinen Kröterich zu klauen und mich damit zu erpressen!

»Wie hat sie es denn versucht?«, stupste ich Marga schließlich an, als die in Gedanken versunken schwieg. Ich erntete ein freudloses Lachen.

»Monika hat den Barschel gemacht. Hat irgendeinen garantiert unbekömmlichen Pillencocktail geschluckt und sich dann vollbekleidet in die Wanne gelegt. Das war ihr aber immer noch nicht sicher genug, deshalb hat sie in ihrem Elend zusätzlich an den Pulsadern herumgeschlitzt. Und zwar wirksam senkrecht und nicht waagerecht, wo sich die Wunde meist noch wieder rechtzeitig schließt. Damit war noch klarer als klar, dass sie es vollkommen ernst meinte. Klaus fand sie im letzten Moment. Das Wasser in der Wanne soll bereits blutrot gewesen sein. Die arme Monika war wohl schon ziemlich ausgelaufen.«

Was für eine Tragödie! Mir taten Mann und Frau in diesem Moment gleichermaßen leid. Marga, die meine Gedanken las, nickte düster.

»Nach der Klinik hat Monika dann noch Wochen stationär bei einem Seelenklempner verbracht. Ich weiß nicht, ob es geholfen hat. Das arme Mädchen lebt zwar, aber aussehen tut es seitdem wie eine Leiche auf Urlaub. Nur Haut und Knochen, und in den Augen regt sich nichts, wenn man mit ihr spricht. Die erinnern mich stets an einen tiefen Brunnen. Alles tiefschwarz und unbewegt. Aber wahrscheinlich kriegt sie immer noch diverse Pillen, damit sie nicht wieder auf dumme Gedanken kommt.« Marga setzte sich endlich wieder hin und langte nach ihrem Weinglas. »Was für ein bescheuerter Ausdruck«, brummte sie dann. »›Dumme Gedanken‹, das hört sich an, als ob ein Kind seiner Püppi nachweint.«

Das fand ich auch. Es klang auf jeden Fall viel zu harmlos und alles andere als angemessen, wenn man sich einmal klarmachte, in welchen Abgrund von Verzweiflung Monika vor so einem Schritt geblickt haben musste.

»Hat Klaus Perler denn wirklich das ganze halbe Jahr über nur stumm zugeguckt? Hat er wirklich nichts unternommen?

Oder zumindest mal was gesagt?« Ich konnte es einfach nicht glauben.

»Ich weiß jedenfalls von nichts«, meinte Marga nachdenklich. »Er hat es wohl nicht einmal fertiggebracht, Monika zur Rede zu stellen. Wie gesagt, er litt stumm. Da hat der Hund noch mehr Krawall gemacht, wenn der Briefträger kam.« Plötzlich zuckten ihre Mundwinkel. »Aber was willst du auch von einem Mann erwarten, der seine Frau in aller Öffentlichkeit ›Schietbüdel‹ nennt.«

»Schietbüdel?«

»Schietbüdel! Ich hab's selbst gehört. Bei Matulke hat er das zu ihr gesagt. So richtig romantisch ist das nicht gerade, oder? Aber manche Leute sind so.«

Das mochte ja sein, auch wenn ich eine derartige Form von Passivität und stillem Dulden nicht einmal ansatzweise nachvollziehen konnte. Ich bin da anders. Doch das bedeutete meiner Meinung nach keinesfalls, dass dem phlegmatischen Herrn Perler nicht doch auf dem Oldie-Schwof-Festival die Sicherungen durchgebrannt sein könnten. Vielleicht hatte er Oskar Wiehle beobachtet, wie der es sich völlig ohne schlechtes Gewissen gut gehen ließ. Vielleicht hatte der dem armen Klaus ja auch einen Blick zugeworfen, der so deutlich besagte »Du kannst mich mal, du Waschlappen«, dass dies den Ausschlag gab. Und aus dem stillen Dulder wurde endlich ein Mensch, der sich wehrt ... Sollte es tatsächlich so gewesen sein, gehörte meine Sympathie ganz eindeutig Klaus Perler. Hatte er möglicherweise sogar mit der genauso betrogenen und hintergangenen Marianne gemeinsame Sache gemacht? Fest stand mittlerweile zumindest, dass durchaus mehrere Menschen ein handfestes Motiv besaßen, um es Oskar Wiehle einmal so richtig zu zeigen. Diverse Nachbarn, Ehegatten, Exliebhaberinnen ... Freunde nicht, aber nur, weil der Mann keine besaß.

Zum Abspannen entschied ich mich nach meiner späten Heimkehr lektüremäßig ganz bewusst für Reginald Hills skurrilen Kommissar Dalziel samt seinem Adlatus Pascoe, der es mit seiner feministisch angehauchten Gattin auch nicht immer leicht hat. Aber die drei waren wenigstens sprachmächtig und fetzten sich mit Lust und Liebe, was der Seelen- und Beziehungshygiene bestimmt weitaus besser bekam als das Dauerschweigen zwischen dem »Schietbüdel« Monika und ihrem einsilbigen Kläuschen.

ACHT

»Einmal rein, einmal raus, fertig ist der große Klaus. Und der kleine auch, wenn man Pech hat. Meinst du das, Hemlokk?«, murmelte Harry zerstreut, während er an meinem Autoradio herumfummelte und prompt einen dieser Sender erwischte, deren Moderatoren sich verhalten, als würden sie das gefühlte Alter von zwölf nie überschreiten, auch wenn ihr Körper bereits stolze sechsunddreißig Lenze zählte.

»Stell das ab!«, herrschte ich ihn an.

Grundgütige, manchmal ging mir dieser Mensch wirklich tierisch auf den Keks. Außerdem gehörte ich nach dem gestrigen Abend mit Marga nicht gerade zu den Fittesten in dieser Republik. Das war das eine. Das andere war mein Anrufbeantworter, der geschäftig geblinkt hatte, als ich um Schlag Mitternacht beschwingt nach Hause gekommen war.

Lust auf irgendwelche Hiobsbotschaften hatte ich zwar nicht – Sülzheimer-Agentur bereits pleite, noch bevor sie richtig losgelegt hatte, Dorle Bruhaupt wieder im elterlichen Heim –, trotzdem drückte ich reflexartig die Wiedergabetaste, woraufhin mir eine energiegeladene Frauenstimme mitteilte, dass man meiner Bitte um einen baldigen Termin bei Herrn Nico Schardt, dem FKK-Boss, wie ich in Gedanken nach einer Sekunde völliger Ratlosigkeit ergänzte, entsprochen habe. Wenn es mir passe, wäre es gleich morgen am Mittwoch angenehm, denn da habe sich bei Herrn Schardt überraschend ein Zeitfenster von einer Stunde und zehn Minuten aufgetan. Sollte ich also den Termin nicht bis morgen, acht Uhr fünfzehn, canceln, gehe sie davon aus, dass ich ihn wahrnehmen wolle. Klack. Aufgelegt ohne ein Wort zu viel. Wow. Das Mädel war bestimmt auch sonst ein Ausbund an Effizienz und Tüchtigkeit.

Der zweite Anrufer war ein total aufgekratzter Harry gewesen. Er wolle mir nur rasch mitteilen, dass er auf jeden Fall mit nach Berlin fahren würde, wenn sich meine Ermittlungen bis zur Hauptstadt erstreckten. Dort befinde sich nämlich die

Fernuniversität seiner Träume, die er sich anzusehen gedenke. Und da eine Fahrt zu zweit beide Portemonnaies schone – selbstverständlich beteilige er sich an den Benzinkosten – und wir uns dabei gegenseitig auch noch bestens Gesellschaft leisten könnten, erwarte er meinen »baldigen Rückruf«.

Jesses, was für ein Wortschatz. Immerhin hatte er die Nachricht auf Deutsch hinterlassen. Aber vielleicht war das ja nur meinetwegen geschehen. Ich hätte gewarnt sein sollen. Doch ich gutmütige Trine hatte ihn noch am selben Abend angeklingelt, da ich wusste, dass der Gierke zu den Eulen gehörte. Vor eins lag der im Normalfall nicht in der Koje.

Nach einer kurzen Nacht hatte ich ihn in seiner Kieler Wohnung abgeholt, und jetzt butterten wir Richtung Berlin – ich missgestimmt und ein klitzekleines bisschen verkatert, er blendend gelaunt, weil er sich offensichtlich bereits als absoluten Mega-Macher sah: ein Kerl, abgebrüht wie weiland John Wayne, nur eben nicht mit Knarren an beiden Schenkeln, sondern ein von drei Laptop-bewaffneten Sekretären umstandenes Pokerface am Verhandlungstisch. Über was da palavert wurde, wusste ich nicht. Aber dass es dabei nur um Trillionen gehen konnte, war natürlich sonnenklar. Auch wenn man sich in gepflegtem Mandarin an die Gurgel ging.

Um Harry vorsichtshalber gleich auf andere Gedanken zu bringen und mir weitere Ergüsse über sein künftiges erfolgreiches Leben zu ersparen, versuchte ich etwa ab Lübeck, ihm von dem Drama zu erzählen, das sich in Bokau zwischen den Wiehles und den Perlers abgespielt hatte. Ich erwähnte sogar die Pistole, doch es war aussichtslos gewesen, wie nicht nur sein anfänglicher unpassender Kommentar zeigte.

»Manche Jungs sind so«, fuhr Harry jetzt gönnerhaft fort, während er neiderfüllt einem angejahrten Porschefahrer mit grauem Haarkranz und junger Braut auf dem Beifahrersitz hinterherstierte, der mit potenten hundertsechzig Stundenkilometern an uns vorbeigebrettert war. »Denen kommt auf der Matratze, also wenn sie mit einer Frau zusammen sind und nicht allein vor sich hin schnarchen, meine ich, kein Laut über die Lippen.«

»Außerhalb auch nicht. Das ist ja Teil des Schlamassels«, warf ich geschwind ein. Ich hatte keine Chance.

»Na ja, manche Frauen sind auch nicht besser«, entgegnete Harry gedankenverloren und demonstrierte damit, dass er, was den Fall Perler betraf, überhaupt nichts begriffen hatte. »Die liegen steif wie ein Brett da, während der Mann sich abmüht und sein Bestes gibt.« Er seufzte. »Wahrscheinlich hat Mutti denen noch die Regel der alten Queen Victoria eingebläut: Augen zu und an England denken.«

Dabei lachte er so vergnügt, als hätte er einen geradezu atemberaubenden Scherz gemacht. Doch der stammte nun wirklich geradewegs aus Ururopas Mottenkiste. Am liebsten hätte ich den Witzbold bei der nächsten Raststätte ausgesetzt. Stattdessen hörte ich mich mit quengeliger Stimme sagen: »Marianne Wiehle hatte sowohl Motiv als auch Gelegenheit, ihrem Oskar eine Gräte in die Fischbulette zu schieben.«

»Ach«, lautete Harrys gelangweilter Kommentar, »wollte die ihn loswerden? Ist die auch fremdgegangen?«

»Ist sie nicht!«, röhrte ich wütend. »Sperr endlich die Lauscher auf, Harry, oder halt einfach mal die Klappe.«

»Was hab ich denn gesagt?«, murmelte er beleidigt.

»Scheiß geredet.«

»Das hab ich ja begriffen. Was für einen Scheiß, will ich wissen.«

»Willst du nicht.« Ich konnte unerbittlich sein.

»Will ich doch.«

Er auch. Also gut. Machten wir dem Sandkastenspiel ein Ende.

»Marianne Wiehle, die Frau von Oskar Wiehle, der mit der Nachbarsfrau fremdgegangen ist«, erklärte ich ihm langsam und deutlich, »hätte die Gräte problemlos in die Bulette ihres Mannes praktizieren können. Sie besaß die Gelegenheit, weil sie nämlich die ganze Zeit neben ihm saß, und sie besaß ein Motiv, nämlich genau dasselbe wie Klaus Perler: Eifersucht, verstehst du?«

Harry runzelte die Stirn und ließ seine rechte Augenbraue pfeilartig gen Himmel schnellen; das war eine Marotte von ihm, die anzeigte, dass er irritiert war.

»Ich bin weder taub noch doof, Hemlokk. Und so schwierig ist das ja nicht zu begreifen.«

»Ach nein?«, fragte ich liebenswürdig. »Wie beurteilst du denn den Fall? So ganz persönlich aus deiner scharfohrigen Intelligenz heraus, meine ich.«

»Tja«, sagte er volltönend und verstummte.

»Du hast nicht zugehört und keine Ahnung, worum es geht. Gib's zu, Harry!«

»Na ja ...«

»Gib's zu!«, herrschte ich ihn an.

»Na gut, ich hab gepennt. Das kann doch mal vorkommen.«

Nein, konnte es nicht. Eine ganze Weile schwiegen wir uns verbiestert an. Es hatte momentan wirklich keinen Sinn, mit dem Mann über irgendetwas anderes reden zu wollen als über seine künftige meteoritenhafte Karriere. Und die langwelte mich zu Tode. Ich hatte schlichtweg die Nase voll von seinem Das-kann-es-doch-nicht-gewesen-sein-Syndrom. Dafür waren andere zuständig, ich fungierte schließlich nur als eine liebe alte Freundin. Und als solche war ich nicht verpflichtet, dem Knäblein die Hand zu halten.

Ich war wirklich ernsthaft sauer, weil ich mich auf meine Fälle und natürlich auf den bevorstehenden Besuch bei dem FKK-Chef konzentrieren wollte. Stattdessen saß ich mit einem Harry da, der zu nichts zu gebrauchen war. Also kramte ich in meiner CD-Sammlung und entschied mich für Professor Dr. Dr. Dr. Augustus van Dusen, den begnadeten Amateurkriminologen und Wissenschaftler, der um 1900 mit seinem nicht allzu hellen Assistenten Hutchinson Hatch einen sagenhaften Fall nach dem anderen löst. Mit der Realität hatte das wenig zu tun, aber der Professor maulte jedenfalls nicht wie ein bockiger Fünfzehnjähriger und löste jeden Fall zuverlässig innerhalb einer Stunde. Vielleicht gab van Dusen mir ja meine dringend benötigte innere Ruhe zurück.

Doch die Chance sollte er niemals erhalten. Harry warf nicht einmal einen Blick auf das CD-Cover, als er auch schon eilig meinte: »Muss das sein, Hemlokk? Das ist doch verschwendete Zeit! Lebenszeit, in der man ganz andere Sachen machen könnte.

Lass uns lieber reden. Ich habe mich nämlich letztens mit einem Business-Coach unterhalten. Du, das war total interessant. Für dich ist das bestimmt auch ganz neu.«

Ich entschied mich für den »Vampir von Brooklyn«, ließ mich zu einem höflichen »Ach ja?« hinreißen und schob die CD ein.

»Und wie! Du glaubst einfach nicht, was die mir alles erzählt hat. Davon hat ein Normalbürger ja keine Ahnung.«

»Harry, bitte —«, sagte ich genervt.

»Wirklich, Hemlokk! Nun lass doch mal die alberne CD. Die ist garantiert nicht halb so spannend wie das, was ich bei der Frau gelernt habe. Stell dir vor, es gibt tatsächlich richtig eiserne Dresscodes, wenn man ganz nach oben will. Wer die nicht befolgt, outet sich sofort als Loser.«

»Nein, welch furchtbares Schicksal!«, stieß ich erschüttert hervor. Und wenn die Geschäftsheinis dieser Welt die Trilliarden im Schottenrock ohne was drunter verschoben – mir war es herzlich egal. Doch Harry reagierte nicht auf meinen dick aufgetragenen Sarkasmus.

»Je höher, desto dunkler, lautet die Faustregel«, informierte er mich ernst.

»Bis alle schwarz tragen und tot sind«, bemerkte ich aufsässig. Dann sind sie ja nach allgemeiner Lesart auch tatsächlich ganz oben angekommen. Ob ich ihm mal vorschlagen sollte, einen Psychoklempner für angejahrte Männerseelen zu konsultieren? Vielleicht brachte der ihn ja wieder in die Spur!

Denn er lachte zwar pflichtschuldig über meinen drögen Witz, fing jedoch dann allen Ernstes an, mich mit Ausdrücken zu bombardieren, mit denen nicht einmal der wortgewaltige Professor van Dusen etwas anzufangen gewusst hätte: Smart Casual, Day Informal, Semi Formal, Business Casual, Black Tie. Blablabla. Alles zog man irgendwie und irgendwann an. Aber mal galt es in dieser Welt offenbar als absolute Todsünde, ohne Krawatte pinkeln zu gehen; mal machte man sich automatisch und weltweit zum Paria, wenn man eine Jeans statt einer Stoffhose mit messerscharfen Bügelfalten trug. Harry schwafelte von Fliegen, Smokings und Westen, als sei er das kleine Schneiderlein persönlich. Ich schielte zu ihm hinüber. Das Herzchen trug Jeans und T-Shirt, und beides war sichtbar nicht mehr ganz neu. Aber das nur nebenbei.

»Ich kann dir nur raten, den Schardt in dieser Hinsicht intensiv unter die Lupe zu nehmen, Hemlokk. Dann weißt du nämlich schon, woran du bist, bevor der überhaupt das erste Mal den Mund aufgemacht hat.«

»Du meinst, wenn er eine helle Hose und einen gestreiften Schlips trägt, steht FKK kurz vor dem Kollaps? Oder outet sich der Mann dann automatisch als Drogenbaron mit Fachhochschulabschluss?«, fragte ich zuckersüß.

Harry warf mir einen finsteren Blick zu.

»Ich merke schon, du willst es einfach nicht verstehen. Das ist nicht deine Welt. Da bist du einfach stur.«

»Wie ein Maulesel, der sich für einen Zweireiher mit Fliege entschieden hat«, bestätigte ich grimmig. »Was natürlich für eine Powerfrau aus der Businesswelt niemals die erste Wahl sein kann.«

»Mach dich nur lustig über mich«, brummte Harry.

»Tue ich ja«, gab ich ohne Umstände zu. Anders hielt ich das ganze Geschwafel überhaupt nicht aus. »Kommen in deinem Knetenkosmos eigentlich auch Frauen vor, oder sind die nur zum Begucken für die Herren da? Als An- und Ausziehpuppen quasi«, schob ich flugs hinterher.

»Ist dir doch sowieso egal«, knurrte Harry.

Das war es, da hatte er recht. Doch langsam begann mir diese abstruse Konversation tatsächlich so etwas wie Spaß zu machen. Dermaßen daneben hatte ich mich schon lange nicht mehr unterhalten.

»Nun sei doch kein Spielverderber, Harry. Außerdem hast du damit angefangen«, erinnerte ich ihn. »Und vielleicht hat der Schardt ja eine Geschäftsführerin oder so etwas Ähnliches. Die muss ich doch auch einschätzen können. Stell dir vor, die sitzt da in einem kanariengelben Rüschenkleid, das nach deiner Kleiderordnung total hip ist, und ich merke das gar nicht.«

»Haha«, machte Harry zwar finster, doch dem Angebot widerstehen konnte er nicht. »Für euch gelten nicht ganz so strenge Regeln«, klärte er mich missmutig auf. »Weil es zu viele Alternativen gibt.«

Klar, man nehme nur einmal die gesamte Ringelshirtpalette, die meinen Kleiderschrank bevölkerte. Ich allein besaß schon zwei schwarz-weiße, ein gelb-oranges und drei blau-rote. Wie musste es da erst im begehbaren Spind einer erfolgreichen Geschäftsfrau aussehen? Doch bevor ich dazu kam, Harry darüber zu befragen, teilte er mir mit ernster Stimme mit, dass sich das Outfit des erfolgreichen Business-Weibchens generell am Outfit des erfolgreichen Business-Männchens orientiere. Also Hosenanzug mit heller Bluse oder Top. Und dazu ein dezentes – »ein sehr dezentes, Hemlokk!« – Make-up sowie eine klassische Frisur.

Tatsächlich? Was hatte er sich denn wohl bislang gedacht? Dass frau normalerweise als Tuschkasten Länder up- oder downgradete und dergestalt munter ganze Volkswirtschaften über den Abgrund schob? Oder dass die einzige Dame in der Runde die versammelte Herrenriege mit einer Löckchenfrisur beeindruckte, die links gelb und rechts schwarzbraun eingefärbt war, sodass die Knilche bei diesem Anblick wie Wachs unter der Trockenhaube schmolzen? Gleich würde mir das Harry-Herzchen noch erzählen, dass ich Lutz Sörensen laut Dresscode eigentlich nur im geplüschten Faltenrock hätte verhören dürfen. Und Pferdeschwanz hatte bestimmt auch ein Anrecht darauf, von mir modisch korrekt vermöbelt zu werden, wenn er mir dumm kam. Vielleicht mit Perlenkette, grünem Pullunder und Pumps? Bullshit!

»HARRY«, sagte ich daher laut und in Großbuchstaben, als wir uns etwa einhundert Kilometer vor Berlin befanden. Denn Spaß hin, Spaß her, es reichte mir nun doch mit der Kleiderordnung für den erfolgreichen Menschen. »Vielleicht kannst du jetzt wirklich mal deinen Schnabel verknoten! Konjugiere chinesische Verben oder lerne meinetwegen auch auswendig, welche Unterhose farblich zu welchem Einstecktuch passt. Aber tu es leise! Lautlos, verstehst du? Sonst schrei ich. Oder kannst du mir vielleicht erklären, weshalb in der Bundesrepublik Legal Highs nicht verboten sind?«, schob ich in einem Gedankenblitz hoffnungsvoll hinterher. Und es wirkte tatsächlich. Der Grundgütigen sei Dank.

»Legal Highs?«, fragte er gedehnt und setzte sich abrupt auf.

»Wo treibst du dich denn rum, Hemlokk? Langfristig ist da zwar noch nichts richtig erforscht, aber legal heißt in diesem Fall keineswegs harmlos. Man vermutet sogar, dass das Zeugs ziemlich gefährlich ist, weil es Wahnvorstellungen auslöst, zu Kreislaufversagen führt und die Nieren angreifen kann. In den USA haben Leute, die sich damit zugedröhnt haben, ihre Opfer ermordet und angefressen. Eine Mutter soll in ihrem Wahn sogar das Hirn ihres Babys gelöffelt haben, ein anderer hat einem Obdachlosen das Gesicht weggefressen. War das etwa auch in der Fischbulette?«

»Nein«, fertigte ich ihn kurz angebunden ab, um ihn dann allerdings gleich noch ein bisschen mehr anzufüttern. »Also, kannst du's nun erklären oder kannst du's nicht?«

»Sicher.« Er warf mir einen prüfenden Blick zu, doch ich sah stur geradeaus, denn der Fahrer vor uns telefonierte, was nicht umsonst verboten ist. »Dass die künstlich hergestellt werden, weißt du, nehme ich an?«

»Ja.«

»Okay. Also, Legal Highs sind Derivate von bereits bekannten Betäubungsmitteln, vom Haschischwirkstoff THC zum Beispiel. Die Wirkung ist allerdings bei den Kunstprodukten deutlich höher als bei den natürlichen Sachen.«

»Aber das spricht doch noch mehr für ein Verbot«, meinte ich ungeduldig. Er sollte mir keine Vorlesung halten, sondern lediglich meine Frage beantworten.

»Das ist richtig«, stimmte er mir zu. »Die Crux bei der Sache ist das Betäubungsmittelgesetz, denn danach kann nur ein genau definierter Stoff verboten werden. Die Hersteller solcher Designerdrogen sind aber sehr flexibel und reagieren schnell. Wenn daher ein bestimmter Stoff oder auch eine bestimmte Droge durch den Gesetzgeber verboten wird, verändern die einfach ein bisschen die Struktur, und schon sind die Pillen oder das Pülverchen wieder halbwegs legal, und man kann ihnen gar nichts.«

»Halbwegs?«, fragte ich ironisch.

»Halbwegs«, sagte Harry ernst. »Sie unterliegen dann zwar immer noch dem Arzneimittelgesetz, was bedeutet, dass Herstellung und Verkauf verboten sind, aber die Strafen fallen nicht sonderlich ins Gewicht. Die Gewinnmargen sind weitaus höher, sodass es sich einfach lohnt, den Stoff immer wieder zu verändern.«

»Beeinträchtigt das die Wirkung denn nicht?«

»Nein, die bleibt gleich. Arbeitslose, tüchtige Chemiker, die sich ein bisschen was dazuverdienen, gibt es in unserer Republik schließlich mittlerweile in Kohortenstärke.«

Ich bremste ab, weil vor uns ein Konvoi mit undefinierbarer schwerer Last vorschriftsmäßig hundert fuhr. Die Schlange auf der linken Spur rauschte an uns vorbei, ich wartete geduldig, bis ich uns gefahrlos einklinken konnte.

Als wir den Schwertransport überholt hatten, sagte ich langsam: »Es läuft also bei den Designerdrogen im Großen und Ganzen wie bei der Kriminalität im Internet. Wenn die Grauköpfe an den Schaltstellen der Macht endlich merken, dass das Ganze nicht nur ein nettes Spiel für ihre Enkel ist, haben sie die Entwicklung schon um Lichtjahre verschnarcht. Von staatlicher Seite dirigiert man nichts, sondern klötert nur hinterher. Wie beim Hasen und dem Igel, richtig?«

»Sehr gut, Hemlokk«, lobte Harry mich so herablassend, als sei ich ein hechelnder Spaniel, der brav das Stöckchen apportiert hatte. Das bisschen Kredit, das er sich durch seine Drogenkenntnisse erworben hatte, war damit augenblicklich wieder verspielt.

»Herzlichen Dank«, sagte ich kühl.

»Ich wollte nur nett sein.«

»Lass das lieber«, fuhr ich ihn an. »Sprich weiter.« Irgendwie stand diese Autofahrt unter keinem guten Stern.

»Gut, ja«, gab er augenblicklich nach. »Also, man könnte das Problem dieser Art von Drogen immerhin ansatzweise lösen, indem man ganze Stoffgruppen per Gesetz verbietet. Das dauert allerdings seine Zeit. Aber soviel ich weiß, ist man da bereits dran. Weshalb willst du das alles eigentlich wissen, Hemlokk?«

»Nein. Kein Kommentar, Harry«, sagte ich sanft. Trotzdem

klang es wie »Sitz, Hasso!«, und so kam es auch bei ihm an. Er war beleidigt, und wir schwiegen, bis wir die Außenbezirke von Berlin erreicht hatten.

Harrys fernuniversitäres Elysium lag irgendwo nördlich im Wedding, der Firmensitz der FKK-Zentrale irgendwo südlich in Charlottenburg. Ganz einfach sollte man meinen: Erst mal geradeaus rein in die Stadt, und dann würden sich unsere Wege trennen, er hielt sich links, ich mich rechts. Was folgte, war die Hölle auf Erden.

Ich besitze kein Navi – wozu auch? Zu Hause zwischen all den Wiesen und Kühen ist so etwas im Normalfall nicht vonnöten. Durch Schleswig-Holstein führen vier Autobahnen, und damit ist Schluss. Und wenn ich in die Stadt fahre, weiß ich, wohin ich will, und kenne mich da aus. Mit unübersichtlichen sechsspurigen Schnellstraßen, rechts an mir vorbeizischenden Geländewagenfahrern, die aufs Lenkrad eindreschen, als mache das irgendetwas besser, sowie einem Overkill an Schildern hatte ich hingegen weniger Erfahrung. Erschwerend hinzu kam Harry. Er gehört nämlich zu der Sorte Mensch, die keine Karte lesen kann. Wenn ich – den Schilderwald fest im Blick – »Soll ich hier jetzt runter?« brüllte, drehte er den Stadtplan ratlos in den Händen, fuhr mit dem Finger eine Straße nach und schrie: »Ja! Nein! Halt! Doch!«

Auf diese Weise rauschten wir in halsbrecherischer Fahrt dreimal um die Siegessäule, nahmen einem polnischen Reisebus dabei die Vorfahrt, passierten das Brandenburger Tor, sausten am Reichstag vorbei und querten mehrmals die Spree. Wir kreuzten den Kudamm und umrundeten den Zoo, bis wir uns so gegen dreizehn Uhr am Charlottenburger Schloss wiederfanden; nur die Grundgütige weiß, wie wir dort hingelangt waren. Ich war mittlerweile schweißnass und mit den Nerven am Ende. Harry ging es ähnlich.

Ich parkte im absoluten Halteverbot, und wir fingen an, uns anzubrüllen, dass die Scheiben klirrten, woraufhin eine ältere Dame mit Dackel den gut gefüllten Hundebeutel vor Schreck in den Flaschencontainer warf. Allerdings immerhin in den für Braunglas.

Harry bot an, das Steuer zu übernehmen. Ich lehnte ab. Schweigend studierten wir den Stadtplan. Dann starteten wir erneut. Doch es half nichts. Plötzlich befanden wir uns Unter den Linden. Harry drohte mit Ausstieg, sollten wir in Kürze Friedrichshain erreichen, und ich nahm die nächste Gelegenheit wahr, um umzukehren. Und da endlich hatte der Himmel ein Einsehen, denn es geschah nichts Geringeres als ein Wunder. Das war auch bitter nötig, da ich mich mittlerweile am Rande der Hysterie befand. Ein falsch betontes »Guten Tag«, und ich wäre dem Mistkerl augenblicklich an die Gurgel gesprungen. Harry ging es genauso. Nur dass er mit den Zähnen mahlte wie ein Pferd.

»Halleluja!«, schrie er mit geradezu religiöser Inbrunst, als wir gleichzeitig das Schild »Charlottenburg« entdeckten. Ich umklammerte das Steuer so fest wie ein Einhandweltumsegler das Ruder im Auge des Taifuns und folgte den urplötzlich in schöner Regelmäßigkeit auftauchenden Hinweisen. Es war zehn Minuten vor zwei, als wir endlich den gesuchten Stadtteil erreichten.

»Welche Straße?«, knurrte Harry.

Ich sagte es ihm, und Simsalabim, noch einmal rechts abgebogen, dann blinkte uns auch schon der FKK-Schriftzug von Weitem entgegen. Wir schossen auf den Firmenparkplatz, ich scheuchte Harry aus dem Wagen, fuhr mit der Hand durchs verschwitzte Haar, griff nach meiner Mappe und rannte los, über die Schulter »Ich melde mich, wenn ich fertig bin!« brüllend.

»Frau Hemlokk, nehme ich an? Wie schön, dass Sie es so rasch einrichten konnten. Hatten Sie eine angenehme Fahrt?«

Nico Schardts Vorzimmerdame war tatsächlich noch sehr jung, wirkte jedoch trotzdem äußerst tough: kurze schwarze Haare, ein Körper von geradezu vorschriftsmäßigen Proportionen, perfekt gezupfte Brauen und exakt den richtigen, weil dezenten Rotton auf den Wangen. Dazu grüne Augen und eine Kleidung, die zwar schlicht war, ihr jedoch großartig stand. Cremefarbener Pullover mit V-Ausschnitt und eine schwarze

Jeans. Business Day Informal? Keine Ahnung, die Frau sah jedenfalls klasse aus, auch wenn dieser Aufzug bestimmt nicht aus irgendeiner In-Style-Butikke stammte oder die Gnade eines von Harrys Kleidergurus gefunden hätte.

»Oh ja, danke«, brachte ich lässig heraus. »Es ist ja keine Weltreise.« Harry hätte bei meinen Worten vor Freude gewiehert.

»Nein«, stimmte sie mir zu. »Würden Sie sich bitte noch einen Moment gedulden? Herr Schardt wird gleich für Sie da sein. Er ist noch in einer Besprechung.«

Ich nickte, ließ mich erleichtert über den kurzen Aufschub in der Sitzgruppe nieder und sah mich unauffällig um. Der Raum war schlicht gehalten; eine Kübelpflanze, echtes Parkett, wie mir der warme Braunton des Holzes verriet, keine Werbeplakate von FKK oder irgendwelche Hinweise auf die Produkte, die die Firma zur Fettschmelze produzierte und vertrieb. Man hätte hier auch mit Kränen handeln können.

Oder mit Pekingenten. Denn die junge Frau hatte sich jetzt ein Buch geschnappt und tat so, als ob sie lesen würde. Ich konnte es nicht beurteilen, da ihr Blick nicht auf Buchstaben, sondern auf Schriftzeichen ruhte, die mir verdächtig chinesisch vorkamen.

»Welche Sprache ist das?«, unterbrach ich neugierig ihr Studium.

»Mandarin«, teilte sie mir zwar höflich, aber ohne den Kopf zu heben, mit.

»Das dachte ich mir.«

Jetzt blickte sie auf. »Verstehen Sie etwas davon?«

»Nur, dass das die Sprache der Zukunft ist«, sagte ich treuherzig. Damit hatte ich sie. Sie knallte ihr Buch zu. Ihre grünen Augen funkelten.

»So sehe ich das auch!«, rief sie enthusiastisch. Wie gesagt, sie war noch ziemlich jung. »Sie ist nicht ganz einfach zu lernen –«

»Kein Vergleich mit Englisch oder Spanisch«, warf ich geschwind ein.

»Genau! Aber in fünf bis zehn Jahren wird sie die Welt beherrschen.« Und dann hielt mir das Kind einen Vortrag über den Zusammenhang ihrer Karriere – steil, versteht sich – mit dem

Erlernen des Chinesischen – schwer, aber für den Tüchtigen durchaus machbar – und diejenigen, die die Zeichen der Zeit erkannten und nach Höherem strebten, sowie über das mit allem verbundene große Geld.

Ich starrte sie fasziniert an. Eine Harryine, eindeutig. Wie geklont, nur dass sie noch ziemlich am Anfang ihres Lebens stand, während er bereits die Mitte erreicht hatte und deshalb mit dem Grab und seinen Hormonen haderte. Trotzdem würden die beiden hervorragend zueinanderpassen. Denn was sind in einer Beziehung schon schlappe zwanzig Jahre Altersunterschied?

Da gibt es ganz andere Paare, bei denen er mittlerweile wieder das Windelalter erreicht hat, während sie immer noch fürchtet, von ihrem Lover schwanger zu werden. Ich stellte mir Harry vor, wie er die Schöne in fließendem Mandarin fragte, wo es zur Mao-Tse-tung-Straße gehe. Oder stand der Verfasser der Roten Bibel gerade mal wieder auf der staatlichen Abschussliste? Egal. Woraufhin sie ebenso flüssig antwortete, dass das Hotel leider keine Handtücher mehr habe, guten Appetit. In Kapitel sieben dieser modernen Aufsteigerromanze vermochten sie sich dann aber bestimmt schon textsicher und fehlerfrei über das Wetter zu unterhalten. Schöne! Himmel übe! China, nicht wahl?

Bevor ich mich noch weiter in meinen Phantasien verlieren konnte, öffnete sich die Tür zum Allerheiligsten, und ein beleibter Mittfünfziger erschien, gefolgt von einem zufrieden dreinblickenden Mittdreißiger: Nico Schardt; sandfarbene Haare, die nach hinten gegelt waren wie bei dem abgestürzten bayrischen Überflieger-Baron, der es vor lauter Karriere mit seiner Doktorarbeit nicht so genau genommen hatte. Dazu eine modisch eckige Brille mit Rand wie dieser Typ, der eine Zeit lang unseren Außenminister gespielt hatte. Gewandet war der Mann in eine graue Hose und ein weißes Hemd mit Stehkragen, aber ohne Krawatte. Einen winzigen Moment überlegte ich ernsthaft, ob Schardts Outfit von dem Kundigen sofort als untrügliches Zeichen dafür interpretiert werden würde, dass es mit FKK und deren Gang an die Börse in diesem Monat Essig sei. Ich hatte keine Ahnung, denn Hose und Hemd des

Firmenchefs sprachen nicht zu mir. Sie sahen ganz normal aus, fand ich. Wie Hemd und Hose eben. Ich blieb sitzen und wartete, bis Schardt seinen Besucher verabschiedet hatte und sich mir zuwandte.

»Frau Hemlokk«, sagte die Mandarinen-Dame mitten in sein herzliches Lächeln hinein. »Ihr Pressetermin.«

»Oh ja, natürlich. Ich freue mich. Kommen Sie herein. Kaffee, bitte, Chloe.«

»Jeht klar«, erwiderte Chloe auf gut Berlinerisch. Ob ihr gestylter Boss unter dem ganzen Gel überhaupt eine Ahnung hatte, was seine schnuckelige Sekretärin für ein Karriere-Feger war? Ich bezweifelte es.

Mit einer Handbewegung bot Schardt mir einen Platz in der obligatorischen Chefzimmer-Sitzgruppe an. Ich nickte, setzte mich und öffnete gewichtig meine Mappe. Schließlich war ich Journalistin, und die schrieb bekanntlich von Berufs wegen alles mit.

»Also, womit kann ich dienen? Was wollen Sie wissen?« Schardt hatte mir gegenüber Platz genommen, die Beine breit, ein Arm lässig über die Lehne drapiert. Der Mann fühlte sich eindeutig wohl in seinem Element und ahnte nichts Böses. So sollte es sein. Ich hatte nämlich beschlossen, genau wie bei Antje Gellert und Verena Schneekloth strategisch vorzugehen und ihn erst ein wenig mit völlig unverfänglichen Fragen einzulullen, um ihn dann – zack – mit den unangenehmeren Wahrheiten zu konfrontieren. Im Film und im Schmalzheimer nennt man das Fallhöhe, soll heißen: Je näher sich die beiden Liebenden bereits gekommen sind, desto schmerzhafter und dramatischer wird es, wenn einer von dem anderen plötzlich nichts mehr wissen will.

Also begann ich, indem ich ihn auf den doch eher ungewöhnlichen Firmennamen ansprach.

»Ist er Ihnen zu aggressiv?«, fragte er zurück.

»Er ist mir aufgefallen, sagen wir mal so«, meinte ich diplomatisch und schmückte das Thema zwecks Lockerung der Atmosphäre gleich noch ein bisschen aus. »FettKillerKompagnie, das hat wirklich etwas furchtbar Martialisches und ist sprachlich nicht weit von einem Killerkommando entfernt. Ich sehe da fast schon die amerikanischen Navy Seals vor mir, die Osama bin Laden getötet haben.«

Schardt begleitete jedes meiner Worte mit einem Nicken. Ich traf offensichtlich den Nagel auf den Kopf.

»Und genau das war beabsichtigt«, bestätigte er begeistert. »Schauen Sie, der Markt für Schlankheitsprodukte ist heiß umkämpft. Praktisch jede Woche wird ein neuer Fatburner, eine neue Diät angepriesen, und sie alle versprechen Wunder, und zwar meistens im Schlaf. Entweder blockiert ein Wirkstoff die Fettaufnahme, während Sie träumen, oder Sie lassen sich kurz operieren, um den Darm zu verkürzen, damit Sie auch weiterhin alles essen können, was das Herz begehrt. Aber das ist unseriös. Wir von FKK setzen uns bewusst dagegen ab und versprechen den Kunden nichts, was wir nicht halten können.«

Der Schluss dieser flammenden Rede klang ein wenig nach Routine; den Vortrag hatte er bestimmt schon tausendmal gehalten. Außerdem kannte ich diesen Teil der Firmenphilosophie bereits von Verena Schneekloth. Trotzdem bemühte ich mich, ihn gläubig anzublicken.

»Früher«, fuhr Schardt fort, »hieß das Unternehmen ›Toppos – alles für das Wohlbefinden der Frau‹.«

»Das klingt ziemlich altbacken«, warf ich ein.

»Es klingt nach den fünfziger Jahren«, stimmte er mir zu. »Wissen Sie, als mein Vater das Ruder noch fest in der Hand hielt, war das ganz in Ordnung.« Er zuckte mit den Schultern. »Heute ist das unvorstellbar, aber so war es. Als ich dann die Firma übernahm, hatten sich die Zeiten bereits geändert, und wir hinkten der Konkurrenz weit hinterher. Also habe ich als Erstes über das Marketingkonzept nachgedacht, und dabei ist FKK herausgekommen.« Er warf einen kurzen Blick auf meinen Block, auf dem nicht allzu viel stand. Ich fing eilig an zu kritzeln, während er weitersprach. »Womit die Assoziation zur Nacktkörperkultur natürlich kein Zufall, sondern durchaus beabsichtigt ist. Denn wer sich heutzutage auszieht, will eine vorzeigbare Figur haben, verstehen Sie?«

»Natürlich.«

Ich notierte »Figur« mit Ausrufungszeichen auf meinem Block.
»Freut mich, dass Sie folgen können. Bei der Familie hat es ein bisschen länger gedauert. Die hing wie eine Klette am Althergebrachten und konnte sich nur schwer von ›Toppos‹ trennen.«
»FKK ist also ein reines Familienunternehmen?«, hakte ich eifrig nach, bewusst auf naiv machend, um ihn weiter bei Laune zu halten. »Ich dachte, so etwas gibt es gar nicht mehr. Sonst hört man doch bei Unternehmen dieser Größenordnung nur noch von Gesellschaftern, Fondsmanagern, Anteilseignern und Geschäftsführern.«
Er schmunzelte sichtbar amüsiert über das kleine Dummchen, das vom Geschäftsleben der Großen so überhaupt keine Ahnung hatte.
»Bis auf zehn Prozent besitzt die Familie nach wie vor alle Anteile.« Er grinste. »Ich halte allerdings mittlerweile fast die Mehrheit. Denn natürlich gab und gibt es stets Widerstände gegenüber neuen Strategien. Jeder will mitreden, egal, ob er nun etwas vom Geschäft versteht oder auch nicht.«
»Nichten, Neffen, Tanten, Onkel?«, versuchte ich einen Witz. Es klappte. Er nickte.
»So in der Art, ja.«
»Aber Sie haben Ihre Familie schließlich davon überzeugt, dass Ihr aggressives Konzept zum Erfolg führt?«
»Nicht ich, meine Liebe, nicht ich. Die schlichten Zahlen waren es«, korrigierte er mich trocken. »Die Tanten und Onkel haben ihre Kontoauszüge studiert und gesehen, dass mein Kurs der richtige ist.« Er beugte sich vor und sah mir eindringlich in die Augen. »Unsere Produkte unterstützen lediglich den Wunsch, abzunehmen, um sich in seinem Körper wieder wohlfühlen zu können. Sie *tun* es nicht für Sie. Das ist der Unterschied.«
»Ja«, sagte ich. Im Prinzip hatte er wohl recht. Ich war mir allerdings nicht sicher, ob er das unausrottbare menschliche Prinzip *Hoffnung auf ein Wunder* mit in sein Marketingkalkül einbezogen hatte. Aber vielleicht erreichte FKK mit dieser

Strategie ohnehin nicht die Traumtänzer unter den Abnehmwilligen, sondern eher die Realisten.

Der Kaffee kam, das Tablett war perfekt mit Milch, Sahne, Süßstoff, Zucker sowie zwei Keksen bestückt. Chloe stellte es stumm auf den Tisch und verließ den Raum lautlos wieder. Kein Zweifel, das Mädel würde es weit bringen.

Ich blickte ihr hinterher und fragte: »Arbeiten bei Ihnen eigentlich ausschließlich Frauen?«

Er deutete mit dem Zeigefinger auf seine Brust und grinste.

»Ich bin ein Mann.«

»Das sehe ich. Ich meinte auch eher als ... äh ... Verkäufer.« Oder wie man diesen Berufsstand heutzutage politisch korrekt bezeichnete.

Schardt nahm einen Schluck Kaffee – muss ich überhaupt erwähnen, dass er köstlich war? –, bevor er antwortete.

»Überprüfen Sie sich doch einmal selbst. Würden Sie einem Mann so leicht von Ihren Problemzonen erzählen? Verzeihen Sie, wenn ich es drastisch formuliere. Aber dass etwa die Oberschenkel aussehen wie Birnen und der Bauch bereits ein wenig überlappt?«

Ich musste mich zwingen, nicht an mir hinunterzuschielen. Erspähte der Mann da vielleicht etwas mit seinem fettkillergeschulten Auge, das mir bislang entgangen war? Später, Hemlokk, später.

»Ungern«, gab ich stattdessen ehrlich zu. Dass ich derartige Erörterungen jedoch auch nicht unbedingt gern mit Geschlechtsgenossinnen führte, sondern eher mit mir und meinem Spiegel ausmachte, wenn ich denn überhaupt etwas in dieser Hinsicht ausmachte, beichtete ich ihm nicht.

»Sehen Sie«, meinte er, zufrieden mit sich und der FKK-Welt. »Aber natürlich arbeiten bei uns auch Männer, keine Bange. Sie halten die Stellung in der Etappe. Deshalb sind sie von außen oft unsichtbar.«

Die Strippenzieher im Hintergrund waren also mehrheitlich Kerle, übersetzte ich und fand es interessant, dass der FKK-Boss in diesem Zusammenhang ein Bild aus dem Soldatenleben benutzte. Geldscheffeln ist Krieg. Harry hätte dem in seinem momentanen midlifekriselnden Zustand sicher zugestimmt.

Schardt riss eine Kekstüte auf. Seine Hände wirkten äußerst gepflegt. Wahrscheinlich ging er nach dem Coiffeur anschließend gleich zur Maniküre. Er steckte sich den schwarzen Drops in den Mund, lutschte, kaute, schluckte und bemerkte dann: »Haben die beiden Damen, mit denen Sie bereits gesprochen haben, Ihnen eigentlich weiterhelfen können? Frau Gellert und Frau Schneekloth, nicht wahr?«

Na prima. Geschickter hätte ich den Übergang auch nicht wählen können. Zur Belohnung gönnte ich ihm ein strahlendes Lächeln und wappnete mich gleichzeitig innerlich. Der Zeitpunkt, den Kurs schlagartig zu wechseln und härtere Bandagen anzulegen, war gekommen.

»Sie waren sehr hilfsbereit«, sagte ich mit Wärme in der Stimme, um ihn noch ein bisschen einzulullen. »Und haben sich äußerst lobend über die Geschäftsleitung ausgelassen.«

»Das will ich ihnen auch geraten haben«, grinste Schardt.

»Sie berichteten mir von der großzügigen Incentive-Feier auf Hollbakken. Vom Champagnerbüfett, dem Besuch im Freilichtmuseum Molfsee, der Dampferfahrt auf der Kieler Förde …« Sein Lächeln wurde noch breiter, bis ich fortfuhr: »Keinen Ton haben die Frauen jedoch darüber verlauten lassen, dass an diesem Wochenende auch Drogen im Angebot waren. Designerdrogen, um genau zu sein. Ich vermute jedoch, dass die nur die Spitze des Eisbergs waren. Gehört so etwas zur normalen Geschäftspolitik von FKK, Herr Schardt?«

Er starrte mich an, als sei ich vor seinen Augen vom Plüschteddy zur Klapperschlange mutiert.

»Davon weiß ich nichts«, meinte er dann sehr knapp und sehr bestimmt. »Das hat alles Frau Merkenthal organisiert.«

»Die praktischerweise tot ist und deshalb nicht widersprechen kann.«

»Was wollen Sie denn damit andeuten?«, brauste er auf. »Ich bin bei solchen Dingen wie Incentive-Feiern nicht involviert! Das kann Ihnen jeder hier im Unternehmen bestätigen. Um derartige Sachen hat sich ganz allein Frau Merkenthal gekümmert. FKK hat mit Drogen nichts zu tun. Überhaupt nichts! Das ist Rufschädigung, und ich werde mich mit allen Mitteln dagegen wehren, falls Sie in Ihrem Artikel irgendwelche unlauteren und unwahren Verbindungen herstellen. Haben Frau Schneekloth und Frau Gellert das vielleicht behauptet?«

»Nein«, sagte ich wahrheitsgemäß. »Diese Information stammt aus einer anderen Quelle.«

»Welche?«, blaffte er.

»Die verrate ich nicht.«

Schardt stand auf.

»Dann ist unser Gespräch beendet. Gehen Sie. Und denken Sie daran: Wenn diese Behauptung in der Öffentlichkeit auftaucht, verklage ich Sie wegen übler Nachrede und noch so einigen Dingen mehr. Und jetzt raus!«

Ich setzte mich in das italienische Restaurant gegenüber und bestellte mir einen Milchkaffee, danach eine kleine Pizza mit einer Extraportion Sardellen sowie eine ganze Flasche Wasser. Ich aß in Ruhe und mit leerem Kopf. Dann erst fing ich an nachzudenken.

Der Besuch bei Schardt hatte trotz meiner Überrumpelungsstrategie nicht eben viel gebracht, gestand ich mir ein. Der Mann war zwar für meinen Geschmack viel zu schnell sauer geworden und hatte sich zu heftig aufgeplustert, ohne an den Vorwürfen konkret interessiert zu sein. Trotzdem hatte ich den Eindruck gehabt, als sei er von meiner Information wirklich überrascht worden. Mmh. Vielleicht war er aber auch nur ein exzellenter Schauspieler, den nichts so leicht aus der Bahn warf?

Tja, dummerweise gaben weder Haar und Brille noch Hose und Hemd darüber Aufschluss. Gut, ich wusste jetzt alles über die Nico Schardt'sche Firmenphilosophie, aber immer noch nichts Genaueres über das Wochenende auf Hollbakken, geschweige denn über Daphne Merkenthals makaberes Ende. Dabei gehörten die Dame und ihr Boss auf der einen, Pferdeschwanz und Sörensen auf der anderen Seite möglicherweise zu konkurrierenden Dealerringen. Machte FKK ihr Geld vielleicht sogar in Wahrheit mit Drogen und nicht mit Fettkillerprodukten?

Ach, komm auf den Teppich, Hemlokk. Ich schenkte mir den letzten Schluck Wasser ein und beobachtete dabei zwei kleine Mädchen, die sich unter den wachsamen Blicken der Mutter auf dem Bürgersteig mit Seilhüpfen vergnügten. Kinder hatten es inmitten der Häuserschluchten wirklich nicht leicht. Schickte man sie allein hinaus, drohten Autos und Männer mit zweifelhaften Motiven. Stand pausenlos ein Erwachsener beim Spielen daneben, störte er nur. Und Bäume gab es hier auch nicht viele, mal ganz abgesehen von Kühen. Sagte ich bereits, dass ich ein totales Landei bin? Im Gegensatz zu Harry, der den Geruch von kokelndem Gummi auf Asphalt noch mehr liebt als die chinesische Sprache …

Na bitte, das könnte doch eine Möglichkeit sein! Einen Versuch war es allemal wert. Ich rief seine Handynummer auf.

»Du wirst gebraucht«, erklärte ich, als er sich meldete. »Und zwar sofort!«

Die Hintergrundgeräusche klangen, als befände er sich in der großen Pause irgendwo auf einem Schulhof.

»Wo?«, fragte er nur. Das schätzte ich an ihm. Wenn es darauf ankam, redete er nicht lange um den heißen Brei herum.

Ich sagte es ihm und bat ihn, sich noch etwas gedrucktes Chinesisches zu besorgen, bevor er sich auf meine Kosten ein Taxi nahm. Nach fünfunddreißig Minuten war er da.

»Ich habe in der Eile nur das Programm der Uni auftreiben können. Da sind ein paar chinesische Schriftzeichen drauf. Reicht das?«

»Ich denke schon.«

Er bestellte sich einen Latte macchiato, und ich erläuterte ihm meinen Plan. Er war ganz simpel. Harry sollte sich an Schardts Vorzimmerdame, die aufstrebende Chloe, heranmachen und die Frau ausquetschen, bis sie alles Wissenswerte über FKK, ihren Chef, Daphne Merkenthal und die Drogen auf Hollbakken ausgespuckt hatte. Sie sei eine Schwester im Geiste, versicherte ich ihm; gut aussehend, erfolgsorientiert und genauso vom weltweiten Siegeszug des Chinesischen überzeugt wie er.

»Sonst hast du keine Wünsche?«, meinte er, als ich mit meiner Aufzählung fertig war.

»Nee«, sagte ich. »Kriegst du das hin?«

»Na, ich weiß nicht. Aber –« In diesem Moment trat Chloe vor die FKK-Tür.

»Da ist sie!«, unterbrach ich ihn hastig. »Los! Und ruf mich an, sobald du etwas herausgekriegt hast!«

NEUN

Ich war nicht gut drauf, und das lag nur teilweise an dem Schmuddelwetter. Mittlerweile war es nämlich stockdunkel geworden und nieselte lau vor sich hin, sodass die Scheibenwischer dieses enervierende Quietschgeräusch beim Hin- und Herwedeln produzierten, das einem auf Dauer den letzten Nerv raubt.

Zwischen Pritzwalk und Ludwigslust überlegte ich deshalb ernsthaft, ob ich diesen Herbst nicht auch einmal dem Tag der offenen Klappe im Kieler Krematorium beiwohnen sollte. Spaßeshalber. Wie die sechshundert Mitmenschen, die beim letzten Event dieser Art die gute alte Erika Mustermann bis zu ihrem Ende als Ascheflöckchen begleitet hatten. Wieso tat man sich so etwas an?

Ich hatte es damals nicht verstanden und tat es auch jetzt nicht. Schiere Neugier? Nervenkitzel? Morbide Sensationslust? Die Vergewisserung, dass niemand halb tot verbrannt wird? Von allem etwas, schätze ich. Wenn ich kalt und wächsern im Sarg liege, ist es mir persönlich schietegal, was dann mit meinem Körper passiert. Ich besitze sogar seit Urzeiten einen Organspendeausweis; wenn ich die Radieschen von unten begucke, soll man mich ruhig ausschlachten, da bin ich großzügig. Was noch funktioniert, gebe ich gern her.

Doch das mit dem Regen und dem Krematorium war, wie gesagt, nur das eine. Ein mehr als gerütteltes Maß an Schuld an meiner miesen Laune trug Harry. Ich hatte ihn von der Pizzeria aus beobachtet, wie er über die Straße gerannt war, den Flyer mit dem chinesischen Buchstabenköder nicht etwa demonstrativ in der Hand, sondern in der Jackentasche verborgen. Er hatte Chloe schräg von hinten angequatscht, und ich hatte zuschauen dürfen, wie die automatische Abwehr in ihrem Gesicht bröckelte wie rissiger Putz bei Frost und einer wachsenden Neugier Platz machte. Nach vielleicht drei Minuten hatte sie lächelnd genickt, er hatte sich ihrem Schritt angepasst, und munter plaudernd waren sie aus meinem Blickfeld entschwunden. Irgendwie hatte ich mich regelrecht sitzen gelassen gefühlt. Was natürlich völliger Blödsinn war, wenn man es recht bedachte. Ich hatte ihn schließlich gebeten, sich der Frau an den Hals zu schmeißen. Aber gleich so? Etwas dezenter hätte er das Ganze mit Rücksicht auf mich schon angehen können, fand ich.

Zunächst hatte ich vorgehabt, die Gelegenheit zu nutzen, um mir einmal das neue Berlin anzusehen, von dem alle Welt so schwärmt. Also hatte ich gezahlt und war Richtung Innenstadt getrabt. Ich hatte ja ein bisschen Zeit, dachte ich naive Unschuld, denn Harry würde mit seiner Befragung bestimmt nicht in einer Stunde fertig sein. Er meldete sich nach fünfzig Minuten. Fünfzig Minuten, das muss man sich einmal vorstellen!

»Chloe ist gerade auf der Toilette«, teilte er mir in so einem komisch-satten Tonfall mit, der mich gleich hätte stutzig werden lassen müssen. »Ich bleibe die Nacht über hier. Das wollte ich dir nur schnell sagen, damit du nicht wartest.«

»Na, das ging aber fix«, bemerkte ich völlig überrumpelt.

Harry lachte selbstgefällig. »Das Leben ist zu kurz für irgendwelche Spielchen, Hemlokk. Chloe und ich sind da völlig einer Meinung.«

»Wie schön«, entfuhr es mir giftig, während mir ein Regentropfen mit enervierender Langsamkeit den Nacken hinunterlief. Wer hatte der Frau bloß diesen Namen verpasst? Chloe? Das klang ja wie ein Halskatarrh.

»Ach ja«, sagte Harry beiläufig und tat so, als bemerke er meine verschnupfte Reaktion überhaupt nicht, »deine Daphne und dieser Schardt hatten ein Verhältnis. Wenn ich Chloe richtig verstanden habe, redete *sie* bereits vom Heiraten. Was *er* davon hielt, weiß ich nicht, so weit sind wir noch nicht gekommen. Und in der jetzigen Phase unserer Beziehung möchte ich auch nicht allzu sehr nachfragen. Das macht sie nur misstrauisch. Aber du kannst davon ausgehen, meint Chloe, dass die beiden so ziemlich alles besprochen haben, was zu besprechen war. Hilft dir das weiter?«

»Ja«, musste ich zugeben.

»Schön«, sagte Harry. »Und noch etwas, Hemlokk. Die

Merkenthal scheint sehr darauf geachtet zu haben, dass jeder wusste, dass sie so etwas wie die Chefin von FKK war. Sie hat das richtig raushängen lassen, sagt Chloe. Was natürlich für die Mitarbeiter nicht immer angenehm war. Aber sie kommt. Ich muss Schluss machen.«

»Harry!«

»Nein, Entwarnung, sie hat jemanden entdeckt, den sie kennt. Was ist?«

»Wann, meinst du, kommst du zurück?« Ich hörte mich an wie eine nörgelnde Ehefrau.

»Weiß ich nicht«, erwiderte Harry so selbstzufrieden wie ein Kater vor einem gut gefüllten Mauseloch, »das hängt ganz von Chloe ab und meinen Ermittlungen natürlich.«

Natürlich.

Bei Gelegenheit würde ich den Jungen ganz en passant mal fragen, wie er in dieser fast schon unanständig kurzen Zeit an die Informationen gekommen war und welche Zauberworte er benutzt hatte, als er die fabelhafte Chloe so mir nichts, dir nichts auf der Straße ansprach. Hatte er vielleicht auf Mandarin völlig unverblümt geraunt: »Du gefällst mir, Perle von Beijing. Wie ist es mit uns beiden?« Chloe war ja offenbar mit klaren Worten zu beeindrucken. Weil Zeit bekanntlich Geld ist, wenn man sich für einen der kommenden Global Player hält. Da waren sich die beiden Herzchen bestimmt völlig einig.

Nach diesen profunden Überlegungen hatte ich das Handy abgeschaltet und erst dann registriert, dass ich direkt vor einer Frittenbude stand, die Buletten im Angebot hatte. Buletten! Ausgerechnet. Es handelte sich zwar um die fleischige Variante, aber trotzdem: Das war entschieden zu viel. Ich machte auf dem Absatz kehrt, trabte zu meinem Wagen zurück, fuhr los, erblickte tatsächlich nach wenigen Minuten das ersehnte Autobahnschild und fand ohne Probleme aus Berlin heraus. Kurz vor Mitternacht war ich in Bokau.

Ich stellte das Auto vor dem Haupthaus ab, schielte zu Margas dunklen Fenstern hoch und stolperte müde und frustriert den Weg zu meiner Villa hinunter.

Ich hatte Besuch. Ein Wesen – vom Vollmond bestrahlt – saß auf meiner Gartenbank und starrte mir entgegen. Mein Herz sackte augenblicklich in die Hose, und aus meinem Hirn wich sämtliches Blut in die Beine, sodass nur noch eine graue, weitgehend nutzlose Masse meinen Kopf füllte. Das Geschöpf hatte kein Gesicht! Erst allmählich nahm ich wahr, dass das an dem Sack lag, den es sich über den Kopf gestülpt hatte. Nur die Augen waren frei. Außerdem trug die Kreatur Handschuhe und einen dunklen Overall.

»Na endlich.«

Die Stimme klang zwar verzerrt, weil nur ein heiseres Flüstern herauskam, aber ich registrierte doch, dass es sich bei meinem nächtlichen Besucher um einen Mann handelte und keinesfalls um eine konservative Muslima, die in Bokau den kürzesten Weg nach Saudi-Arabien erfragen wollte.

»Was wollen Sie? Wer sind Sie?«, stieß ich schrill hervor, obwohl ich es natürlich genau wusste: Die Drogenmafia saß vor meiner Tür. Pferdeschwanz fiel mir ein. Und Sörensen natürlich. Oder Schardt? Hatte der nach meinem Besuch vielleicht dermaßen schnell reagiert und einem seiner örtlichen Schlägertypen befohlen, mich abzupassen? Laut Chloe via Harry hatte Daphne ja ohnehin alles mit ihrem Liebsten besprochen. Er wusste also schon länger Bescheid.

»Mit dir reden. Und wer ich bin, tut nichts zur Sache«, brummte der Kerl und schlug neben sich auf die Bank. »Setz dich.«

»Ich stehe lieber«, erwiderte ich, so fest ich konnte. Bloß keine Angst zeigen, das törnte solche Schlägertypen nur an. Die rochen die Furcht anderer und fanden das klasse; so wie normale Menschen Bratkartoffeln mit Speck und Zwiebeln wittern und prompt Appetit bekommen.

Mein nächtlicher Besucher schwieg, und einen irritierenden Moment lang hatte ich den Eindruck, dass er nicht wusste, wie es nun mit uns weitergehen sollte. Dann erhob er sich schwerfällig. Ich wich instinktiv zurück.

»Noch einen Schritt und ich schreie«, warnte ich ihn, als ich mit dem Hintern gegen die Gartenpforte stieß.

Er lachte. Es klang völlig humorlos. »Hier hört dich niemand. Nur die Kühe. Ich könnte dir in aller Ruhe das Genick brechen. Die finden dich erst, wenn Plattmann am nächsten Ersten die Miete kassieren will.«

»Was wollen Sie von mir?«, flüsterte ich, gleichzeitig registrierend, dass der Schläger sich offenbar in Bokau auskannte. Sonst hätte er logischerweise nicht gewusst, dass Fritjof Plattmann mein Vermieter war. Er kam trotz meiner Warnung immer näher. So nahe, dass ich seinen Schweiß und seinen Körper riechen konnte. Er müffelte sauer. Ich presste mich mit aller Macht gegen die Pforte, die jedoch keinen Millimeter nachgab.

»Was ich will? Das weißt du genau«, knarrte er mir ins Gesicht. »Lass uns in Ruhe und steck deine Nase nicht in Angelegenheiten, die dich nichts angehen, sonst muss ich deutlicher werden, verstehste?«

Dann hob er wie in Zeitlupe die Hand, holte aus und schlug mir mit aller Kraft ins Gesicht. Ich schrie vor Schmerz auf, taumelte und hielt mir schlotternd die brennende Wange. Es war gar nicht so sehr der Schmerz, der blieb erträglich, es war der Schock, der mir in alle Glieder fuhr.

»Hast du's nun kapiert?«, fragte er heiser.

Ich bin, wie gesagt, keine Heldin.

»Ja«, hauchte ich.

Aber ich bin auch nicht feige. Und wenn ich so richtig sauer werde, denke ich nicht allzu viel nach. Deshalb richtete ich mich instinktiv wieder auf, lockerte unauffällig die Muskeln an meinem rechten Bein – und zog es mit aller Macht hoch. Wumm. Wie im Film. Tausendmal gesehen, niemals selbst probiert.

Die Wirkung war atemberaubend. Mein Angreifer klappte zusammen wie ein Messer und hielt sich dabei jammernd und nach Luft japsend das Gemächt. Tja, ein ganzer klarer Fall von Eiersalat, Kinder. Den hatte ich schon als Kind gern gemocht, wenn meine Mutter ihn mit Zwiebeln, Gurken, Mayo und Joghurt zubereitete.

»Du Schlampe!«, keuchte der temporär Entmannte, als er

am Boden angekommen war. Ich hätte schwören mögen, dass er Rotz und Wasser heulte.

»Selber Arschloch!«, fauchte ich und blickte mich dabei gleichzeitig hektisch nach einer Waffe um.

Zu meinen Füßen lag Hannelore in tiefem Schlummer. Mit ihr hätte ich allenfalls werfen können. Sonst sah ich in der Eile nichts. Ich überlegte fieberhaft, während der Kerl zu meinen Füßen wimmerte, als habe sein letztes Stündlein geschlagen. Doch wenn er seine Eier sortiert hatte, würde er sich zweifellos voller Wut auf mich stürzen. Zwar hatten Pferdeschwanz oder Schardt dem Schläger bestimmt gesagt: »Mach nicht zu doll, mach ihr nur ein bisschen Angst«, aber mit meinem Tritt in sein Allerheiligstes hatte ich selbst zielsicher alle Hemmungen beseitigt.

Also, denk um Gottes willen nach, Hemlokk! Denn der Knüppelknilch massierte sich zwar immer noch stöhnend den Unterleib, hatte sich jedoch bereits schon wieder ein bisschen aufgerichtet. Und dabei knurrte er so drohend wie Bello, der Perler'sche Hofhund. Hemlokk, beschwor ich mich, nun mach schon! Sonst verarbeitet dich der Junge in der nächsten halben Stunde entweder zu Wurst oder verfüttert dich bei lebendigem Leib an die Schweine.

Die Rettung lag direkt hinter mir. Silvia. Meine kühische Nachbarin bewohnte ihre Wiese nämlich seit Kurzem nicht mehr allein, sondern teilte sie kurzzeitig, bevor es in den winterlichen Stall ging, mit etwa zwanzig anderen Rindviecherdamen. Die würden über ihr neues Herdenmitglied, das sich gleich im Dunkeln zwischen sie schlich, bestimmt nicht entzückt sein, aber was sollte es – der eigene Leib, das eigene Leben waren mir in diesem Moment wichtiger als ein paar in Aufruhr versetzte Kuhseelen.

Gesagt, getan. Mit einem Satz schoss ich über den stöhnenden Mann hinweg, riss dabei hinter mir die Gartenpforte auf, knallte sie ihm damit unweigerlich an den Kopf, drehte mich bei dem Manöver in der Luft wieder um, berührte kurz den Boden, nahm Anlauf, überflog meinen Angreifer erneut, sauste aus meinem Garten hinaus über den Weg, hechtete über den kleinen Graben, der die Wiese abgrenzte, und kroch unter dem Elektrozaun hindurch auf Silvias Wiese.

Die Damen hatten es sich zur Nacht direkt am Knick gemütlich gemacht. Ich schob mich im Kriechgang auf sie zu und gab dabei unentwegt beschwichtigende Laute von mir, in der Hoffnung, dass meine langjährige Nachbarin meine Stimme erkannte und Entwarnung gab. Die Herde muhte unruhig und ängstlich. Klar, für die Tiere war ich in diesem Moment so etwas wie ein hungriger Wolf und nicht die nette Hemlokk von nebenan, die so gern ein Schwätzchen über den Elektrodrahtzaun hielt.

Endlich hatte ich es jedoch geschafft und stand mitten unter ihnen, jede hektische Bewegung sorgfältig vermeidend. Nur den Bruchteil einer Sekunde erlaubte ich mir den Gedanken, was wohl passieren würde, wenn ich jetzt niesen musste …

Dann hörte ich den Knüppelknilch in meinem Garten rumoren. Über die Rücken der Kühe hinweg beobachtete ich geduckt den Schatten, der sich ächzend und mit wahrscheinlich schmerzverzerrtem Gesicht an meiner Pforte hochwuchtete, um sich dann suchend und fluchend umzublicken. Vorsichtshalber machte ich mich unsichtbar, indem ich vollständig hinter den Tieren verschwand.

Aber der Bursche war zäh. Zweifellos war ihm die Unruhe der Herde nicht entgangen. Denn jetzt schob er sich ebenfalls unter dem Elektrodraht durch und kam unsicheren Schrittes direkt auf uns zu. Silvia und die Damen würden mir nicht helfen; die würden panisch fliehen, wenn er sich noch weiter näherte. Das war mir schon klar. Deshalb griffelte ich mit schweißnasser Hand nach meinem Taschenmesser. Es würde mir nicht viel helfen, das war mir noch klarer, aber es war weitaus besser, als dem Mann völlig wehrlos ausgeliefert zu sein. In aller Hast säbelte ich daher einen biegsamen Weidenzweig ab. Als Peitsche würde er funktionieren, und wenn ich meinen Angreifer überraschend und mit voller Wucht traf, tat so ein Hieb mächtig weh.

In diesem Moment trat Kuddel auf den Plan. Ich hörte ihn drohend schnauben und mit dem rechten Vorderfuß scharren, was bei Bullens so viel heißt wie »Pass auf, Freundchen. Noch einen Schritt weiter, und ich ramm dich in Grund und Boden«. An der Silhouette erkannte ich Bauer Plattmanns neuen Stier sofort. Auf seinem Nacken hätte ein Güterzug parken können. Kuddel sei jedoch für ein ausgewachsenes Vieh ein richtig Lieber, wie mir mein Vermieter versichert hatte, was man allerdings leicht vergaß, weil er bestimmt eine Tonne wog. Mit anderen Worten: Kuddel war ein muskelbepackter Fleischberg, der zudem momentan nicht gut drauf war.

Mein Angreifer erstarrte. Kuddel scharrte und schnaubte erneut. Eigentlich war das nicht misszuverstehen, aber so ein Stadtkind wie der Knüppelknilch war bestimmt der Meinung, dass Kühe lila geboren werden und Milch in Tüten vom Himmel fällt. Nein, war es nicht.

Mit angehaltenem Atem beobachtete ich, wie der Mann gaaanz langsam und gaaanz vorsichtig zurückwich. Doch Kuddel ging das wohl nicht schnell genug. Denn er hörte plötzlich auf zu scharren und donnerte direkt auf den Schläger zu. Der drehte sich angesichts dieses auf ihn zustürmenden Monstrums um und lief um sein Leben. Er schaffte es knapp bis zum Zaun, warf sich in voller Montur auf den Bauch und robbte hektisch unter ihm durch. Kuddel bremste schliddernd und schnaubend ab. Und er kam tatsächlich diesseits des Zauns zum Stehen, während mein Verfolger sich mühsam jenseits aufrappelte.

Ich hätte fast applaudiert, bis mir schockartig aufging, dass ich lediglich ein saumäßiges Glück gehabt hatte. Denn ich hatte nicht gewusst, dass Kuddel bei seinen Damen nächtigte. Plattmann musste ihn erst im Laufe des Tages gebracht haben. Mir wurde jetzt noch ganz flau im Magen. Kuddel mochte ja wirklich im Normalfall ein weichherziger Charmeur sein, aber auf seiner Wiese duldete er keine Fremdlinge. Und darunter fielen auch grundsätzlich nette, menschliche Nachbarinnen.

Trotzdem beschloss ich, die Nacht zwischen den Kühen zu verbringen; mit einem Auge nach Kuddel schielend, der sich jetzt wieder etwas abseits der Herde niederließ, mit dem anderen meine Villa und Pferdeschwanzens Totschläger im Blick behaltend. Denn der stand jetzt hinter dem Zaun und brüllte in meine Richtung: »Wir sprechen uns noch! Wir haben uns nicht zum letzten Mal gesehen!«

Kann sein, dachte ich im Stillen. Aber um Hanna Hemlokk an den Karren zu fahren, musst du früher aufstehen, mein Lieber.

Endlich machte er sich vom Acker. Ich hörte ihn den Weg zum Haupthaus hochgehen, lauschte, doch es sprang kein Motor an. Kein Wagen rollte davon. Seltsam. Nein, das war es natürlich nicht. Kein Knüppelknilch, der etwas auf sich hielt, fuhr schließlich mit dem Auto vor, damit alle, die interessiert waren, sich das Kennzeichen merkten.

Ein klarer Fall von erfroren und unterzuckert, hörte ich Harry sagen, der in diesem Augenblick höchstwahrscheinlich in Chloes warmem Bettchen lag, einen teuren Rotwein süffelte und sich mit ihr postkoital austauschte. Die Welt war wirklich ungerecht. Aber wem sagte ich das?

Ich lebte schließlich noch und hatte soeben einen Profikriminellen mit Bordmitteln ausgetrickst. Vielleicht war sie also doch nicht so ungerecht, sondern lediglich facettenreich? Ich war jedenfalls ziemlich stolz auf mich, ohne Kuddels Anteil am Erfolg schmälern zu wollen.

Als es endlich dämmerte – diese Nacht hatte gefühlte siebenunddreißig Stunden –, war ich so durchgefroren, dass ich mich nur noch steif wie eine Marionette bewegen konnte. Trotzdem wählte ich den längeren, weil sichereren Weg und zwängte mich durch den Knick auf die Nachbarwiese, um Kuddels wachsamen Blicken zu entgehen. Von da aus schlich ich sorgfältig um mich schauend zu meiner Villa. Aber nichts rührte sich.

Er war nicht zurückgekommen. Mit klammen Fingern schloss ich die Tür auf und schaltete den Wasserkocher an. Mein Anrufbeantworter blinkte. Sollte er. Die Wiederbelebungsmaßnahmen waren wichtiger, sonst würde ich neben dem Apparat kollabieren. Ich entschied mich für eine Ostfriesenmischung, pro Tasse mit zwei Löffeln Kandiszucker. Dazu ein warmes Ei sowie zwei Toastbrote mit Marmelade. Nach diesem Mahl schloss ich die Tür wieder ab und stellte mich minutenlang unter die heiße Dusche. Anschließend fiel ich vollkommen groggy ins Bett.

Es ging bereits auf Mittag zu, als ich erwachte. Die Sonne schien, und ein rascher Blick auf die sich im Wind kräuselnde Oberfläche des Sees verhieß wohltuende Normalität. Ich reckte und streckte mich genüsslich. Mir ging es gut. Man musste nicht alle Probleme mit Gewalt und Muskelkraft lösen, mit einem cleveren Köpfchen kam man genauso weit. In diesem Moment verspürte ich keine Angst, sondern war nur gespannt darauf, was Pferdeschwanz – oder Schardt, obwohl ich den bei ruhiger Überlegung doch eher für die zweite Wahl hielt – sich wohl als Nächstes ausdenken würde. Sollten die Knüppelknilche kommen! Mit Hanna Hemlokk würde nicht zu spaßen sein.

Ich stieg aus dem Bett, ging ein weiteres Mal unter die Dusche und fuhr anschließend zu Matulke, um mich mit Brötchen und als Belohnung für diese scheußliche Nacht mit zwei extragroßen Cremeschnitten zu versorgen. Erst nachdem ich alles vertilgt hatte, hörte ich den Anrufbeantworter ab.

Die erste Stimme gehörte meiner Mutter, die zweite meiner neuen Agentin. Meine Mutter berichtete, dass gestern die Buchungsbestätigung für die Kreuzfahrt eingetroffen sei. Es stimme einfach alles: Außenkabine für zwei Personen, Vollverpflegung – wie wohl auch sonst auf einem Schiff, fragte sich ihre Tochter ketzerisch. Sollte etwa jeder sein Abendbrot angeln? Zum Programm gehörten außerdem vier Landausflüge, und ob ich mir schon überlegt hätte, was wir an unserem gemeinsamen Kiel-Tag unternehmen wollten? Sie klang sympathisch aufgeregt.

Von Dorle Bruhaupt erzählte sie nichts. Vermutlich, weil die sich inzwischen irgendwo bei den Äußeren Hundenebeln auf dem Weg zum Mars befand. Hin und zurück in fünfhundert Tagen. Ich würde in dieser engen Röhre nach drei Stunden einen Vogel kriegen. Aber Dorle nannte ja bekanntlich nicht nur einen Piepmatz ihr Eigen, sondern einen ganzen Schwarm.

Nachdem sich meine Mutter verabschiedet hatte, schaltete ich das Gerät ab, schnappte mir das größte Fleischmesser, das ich besaß, schloss die Tür auf und patrouillierte einmal um meine Villa herum. Doch ich war allein, abgesehen natürlich von Silvia, Kuddel und den anderen Damen, die malmend zu mir herüberglotzten. Ich hob grüßend die Hand, um anschließend wieder einigermaßen beruhigt im Inneren meiner Behausung zu verschwinden. Dabei war mir schon klar, dass diese Art von Wachsamkeit nicht zum Dauerzustand werden konnte. Bei jedem Geräusch zusammenzuzucken und sich umgehend auf einen Kontrollgang zu begeben, hielt selbst das abgebrühteste Private Eye nicht aus. Irgendetwas musste geschehen. Aber was?

Ratlos und leicht abgelenkt hörte ich mir an, was meine neue Agentin mir mitzuteilen hatte. Julia Schiebrecht klang aufgedreht, was daran lag, dass sie quasi als erste Amtshandlung das Exklusivrecht für eine Zeitschrift ergattert hatte, die noch richtig anständig zahlte. Pro Ausgabe wollten die mehrere »wahre Geschichten« bringen. Wow!

Doch das bedeutete, dass Vivian diese Schmalzheimer in der ersten Person abfassen musste, damit bei den Leserinnen der Eindruck entstand, das Ganze sei tatsächlich direkt aus dem Leben gegriffen und die Ich-Erzählerin breite hier wirklich ihr mitreißendes Schicksal aus. Bislang hatte ich mich um so etwas erfolgreich gedrückt. Denn mit einem sogenannten Liebes*roman* ein bisschen heile Welt zu produzieren, war die eine Sache; eine andere war es dagegen vorzugaukeln, die Probleme im wirklichen Leben seien ebenfalls derart simpel gestrickt und vor allem auch noch genauso simpel zu lösen wie in einer Sülzlette.

Ich fand das nicht doll, weil es mehr Leute gibt, als man denkt, die so etwas dann tatsächlich für bare Münze nehmen. Aber natürlich konnte ich das Geld – wer hätte das wohl nicht gesagt? – wunderbar gebrauchen. Was also tun? Dem schnöden Mammon hinterherhecheln oder dem leise zwackenden Gewissen gehorchen, das war hier die Frage.

Ich entschied mich schließlich für ein herzhaftes Jein und schmiss den Computer an, um erst einmal mit der aktuellen Story zu Potte zu kommen. Um ehrlich zu sein, ich hatte mittlerweile nicht mehr den Hauch einer Ahnung, in welche zweifellos höchst dramatische Situation die LaRoche Richard und Camilla bereits geschrieben hatte. Irgendetwas mit Sex und Säften war es gewesen. Daran erinnerte ich mich noch düster. Ich las die Seiten rasch quer.

Richtig. Richy-Boy war aus dem trauten Heim geflogen, weil er fremdgegangen war und sich nix dabei gedacht hatte. Weil es eben nichts mit Liebe zu tun gehabt hatte, wie er meinte, sondern nur mit Säften. Was wiederum Camilla, die Fee, als doppelten Affront auffasste, weil die Liebe immer eine Rolle spiele, wie sie meinte, und keineswegs nur die Säfte zirkulierten.

Als ich so weit gekommen war, erschien wie in einem schlechten Film Marianne Wiehle vor meinem inneren Auge: verhärmt, sich grämend, im Innersten verletzt ob des Verhaltens ihres Oskars. Sie hatte sich bestimmt genauso gefühlt wie die herzige Camilla, als ihr Gatte wie ein enthemmter Jüngling Monika Perler anbalzte. Hatte sich vielleicht sogar ausgemalt, wie Oskar hingebungsvoll am Fremdohr knabberte, stöhnend die Innenfläche der nebenbuhlerischen Hand abknutschte und dabei Süßholz raspelte, dass Bello die Zähne fletschte. Klar, dass sowohl Camilla als auch Marianne stinksauer waren. Von wegen nix als Säfte. Pah! Betrug war das. Verrat!

Aber das war in diesem Moment nicht der Punkt, rief Hanna die frauensolidarisch-empörte Vivian schließlich energisch zur Ordnung. Camillas und Mariannes Leiden an ihren jeweiligen Männern hin oder her, hier ging es darum, ob Vivian aus Camilla mal eben ein »Ich« machen konnte. LaRoche probierte es. Es las sich grauenvoll gekünstelt, fand Hanna, und irgendwie falsch. Vivian war sich da nicht so sicher.

Ich vertagte das Problem. Die gute Julia musste ja nicht von jetzt auf gleich eine Antwort bekommen. Bald schon, klar, aber nicht sofort. Und schon gar nicht, wenn eine Abordnung der Kieler Drogenmafia um meine Villa schlich, um mich kirre zu machen. Denn etwas knackte jetzt draußen vor der Tür, was nicht knacken sollte. Es war ein fremdes und damit in dieser Situation äußerst bedrohliches Geräusch, und ich griff vorsichtshalber mit der einen Hand zu dem Messer, das ich auf dem Tisch deponiert hatte, während ich mit der anderen nach dem Handy angelte. Ich drückte auf die vier.

»Ja-ha!«, flötete Harry am anderen Ende der Leitung.

»Ich bin's«, piepste ich. »Störe ich?« Grundgütige, gleich

hatte ich mich so kleingemacht, dass ich problemlos in eine Streichholzschachtel passte.

»Ach so. Nee, du störst nicht«, meinte Harry hörbar mäßig begeistert. »Ich bin momentan allein. Chloe ist beim Training. Sie läuft Marathon, weißt du.«

Meine Gartenpforte quietschte. Ganz leise zwar, nämlich so, als sähe sich jemand extra vor, um mich nicht auf sich aufmerksam zu machen, aber ich hörte es trotzdem. Stand der Kerl jetzt etwa direkt vor meiner Tür und wartete nur auf eine günstige Gelegenheit, um sich für den Tritt in seine Eier zu rächen und mich auf Geheiß von Pferdeschwanz oder Schardt zu Brei zu schlagen?

»*Mens sana in corpore sano*«, faselte Harry am anderen Ende der Welt munter weiter. »Das wussten schon die alten Lateiner.«

Die Stille draußen war einfach unheimlich. Wie die Ruhe vor dem Sturm. Ich spürte, wie mir der kalte Schweiß ausbrach.

»Harry ...«, flüsterte ich mit trockenem Mund. Vielleicht schnallte er deshalb nichts.

»Weißt du etwa nicht, was das heißt, Hemlokk? Ich verrate es dir«, schwadronierte er. »Nur in einem gesunden Körper wohnt auch ein gesunder Geist. Hättest du eigentlich kapieren müssen. Aber ich weiß ja, dass du es mit der Bewegung nicht so hast. Dabei ist das im höchsten Maße ungesund, weil es zu Bluthochdruck, Cholesterin, Verfettung und verstopften Arterien führt, hat Chloe mir erklärt. Sobald ich wieder zu Hause bin, fange ich mit dem Laufen an. Das pumpt Sauerstoff in die Muskeln und ins Hirn.«

»Das ist bei manchen Leuten sicher besonders nötig«, gelang es mir zu raunen, während ich angestrengt horchte.

Da schlich zweifellos jemand durch die Büsche, spähte die Lage aus und war ziemlich sauer wegen letzter Nacht. Vielleicht waren sie diesmal auch zu zweit angerückt, der Schläger und Lutzi. Oder schlimmer noch, nicht Sörensen war mitgekommen, sondern einer, der es wirklich ernst meinte und mir Arme und Beine brach, während Pferdeschwanz den freundlichen Rat beisteuerte, nach Kappadokien auszuwandern.

»Ist was?«, fragte Harry irritiert. »Geht's dir nicht gut? Oder wirst du schon vom bloßen Zuhören kurzatmig?«

»Alles bestens«, nuschelte ich und wusste plötzlich überhaupt nicht mehr, weshalb ich ausgerechnet Harry angerufen hatte. Aus Berlin konnte er mir sowieso nicht helfen. Weshalb ihn also überhaupt erst beunruhigen? Da musste ich allein durch.

Direkt vor meiner Tür fing jetzt ein Hund an zu kläffen. Der Dobermann von Pferdeschwanz? Ich zwang mich, konzentriert zu lauschen. Nein, es klang eher verspielt und gar nicht beißwütig. Und nun erkannte ich auch die Stimme von Fiete, Inge Schiefers Golden Retriever, der über ein sonniges Gemüt verfügte und restlos glücklich war, wenn man nur Stöckchen für ihn schmiss. Voller Erleichterung stürzte ich zur Tür und riss sie auf, das Telefon am Ohr. Inge kniete neben Hannelore und kraulte ihr den Hals, was die Kröte sichtbar genoss. Fiete wuffte und wedelte begeistert, als er mich sah.

»Moin, Hanna«, grüßte Inge und blickte zu mir hoch. »Ich wollte dich nicht stören. Ich guck mir mal in Ruhe die Schildkröte an. Du hast doch nichts dagegen?«

»Nein, natürlich nicht«, sagte ich und wuschelte Fiete kolossal erleichtert zwischen den Ohren. »Hast du jemanden hier ... äh ... spazieren gehen sehen?« Herumschleichen traf es zwar besser, aber man musste ja nicht gleich mit der Tür ins Haus fallen.

Inge schüttelte den Kopf.

»Nein«, sagte sie und lachte. »Hier ist weit und breit niemand, darauf kannst du dich verlassen. Dem hätte Fiete schon das Stöckchen vor die Füße gelegt.«

Tja, Hemlokk, du siehst und hörst bereits Gespenster, so weit ist es also gekommen.

»Was ist denn bei dir los?«, quakte Harry jetzt ungeduldig dazwischen.

»Nichts«, erwiderte ich fest. Wenn ich ihn um Hilfe bat, bildete er sich sowieso gleich wieder etwas ein. Also ließ ich es doch besser bleiben. Außerdem war da noch die blitzgescheite, vor Energie schier berstende, chinesisch sprechende Chloe, die sicher auch im Bett nur Höchstleistungen erbrachte. »Ich wollte nur kurz wissen, was du bislang herausgefunden hast. Weiter nichts.«

»Deshalb rufst du an?«

»Natürlich«, gab ich knapp zurück und freute mich, dass das Harry-Herzchen ein bisschen verschnupft klang, wenn mich meine Lauscher nicht täuschten. Aber was hatte er sich denn gedacht? Dass ich mich mit ihm über den neuen Colin Dexter und seinen Inspektor Morse austauschen wollte? Oder über dessen ewig und drei Tage Spiegeleier essenden Adlatus Lewis? Darauf konnte er lange warten, zumal die liebe Chloe bestimmt nur Eier zu braten vermochte, wenn sie die entsprechende App heruntergeladen hatte! Und Harrys zweifellos ebenso investives wie intensives Liebesleben interessierte mich nicht die Bohne!

»Viel ist es nicht«, sagte er bedächtig. »Und ich weiß auch nicht, ob dir das überhaupt weiterhilft, aber der Schardt hat sich in der Stralsunder Altstadt eines von diesen Bruchhäusern gekauft. Das will er sanieren. Die Merkenthal sollte da wohl mit einziehen, soweit ich das verstanden habe. Das heißt, noch renoviert er. Es ist so etwas wie ein Hobby von ihm, sagte Chloe. Er ist mit Leib und Seele dabei. Wenn er davon spricht, kriegt er glänzende Äuglein. Jeden Freitagnachmittag düst er dorthin und trifft sich mit den Bauleuten. Chloe meint, dass er da Unsummen reinstecken muss.« Die er nicht nur mit dem Verkauf von Fettkillern, sondern auch mit dem schwunghaften Handel von Drogen erwirtschaften könnte, ergänzte ich im Stillen.

»Ist das für dich von Interesse?«, fragte Harry.

»Möglich, ja«, gab ich mich zugeknöpft.

Er zögerte. Dann gab er sich hörbar einen Ruck.

»Chloe kennt sich ein bisschen mit Designerdrogen aus.«

Draußen polterte es. Ob Inge die arme Hannelore vielleicht als Apportiergerät für Fiete benutzte? Das wäre aber gar nicht nett.

»Du willst sagen, dass deine Freundin selbst welche nimmt, vermute ich?«, übersetzte ich mit neutraler Stimme. »Na ja, das ist bei so einem Leben auf der Überholspur natürlich kein Wunder. Lernt sie beim Marathon eigentlich auch noch den kleinen Benimmführer für internationales Führungspersonal auswendig? Sonst wäre das doch ziemlich vergeudete Zeit.«

»Willst du jetzt wissen, was sie mir erzählt hat, oder willst du weiter plump rumsticheln?«

»Ich höre«, sagte ich in bester Kieler-Tatort-Manier.

»Also, sie hat sich letztens ›Jungle Dust‹ kommen lassen. Fünf Gramm zu knapp einhundertfünfzig Euro. Es war toll, sagt sie. Sie könne diesen Trip nur jedem empfehlen, der mal so richtig runterkommen wolle. Hinterher fühle man sich, als seien einem die Akkus wieder aufgeladen worden.«

»Und wie hat es bei dir gewirkt?«, erkundigte ich mich beiläufig.

»Gar nicht. Ich nehme so was nicht«, behauptete Harry. »Wegen der Nebenwirkungen und Wahnvorstellungen.«

»Noch nicht«, schnaubte ich. »Aber wenn du erst mal in deiner Achtzehn-Stunden-Mühle rotierst, keinen Sonntag mehr kennst und von Termin zu Termin hetzt, dann wirst du auch schwach werden. Wie diese Banker in London. Hast du das gelesen, Harry? Letztens haben Wissenschaftler das Wasser der Themse untersucht. Im Bankenviertel ist der Kokaingehalt deutlich höher als im übrigen Fluss. Da steppt der Butt!«

»Den gibt es da gar nicht, Hemlokk. Und du brauchst dir keine Sorgen zu machen. Ich nehme keine Drogen, und ich werde auch keine nehmen. Legal oder nicht, Chloe hin oder her.«

Genau das hatte ich gemeint. Manchmal war der gute alte Harry doch nicht so tumb, wie er mich zwischenzeitlich vermuten ließ.

»Gut«, sagte ich erleichtert. Denn sich an der Vorstellung von der eigenen kometenhaften Karriere zu berauschen, war das eine und sei jedem Midlife-Krisen-Mann gegönnt; sich jedoch vollzudröhnen, weil man den Stress des Lebens nicht mehr ertrug, das war etwas anderes. »Woher hatte Chloe diesen ›Dschungelstaub‹, so übersetzt man das doch wohl, mmh? Hat sie dir das verraten?«

»Ja, hat sie. Aus dem Netz. Da gibt es spezielle Webshops, bei denen du das kaufen kannst. Gib nur mal die Stichworte ›Badesalz‹, ›Räuchermischung‹, ›Aquariumreiniger‹ oder ›Raumer-

frischer‹ ein, dann landest du da, wo du hinwillst. Ganz legal.«
Wie Sörensen gesagt hatte.
»Und trotzdem ist es Dreck«, stellte ich sicherheitshalber noch einmal fest.
»Wie Alkohol und Zigaretten«, parierte der Chloe-infizierte Harry. »Das sind auch Genussmittel und Drogen in einem, nur dass sie nicht gesellschaftlich geächtet sind. Aber die Gesundheit pur steckt in beiden nicht drin. Und wenn du davon zu viel nimmst, dann ... ach was, ich muss Chloe nicht verteidigen.« Er tat es doch, denn er fuhr fort: »Außerdem hat sie mit dem Dschungelstaub das Bessere genommen. Es gibt nämlich auch Legal Highs, da kosten drei Gramm nur um und bei vierundzwanzig Euro.«
»Die Dröhnung für Arme«, ätzte ich wieder besseres Wissen. Mir war dieses ganze Drogenzeugs zutiefst unsympathisch und unheimlich. »Und ob man Legal Highs zu den Genussmitteln im herkömmlichen Sinne rechnen kann, bezweifle ich. Sonst noch was?«
»Nö.«
»Wart ihr schon zusammen im Bett?«
Es war heraus, bevor ich den Mund zuklappen konnte.
»Das geht dich einen Schissdreck an, Hemlokk!«

Natürlich überprüfte ich Harrys Angaben sofort im Netz. Sie stimmten. »Badesalz« war sogar in einem Shop im Angebot und mit dem Zusatz versehen, dass das Produkt ausschließlich als Pflanzendünger verwendet werden dürfe. Na denn.
Ich schaltete den Laptop aus. Wenn die superintelligente, hochmotivierte, total dynamische Chloe sich so einen Kram reinpfiff, kriegte sie in absehbarer Zeit garantiert eine weiche Birne. Überdüngt sozusagen. Dann war es aus mit der steilen Karriere, bevor sie überhaupt begonnen hatte, dann begrüßte sie FKK-Kunden nicht mal mehr auf Hochdeutsch, sondern nur noch auf Berlinerisch, von Mandarin und Kantonesisch ganz zu schweigen. Und wenn Sörensen die Drogen munter weiter auf all seinen Partys verteilte, dann hatten wir hier in der Probstei bald ein echtes Problem.

An diesem Abend legte ich Handy und Messer neben mein Kopfkissen, als ich mich ins Bett begab. Zuvor hatte ich Fenster und Türen sorgfältigst kontrolliert. Sicher ist schließlich sicher, und das nächste ungewöhnliche Geräusch musste ja nicht von Fiete und seinem Frauchen stammen. Pferdeschwanz würde so leicht nicht aufgeben, egal, wer ihn beauftragt hatte. Denn mit dieser Drogensache war ich zweifellos auf eine heiße Spur gestoßen, zumal ich nach wie vor nicht glaubte, dass es auf Hollbakken lediglich um Legal Highs gegangen war.

Als Bettlektüre entschied ich mich für den FKK-Prospekt, den Schardt mir zu Beginn unseres Gesprächs in die Hand gedrückt hatte. Ich blätterte lustlos darin herum, immer mit einem Ohr in Habtachtstellung, doch draußen rührte sich nichts. Es ging ums Abnehmen, klar, aber nur wenn einen wirklich nichts weiter im Leben umtrieb als die eigene Figur, fesselten einen die Texte und Bilder. Ansonsten … nach drei Minuten voller Body-Mass-Indizes, gewichtsreduzierenden Übungen, die nach Knorpel schädigenden Verrenkungen aussahen, Tausenden von fettschmelzenden Pillen und Pülverchen mit den schönsten Phantasienamen sowie diversen Fettstopp-Bremsen für den Magen, den Dünn- sowie den Dickdarm fielen mir die Augen zu. Ich schlief wie ein Baby und träumte von gewaltigen Schlachtplatten, sich unter Sahnetorten biegenden Büfetts und Bratenstücken von obelixhaften Ausmaßen.

ZEHN

Jetzt blieb nur noch eines zu tun, bevor ich Gravenstein Bericht erstattete: den Tatort mit kritisch-kriminalistischem Blick zu besichtigen. Das machte jedes Private Eye so, das etwas auf sich hielt. Außerdem hatte ich Hollbakken seit seinem Umbau in ein Event-Schlösschen noch gar nicht gesehen. Das heißt, ich war schlicht und ergreifend neugierig, was Johannes aus dem alten Kasten gemacht hatte. Und vielleicht war ihm zu dem FKK-Wochenende ja doch noch etwas eingefallen. Aber wenn ich ehrlich war, glaubte ich das eher nicht. Außerdem – last, but not least – sollte er schon wissen, dass manche seiner Kunden auf seinem Grund und Boden mit Drogen herumexperimentierten, egal, ob legal oder nicht.

Nach einem erneuten messerbewaffneten Rundgang um meine Villa schwang ich mich auf den Sattel. Die Luftfeuchtigkeit war zwar ziemlich hoch, aber ein Hauch von Sonne ließ sich trotz der herbstlichen Jahreszeit erahnen, deshalb schien mir das eine gute Idee zu sein. Mit einem Marathon à la Chloe war das natürlich keineswegs zu vergleichen, aber ich musste nicht joggen, bis die Waden sich in Krämpfen wanden, um mir oder der Welt irgendetwas zu beweisen.

Ich brauchte nur eine gewisse Fitness, damit ich Pferdeschwanz zur Not im Sprint abhängen konnte und nicht nach hundert Metern mit hochroter Birne atemlos hechelnd vor seinen Füßen niedersank. Also trat ich kräftiger als sonst in die Pedale, und der in diesen Breitengraden beständige Gegenwind tat ein Übriges, sodass ich reichlich verschwitzt in Hollbakken ankam. Deshalb deponierte ich mein Rad zunächst an der Mauer der Tischlerei und setzte mich kurz auf die Bank davor, um Luft zu holen.

In der Werkstatt hinter mir rührte sich nichts, doch zur Sicherheit linste ich durchs Fenster und rief nach Johannes. Aber er war wirklich nicht da. Also trabte ich nach einer Weile über den kopfsteingepflasterten Hof zum Herrenhaus hinüber, marschierte die brüchige Freitreppe hinauf, an deren Fuß jetzt zur Verschönerung rechts und links zwei Blumenkübel Aufstellung genommen hatten, klopfte schwungvoll an die Tür, erhielt erneut keine Antwort, rüttelte trotzdem an der Klinke und trat – es war nicht abgeschlossen – ein.

»Allmächtiger!«, hörte ich kurz darauf jemanden flüstern.

Erst nach einer Weile registrierte ich, dass die Stimme mir gehörte. Ob Daphne Merkenthal hier der finale Streich erwischt hatte? Dann hätte die Art, wie die Frau zu Tode gekommen war, wirklich Stil gehabt. Johannes hatte die riesige, vormals eher unscheinbare Diele in eine Mischung aus Ahnengalerie und Rittersaal verwandelt. Mit einem Hauch von Kapelle. Ein gigantischer dunkler Tisch, an dem locker alle Mannen des TUS Bokau samt Ersatzspielern, Freundinnen und Jungstürmern Platz gehabt hätten, dominierte die Halle. An den Kopfenden saß man sich gegenüber wie die Ritter der Tafelrunde. Auf dem Tisch thronte ein gewaltiger mehrarmiger Leuchter, der aussah wie ein kopfstehender Tintenfisch mit ungesund verdrehten Tentakeln. Er war einfach atemberaubend in seiner schaurigen Scheußlichkeit. Ich konnte mich kaum davon losreißen, zumal ich wegen der deutlich sichtbaren Pressnähte den schweren Verdacht hegte, dass es sich bei dem Teil um ein Billigprodukt aus Taiwan oder China handelte und keineswegs um eine Antiquität, die seit Jahrhunderten auf dem von Betendorp'schen Dachboden geschlummert hatte. Wirklich nur unter Aufbietung aller Willenskraft wanderte mein Blick weiter.

An der rechten grünseiden schimmernden Wand prangte ein Gemälde von einem Betendorp-Urahn in Kniebundhose, ein Hut wie Rübezahl auf dem bulligen Kopf, Gewehr im Arm und einen treu blickenden Spaniel am Fuß. Links gegenüber deutete die hochtoupierte Gattin ein Mona-Lisa-Lächeln an, ihr Dekolleté mit knallig rosafarbenem Brustansatz war allerdings weitaus eindrucksvoller und damit der eigentliche Hingucker. Beide hätten mir sicher erzählen können, was da auf dem FKK-Wochenende wirklich abgegangen war. Doch als ich sie aufmunternd fixierte, erwiderten sie meinen Blick lediglich mit kalter Verachtung.

Endlich trat ich zögernd ein, ließ die Tür hinter mir jedoch offen, falls irgendetwas in diesem Monstrositätenkabinett unverhofft zum Leben erwachen sollte. Dann wandte ich mit leisem erwartungsvollem Schaudern die Augen auf den Boden. Ich hatte mich schließlich auch aus beruflichen Gründen hierherbegeben. Doch zu sehen war nichts. Merkenthal musste durch das Aufreißen der Halsschlagader enorme Mengen von Blut verloren haben, aber so intensiv ich die Dielenbretter auch absuchte, nirgends fand sich mehr auch nur der Hauch einer verräterischen Lache. Der Boden war blitzblank gescheuert. Ich kniete nieder und fuhr mit der Hand über das Holz. Es fühlte sich ganz samtig an, was darauf schließen ließ, dass es vor nicht allzu langer Zeit neu gewachst und versiegelt worden war.

Langsam richtete ich mich wieder auf und wanderte einmal um den Tisch herum. Nichts. Vielleicht lag es daran, dass eine überdimensionale Kredenz rechts von der Tür meine Aufmerksamkeit fesselte. Auf ihr lag ein mottenzerfressener weinroter Läufer mit geheimnisvollen Zeichen. Der Lappen sah aus, als stammte er direkt vom Hofe Karls des Großen, und rundete den Gesamteindruck ebenso ab wie die nicht mehr ganz vollständige Ritterrüstung links von der Tür. Dem Blechkameraden fehlten ein Unterarm und ein Fuß, aber was machte das schon. Der gefühlten Nähe zu Freiherren, Rittern und Minnesang tat das keinen Abbruch.

Das Ganze hätte einem Hollywoodstudio zur Ehre gereicht; mühelos hätte man hier wahlweise einen Mittelalter-Breitwand-Schinken oder die »Rocky Horror Picture Show« neu runterkurbeln können.

Ich drehte mich im Zeitlupentempo um die eigene Achse. Johannes hatte wirklich ganze Arbeit geleistet. Wer nicht auf der Stelle schreiend das Weite suchte, würde sich in diesem Historienkitsch-Ambiente pudelwohl fühlen. Die Konfirmation des edlen Sprösslings, eine Incentive-Feier mit den geschätzten Kollegen oder die eigene silberne beziehungsweise goldene Hochzeit bei Ritters zu zelebrieren, das war selbst in Zeiten gnadenlosester Eventkultur wirklich noch einmal etwas anderes. Und vielleicht kriegte Johannes ja den alten Kasten auf diese Weise wieder flott und musste ihn nicht verkaufen. Also heiligte der Zweck in diesem Fall eindeutig die Mittel, fand ich – solange mich keiner zwang, hier auch nur einen Abend zu verbringen.

»Na, wie findest du's?«

Ich hatte Johannes nicht kommen hören und zuckte erschrocken zusammen, als er mich von hinten in die Arme schloss und mir einen kurzen Schmatz aufs Ohr versetzte. Er roch wie immer ein bisschen nach Pferd.

»Tja … äh …«, stotterte ich matt. So schnell bin ich nicht, wenn es ums Schönreden und Lügen geht. Johannes verzog keine Miene und kam mir auch nicht zu Hilfe.

»Also eher … ungewöhnlich … irgendwie«, versuchte ich es noch einmal.

Er feixte und sah in diesem Moment das erste Mal seit Langem wieder so glücklich und zufrieden aus wie zu dem Zeitpunkt, als er noch nicht allein gewesen war und seine Familie noch lebte.

Dann meinte er fröhlich: »Grauenvoll also. Finde ich auch ein bisschen, aber nicht nur. Das hat schon was. Und die Leute lieben es, weil es mal etwas anderes ist als altdeutsch oder Skandinavienlook. Komm, ich zeige dir den Rest des Hauses. Dabei kannst du dir dann einen höflichen Kommentar für den abschließenden Gesamteindruck ausdenken.«

Er nahm meine Hand und wollte mich mit sich ziehen. Mein Zögern entging ihm nicht.

»Was ist denn?«, wollte er wissen und blieb stehen.

»Ist es hier geschehen?«, fragte ich leise. »Ich habe nichts entdecken können.«

Johannes ließ meine Hand los.

»Dann haben die Reinigungsleute ihre Arbeit gut gemacht«, erwiderte er ruhig. »Falls du den Unfall meinst, der ist tatsächlich in diesem Zimmer geschehen. Sie hatten den Tisch jedoch verrückt und schräg gestellt.«

»Wie? Zeigst du es mir?«, bat ich.

»Du wirst nichts entdecken, Hanna. Das ist vergebliche Liebesmüh«, meinte er, und ich hörte seine Ungeduld.

»Bitte, Johannes, ich brauche die Information für meinen Auftraggeber.«

»Reicht nicht auch eine Skizze? Den Tisch bewegst du nur mit vier Mann.«

»Eine Skizze ist okay«, gab ich nach.

»Gut, aber erst zeige ich dir noch die anderen Zimmer.«

Mich grauste es zwar, doch ich hatte nicht den Mut, Johannes die kaum verhüllte Bitte abzuschlagen. Also folgte ich ihm brav.

Er hatte alle Räume des Untergeschosses in diesem schwülstigen Ritter-Ahnen-Adels-Stil dekoriert. An jedem vormals freien Flecken Wand hingen nun streng blickende Herren mit Backenbärten, die verantwortungsvoll in die Ferne schauten, ernst dreinblickende Matronen an ihrer Seite. Stillleben dominierten das eine Schlafzimmer, Landschaftsszenen das andere. Sämtliche Stühle stammten aus einer Zeit, in der man das Wort Ergometrie noch nicht erfunden hatte. Und es lüsterte und troddelte allerorten. Nur die Küche hatte er verschont; sie war funktional, schlicht und modern eingerichtet. Ich atmete unwillkürlich tief durch, als wir sie erreichten.

»Soll ich uns einen Kaffee machen?«, bot Johannes an.

»Gern«, krächzte ich mit trockener Kehle. Der gesammelte Plüsch zog wahrscheinlich viel Staub an. Und Milben. Und Flöhe. Und –

»Hier oder im Rittersaal?«, fragte er.

»Das ist die ehemalige Diele?«, erkundigte ich mich vorsichtig.

»Das ist der Rittersaal. Genau«, gluckste er.

»Dann dort«, entschied ich todesmutig, weil ich ihn nicht beleidigen wollte und weil es sich, na ja, um den Tatort handelte, zu dessen Inspektion ich schließlich angetreten war.

Wir setzten uns also mit unseren Tassen über Eck an das Monstrum von Tisch, tranken einen Moment schweigend unseren Kaffee, bis ich Johannes an die versprochene Skizze erinnerte, woraufhin er aufstand, um in einem der Nebenzimmer nach Papier und Stift zu suchen.

»Also, wie findest du es nun in seiner Gesamtheit?«, fragte der alte Schlawiner, als er wieder neben mir saß und mit gekonnten

Strichen den »Rittersaal« zur Zeit des Unfalls skizzierte. Der Tisch hatte fast an der Wand gestanden, daneben zeichnete er eine Art Wagen, den er mit »Bar« beschriftete. »Ich male nicht weiter, wenn du dich nicht zum Umbau äußerst«, meinte er, ohne aufzublicken.

»Du hast keinen Ton gesagt«, klagte ich.

»Nö«, gab er gemütlich zurück. »Es wirkt stärker, wenn es einen unvorbereitet trifft.«

Das konnte man so sagen, oh ja!

»Woher hast du eigentlich den ganzen Plunder?«, schindete ich noch ein paar Sekündlein raus.

»Plunder?«, schnaubte er scheinbar entrüstet. Ich ließ mich jedoch nicht täuschen. Er genoss unser Geplänkel. »Ich muss doch sehr bitten! Einiges ist tatsächlich echt und stammt von unserem Dachboden. Damit fing alles an. Na ja, und einiges ist auch weniger echt. Das habe ich auf Flohmärkten zusammengekauft. Aber das fällt gar nicht auf, oder? So, ich bin fertig.«

Er schob mir sein Werk hin. Neben dem Mobiliar hatte er auch noch Daphnes Position angegeben, als sie der Tod ereilte, und Sörensen mit ausgestrecktem Arm und Champagnersäbel gemalt, wobei eine gepunktete Linie Säbelspitze und Hals des Opfers verband. Das Ganze war sehr anschaulich und wirkte auf den Betrachter fast zwingend logisch beziehungsweise tödlich. Man erkannte sofort: Das hatte nicht gut gehen können.

»So hat es mir die Polizei erzählt«, erklärte Johannes. »Willst du auch noch wissen, in welche Richtung die Frau gefallen ist?«

»Ja, bitte.«

Er zeichnete schweigend. Sie war von Sörensen aus nach rechts weggekippt, was logisch war, denn er war Rechtshänder. Schweigend hielt ich Johannes meine Tasse hin, die er ebenso schweigend befüllte.

»Es wird dir nichts helfen, Hanna. Es war ein Unfall. Sämtliche Ermittlungen sind abgeschlossen. Damit sollte sich auch dein Auftraggeber abfinden. Es bringt doch nichts, dem nicht ins Auge schauen zu wollen, um stattdessen weiter irgendwelchen Verschwörungstheorien nachzuhängen, die völlig aus der Luft gegriffen sind.«

»Der Säbel war an der Spitze angeraut«, sagte ich.
»Ja«, nickte Johannes grimmig. »Das war Pech.«
»Hat man das untersucht?«
Er stöhnte genervt auf.
»Natürlich, was glaubst du denn? Die Stellen waren alt. Simple Verschleißspuren.«
»Trotzdem, so abwegig, wie du das alles hinstellst, ist das mit dem Mord nicht«, meinte ich bedächtig.
»Was willst du damit sagen?« Er war sofort auf der Hut.
»Ich habe herausgefunden, dass es an dem Wochenende nicht nur um Champagner und einen harmlosen Schiffstörn durch die Kieler Bucht ging, sondern auch um Drogen. Legal Highs oder Designerdrogen, wenn dir das besser passt.«
»Das passt mir beides überhaupt nicht«, entgegnete Johannes heftig.
»Kann ich mir denken«, sagte ich und berichtete ihm von meinem Besuch bei Sörensen, Pferdeschwanz, dessen Drohungen, meiner Flucht zu Silvia und dem heldenhaften Einsatz Kuddels.
»Danach sah die Merkenthal gar nicht aus.« Ich ersparte mir jeden Kommentar. Auch einem Massenmörder sieht man schließlich im Normalfall nicht an, dass er einer ist. »Die Frau wirkte eher … bieder, würde ich sagen. Also, sie verhielt sich natürlich wie eine Geschäftsfrau. Aber das hätte ich ihr nicht zugetraut. Und was soll ich jetzt machen? Jeden Mieter darauf hinweisen, dass Designerdrogen auf Hollbakken nicht gern gesehen werden?«
»Das wäre wohl eine Möglichkeit«, erwiderte ich. »Du solltest es zumindest wissen, fand ich. Auch wenn du natürlich nicht danebensitzen kannst, wenn die Leute auf deinem Grund und Boden die Sau rauslassen.«
»Nein«, stimmte Johannes mir zu, der seine Cannabis-Plantage neben der Tischlerei bekanntlich mit Hingabe pflegte. »Aber ich werde meine Kunden künftig darauf ansprechen. So einen synthetischen Dreck will ich hier nicht haben. Das Zeug ist genauso ungesund und gefährlich wie die Leute, die es verticken.« Er schwieg, rang sichtbar mit sich, lächelte plötzlich

schüchtern und meinte dann: »Hör mal, Hanna, ich habe da zufällig noch einen alten Schlagring. Den hab ich vor längerer Zeit einem Freund abgenommen, der damit Dummheiten machen wollte. Soll ich ihn dir leihen, solange die Sache dauert?«

Johannes vertraute in Konfliktsituationen normalerweise auf die Grundgütige, auf seine Fähigkeit, zu kommunizieren, sowie auf seinen Verstand und nicht auf Prügelinstrumente aller Art. Ich wusste sein Angebot deshalb sehr zu schätzen.

»Ja«, sagte ich dankbar, auch weil ich durchaus ahnte, wie begrenzt ein Fleischmesser auf Dauer in seiner Wirksamkeit ist. Zwar klapperte ich nicht direkt vor Angst, aber ein leichtes Muffensausen konnte ich nicht leugnen, wenn meine Gedanken zu dem Knüppelknilch wanderten. Und das taten sie öfter, als mir lieb war.

»Ich hab das Ding in der Werkstatt versteckt«, sagte Johannes und stand auf. »Warte, ich will nur kurz die Tassen abspülen, dann können wir rübergehen und es holen.« Er zögerte. »Du bist dir doch im Klaren darüber, was ein voller Schlag mit so einem Eisen in einem ungeschützten Gesicht anrichten kann, oder?«

»Die Nase kann knicken, der Kiefer kann splittern, und das Jochbein kann brechen«, zählte ich gehorsam auf, meinen Erfahrungsschatz aus der Lektüre mancher nicht ganz so häkeligen Krimis heranziehend.

»Und das Auge kann blind werden«, ergänzte Johannes ernst.

»Ich sehe mich vor«, beruhigte ich ihn. »Und ich werde es nur im äußersten Notfall benutzen, das verspreche ich dir.«

»Gut«, meinte er erleichtert, schnappte sich die Tassen und verschwand in Richtung Küche.

Ich warf einen Blick auf die Tatortskizze, die mir auf die Schnelle jedoch nichts verriet, was ich nicht schon wusste, steckte sie ein und schaute noch einmal in die Runde: vom maladen Ritter über die monströse Kredenz zum Tintenfisch-Leuchter und dem ewig lächelnden Buddha vor grüner Seidentapete. Doch, schaurig-schön traf es am besten. Mit der Betonung auf schaurig. Aber die Geschmäcker sind halt verschieden, würde auch in diesem Fall meine Mutter dagegenhalten. Ich streckte dem Ritter die Zunge aus. Meine Eltern kamen in drei Tagen, und ich hatte immer noch keine Ahnung, wohin mit ihnen. So'n Schiet oder Merde, wie es stilechter in der Sprache des Adels verflossener Jahrhunderte hieß.

Gravenstein hatte mich zu sich nach Hause bestellt, als ich ihn anrief, um einen Termin auszumachen. Dort hätten wir mehr Ruhe als in der Kanzlei, und es ließe sich in angenehmerer Atmosphäre berichten, was ich herausgefunden hätte. Ich hatte keine Einwände erhoben. Und so befand ich mich zwei Tage später auf dem Weg nach Hamburg, genauer gesagt in die Grindelallee, die ganz in der Nähe der Uni und des Dammtorbahnhofs liegt.

Letzteres hatte zu dem Entschluss geführt, mit dem Zug zu fahren, denn noch so einen großstädtischen Höllentrip wie den durch Berlin hätte mein schwächelndes Nervenkostüm nicht mehr ausgehalten. Die vermeintlich schonendere Variante entpuppte sich allerdings als auch nicht ohne: Der Regionalexpress hielt buchstäblich an jeder Milchkanne. Und an jeder Kuh. Es war eine Reise durch die Provinz und erschloss ganz neue Ein- und Ausblicke auf ausgedehnte Wiesenlandschaften und abgrundtief öde Kleinbahnhöfe.

Ich hatte mir zwar meinen vor Tagen angefangenen Krimi mitgenommen, aber irgendwie fehlte mir die Ruhe, um mich in den Reginald Hill'schen Superintendenten mit seinen politisch höchst unkorrekten Sprüchen versenken zu können. Stattdessen dachte ich nach: wohin ich mit Marga und meinen Eltern zum Essen gehen könnte zum Beispiel.

Die Antwort lag heute auf der Hand. Dorthin natürlich, wo sie bei Dorschfilet und Butt auf ihren Kreuzfahrer gucken konnten. Denn das Schiff machte bestimmt bereits morgens am Pier fest, um seine gewesenen Gäste zu entlassen, und wurde anschließend den ganzen Tag über gewienert und mit Tonnen von Duschgel, Tomatenmark, Schnitzeln, Austern und Sekt beladen, bis es dann pünktlich um neunzehn Uhr wieder in See stach, um Mutti und Papa zu den angekündigten Perlen der Ostsee zu schippern. Diese Frage hatte ich bis Bordesholm geklärt.

Bis Neumünster verbrachte ich die Zeit dann mit entschiedenem Sauersein auf Harry. Der hatte es nämlich bislang nicht für nötig befunden, sich auch nur kurz bei mir zu melden. Wahrscheinlich verausgabten sich die beiden Turteltäubchen völlig einfallslos im Bett, um Harrys angeknackstem Midlife-Ego auf die Sprünge zu helfen, statt einen karrierefördernden Kantonesisch-Intensivkurs an der Universität von Qingdao zu belegen, dachte ich finster, während wir an einer Kuh vorbeiflogen, die Silvias Schwester hätte sein können; genau der gleiche Mopp zwischen den Hörnern und genau so ein liebes Gesicht. Da bleibt natürlich keine Zeit, die blöde Hemlokk im fernen Bokau über FKK und den Schardt auf dem Laufenden zu halten. Ob Harry manchmal Probleme hatte, beim Tempo der geschwinden jugendlichen Chloe mitzuhalten? Und wenn es so war, freute mich das? Ja doch, das tat's.

Da war ich fies und ehrlich. Wobei ich durchaus bereit war, zuzugeben, dass mein Spion wahrscheinlich gar nichts Bahnbrechendes aus Chloe herausbekommen würde. Aber darum ging es hier nicht. In diesem Fall zählte das Prinzip, und dementsprechend heftig war ich verschnupft. Der Gierke gehörte eindeutig zu den treulosen Tomaten, denn ein solch schnödes Verhalten wurde auch nicht durch eine Midlife-Crisis entschuldigt.

In Neumünster brach ich das Verschnupftsein ab, weil ich in der Stadt ohnehin zu Depressionen neige. Ab Wrist sammelte ich stattdessen meine Gedanken, was den Tod Daphne Merkenthals betraf, denn ich schätzte meinen Auftraggeber als Menschen ein, der es systematisch und logisch bevorzugte. Mit einer krausen Story, die womöglich noch voller Löcher war, konnte ich Gravenstein nicht kommen. Der wollte Fakten, Fakten und nichts als Fakten. Also, was hatte ich zu bieten?

Lutz Sörensen hatte Daphne Merkenthal zwar ohne jeden Zweifel getötet – er stritt es ja nicht einmal ab –, doch er besaß weit und breit kein erkennbares persönliches Motiv. Wenn es sich also trotzdem um Mord handelte, wie Gravensteins Bauchgefühl meinte, dann mussten die Drogen eine Rolle spielen.

Vielleicht hatte Merkenthal gedroht, mit ihrem Wissen zur Polizei zu gehen und Lutzi-Butzi sowie seinen Kumpel Pferdeschwanz zu verraten? Und ging es dabei nicht nur um zumindest etwas harmlosere Varianten von Legal Highs, sondern um eine von diesen synthetischen Drecksdingern, die mittlerweile in jedem Hinterzimmerlabor hergestellt werden konnten, deshalb verstärkt auf den Markt drängten und die Leute in Nullkommanichts abhängig, blöd und zu Kannibalen machten?

Ich tendierte entschieden zu dieser Auffassung, auch wenn man bei der ganzen Sache sicher nicht das Verhältnis zwischen dem FKK-Boss und Merkenthal außer Acht lassen sollte. *Sie* hatte laut Chloe bekanntlich bereits von Heirat gesprochen; was *er* davon hielt, war nicht überliefert. Und wenn der gegelte Nico nun in Stralsund eine andere kennengelernt hatte und die liebe Daphne dem neuen Glück schlicht und ergreifend im Weg stand? Die liebe Daphne, die mit allen Firmeninterna bestens vertraut war und genauestens wusste, was dort – legal und illegal – abging?

Vielleicht hatte Nico Schardt zu Sörensen gesagt: »Hör mal, mein Freund, wenn du das elegant für mich erledigst, springen für dich ein paar Tausender heraus!« Möglich war's zumindest. Andererseits, rechtfertigte das alles einen Mord, für den man jahrelang im Knast schmorte, wenn man erwischt wurde? Es ist aber niemand erwischt worden, hielt ich selbst dagegen. Die oder der Täter sind damit durchgekommen. Also war es doch sowohl für den unbekannten Auftraggeber als auch für Sörensen die richtige Strategie gewesen.

Sicherlich, sie war mit einem gewissen Risiko behaftet gewesen, aber das ist ein Mord immer, und letztlich hatte sie sich als erfolgreich erwiesen. Höchst erfolgreich sogar, denn niemand, bis auf Gravenstein und mich, hatte bislang Verdacht geschöpft. Und durch den Knüppelknilch wusste ich schließlich aus eigener Erfahrung, dass sich Sörensen, Pferdeschwanz und vielleicht auch Schardt nicht gern auf der Nase herumtanzen ließen.

Wir erreichten Dammtor, ich stieg aus und orientierte mich kurz. Die Grindelallee war leicht zu finden. Da ich noch etwas Zeit hatte, schlenderte ich in aller Ruhe an den zahlreichen kleinen Läden, Cafés, Imbissen und Restaurants vorbei. Geringfügig anders als in Bokau ging es hier wirklich kunterbunt zu: Ein indisches Lokal lag neben einem Bäcker vom Schlage Matulkes, der Hightechshop neben einer nach Schimmel, Staub und feuchtem Papier müffelnden Bücherstube, ein Dönerladen neben einer schrillen Modeboutique. Ein jugendliches Pärchen mit Zwillingskarre schob sich mir entgegen. Die Eltern platzten geradezu vor Stolz, und ich ertappte mich dabei, wie ich ihnen anerkennend zunickte, während ein pechschwarzer Geschäftsmann, versehen mit allen Insignien seines Berufsstandes wie Laptop, Anzug und Krawatte, mit Riesenschritten zum nächsten Termin hetzte. Er bekam erkennbar nichts von der Umgebung mit; ein Zahlenjunkie, der in seiner eigenen begrenzten Welt lebte. Wie künftig Dagobert Harry Duck. Was für ein armes Schwein. Oder traf dieses Verdikt eher auf den Bettler zu, der mit bittend ausgestreckter Hand vor einem zugenagelten ehemaligen Videoshop kniete?

Auf der einen Seite stieß mich diese Demutshaltung ab, auf der anderen Seite tat mir der Mann ehrlich leid. Es ist ja nicht immer alles selbst verschuldet. Es gibt auch Lebenswege, die verdienen einfach das Prädikat »beschissen«. Also ließ ich das Schicksal entscheiden, langte in meine Jackentasche und fand ein Fünfzig-Cent-Stück, das ich dem Mann gab.

»Danke, Mylady«, rief er mir hinterher, als ich schnell weiterging.

Wenig später erreichte ich mein Ziel. »Robert und Doris Gravenstein« stand auf dem Klingelschild des mehrgeschossigen Hauses. Eher unscheinbar und überhaupt nicht pompös wie in der Kanzlei. Mein Auftraggeber wohnte ganz oben, im vierten Stock. Der Altbau besaß keinen Lift, und das Treppenhaus roch zwar nach frischer Farbe, aber die Stufen waren abgetreten und knarrten bei jedem Schritt. Anders als in dem Rendsburger Mietshaus von Verena Schneekloth verschönerte keine einzige Blume die Treppenabsätze. Bis auf die obligatorischen Werbezettel und Zeitungen, die dort herumlagen, waren sie völlig kahl. Vor der Wohnungstür sammelte ich mich, überprüfte den korrekten Sitz von Hose und Jacke, atmete noch einmal tief durch und klingelte.

Die Tür wurde in aller Ruhe geöffnet, und ein deutlich gealterter Gravenstein streckte mir die Hand entgegen. Er war in Zivil, trug Jeans und ein blaues Hemd, was mich völlig unvorbereitet traf, denn ich kannte den Mann nur als superkorrekten Anwalt in dunklem Anzug, mit dazu passenden Socken, handgenähten Schuhen, grau-silbriger Krawatte und in passendem Ton gehaltenem Einstecktuch. Business-Dingsbums für den Mann von Format und Wichtigkeit eben. Harry würde die korrekte Bezeichnung todsicher kennen. Und jetzt hing die Jeans ein wenig unter seinem Hintern und besaß nicht einmal den Hauch einer Bügelfalte. Ich war ernsthaft irritiert, das gebe ich zu.

»Frau Hemlokk«, begrüßte er mich freundlich. »Ich danke Ihnen, dass Sie gekommen sind. Bitte, treten Sie doch ein.«

Das tat ich. Gravenstein half mir aus der Jacke und führte mich in ein kombiniertes Wohn- und Arbeitszimmer, in dem ein gläserner Schreibtisch und eine kleine, teure Musikanlage dominierten. Irgendetwas Klassisches dudelte aus den Lautsprechern. Es klang zwar wunderbar satt und rund, aber es rauschte. Ich blickte ihn fragend an.

»›La Traviata‹ mit der Callas und Alfredo Kraus in einer Liveaufnahme von 1958. Deshalb ist sie nicht makellos«, erklärte er. »Aber nehmen Sie doch Platz. Ich habe uns einen Darjeeling gekocht. Ist das recht?«

»Das ist prima«, sagte ich und setzte mich auf einen Stuhl, der höchst unbequem aussah, sich jedoch als wahres Rückenwunder entpuppte.

Gravenstein schenkte uns ein, griff nach der Fernbedienung und stellte die Musik ab. Ich zögerte. Aus dem einfachen Grund, weil ich keine Ahnung hatte, was er jetzt von mir erwartete.

»Ich denke, es ist am effektivsten, wenn ich Sie erst einmal berichten lasse«, nahm mir Gravenstein die Entscheidung ab.

Und das tat ich. Mein Auftraggeber war ein guter Zuhörer und unterbrach mich erst, als ich ihm von meiner Begegnung mit Pferdeschwanz erzählte.

»Sie müssen natürlich zur Polizei gehen«, meinte er. »Entschuldigung, da waren Sie bestimmt bereits.«

»Nein«, sagte ich.

»Nicht?« Er schien ehrlich verblüfft.

»Nein, weil ich keinen Beweis in den Händen halte«, erläuterte ich meine Entscheidung. »Da steht mein Wort gegen seines. Oder schlimmer noch: Die sind zu zweit, ich bin allein.«

»Das ist mir klar«, erwiderte Gravenstein ruhig. »Trotzdem kann ich Ihnen aus professioneller Sicht nur raten: Wenden Sie sich an die Behörden, äußern Sie Ihren Verdacht hinsichtlich der Drogen und bitten Sie gleichzeitig darum, dass immer mal wieder eine Streife demonstrativ bei Ihnen vorbeischaut.«

»Das wird schwierig«, entgegnete ich und schilderte ihm meine Wohnsituation.

»Dann sollen die sich unbedingt öfter beim Haupthaus blicken lassen«, brummte er und schüttelte gleichzeitig besorgt den Kopf. »Schauen Sie, ich habe natürlich Verbindungen zur Hamburger Polizei, aber nach Schleswig-Holstein reichen die nicht.«

»Ich komme schon zurecht«, beruhigte ich meinen Klienten.

»Meinen Sie?« Er zweifelte sichtbar. »Mit der Drogenmafia ist ebenso wenig zu spaßen wie mit den Hells Angels oder den Bandidos. Das sind alles hochkriminelle Banden, die fackeln nicht lange. Ein Menschenleben zählt für die nicht viel.«

»Das weiß ich«, hörte ich mich souverän sagen.

Ach ja? Woher denn wohl? Doch nur aus Zeitungen, denn bislang hatte ich es noch nie mit richtigen Berufskriminellen zu tun gehabt. Nun gut, der Geier in meinem ersten Fall hatte wohl irgendwie schon in diese Kategorie gehört. Aber ich hatte ja schließlich den Schlagring, beruhigte ich mich und überlegte kurz, ob ich Gravenstein davon erzählen sollte, unterließ es jedoch, denn der Besitz eines solchen Teils ist illegal. Und der Mann war bekanntlich Anwalt.

Ein Poltern im Flur unterbrach unsere Sicherheitsdiskussion. Dann fing jemand lauthals an zu singen, der tatsächlich singen konnte.

»Meine Frau«, erklärte Gravenstein lächelnd. »Sie ist eine passionierte Chorsängerin. Es entspannt total, sagt sie, wenn sie alles aus sich heraussingen kann. Sie will immer, dass ich zu den Proben mitkomme, aber das ist nichts für mich.« Er grinste und deutete auf die Anlage. »Ich lasse lieber singen. Das bekommt allen besser. Mir, der Musik und den Ohren meiner Mitmenschen letztlich ebenfalls.«

»Das ist wirklich rücksichtsvoll von Ihnen«, erwiderte ich amüsiert. Der Mann besaß einen Sinn für Humor, der mir gefiel. Staubtrocken. Ohne Vorwarnung brach das Singen plötzlich ab, dann klopfte es an der Tür.

Madame Gravenstein war eindeutig der künstlerische Typ. Sie trug einen Kimono oder Kaftan oder so etwas Ähnliches, jedenfalls umwallte es sie komplett. Ungebändigte krause graue Locken umrahmten ein rundes Gesicht, das irgendwie schief wirkte. Doch bevor ich dem nachgehen konnte, meinte sie mit einer tiefen rauen Stimme, die jeder Bluessängerin zur Ehre gereicht hätte: »Es liegt im Gästezimmer, Robert. Frau Mtok hat alles dorthin gebracht, denn im Keller ist es einfach zu kalt und ungemütlich.« Jetzt wandte sie sich mir zu. »Hallo, ich bin Doris Gravenstein.«

»Hanna Hemlokk«, stellte ich mich vor.

»Die Detektivin«, ergänzte sie wissend. »Sie sind wegen Daphne hier.«

Ich nickte stumm. Was sie erfahren sollte, konnte und durfte und was nicht, musste Gravenstein bestimmen.

»Ich denke, wir benötigen die Sachen gar nicht mehr, Liebes«, meinte der jetzt zu seiner Frau. »Frau Hemlokks Fährten weisen in eine andere Richtung.«

Neugierig trat Doris Gravenstein nun ganz in den Raum.

»Ach, wissen wir denn jetzt, weshalb Daphne ermordet wurde?«, fragte sie naiv und an uns beide gerichtet.

Ich lächelte ihr stumm zu. Besonders helle wirkte die Frau Rechtsanwalt nicht.

»Nein«, erwiderte ihr Mann geduldig. »Nicht genau. Doch Frau Hemlokk hat herausgefunden, dass da Drogen im Spiel waren und dass es auf dieser Feier längst nicht so harmlos zuging, wie die Polizei glaubt.«

»Aber Daphne wurde doch mit einem Säbel ermordet!«, wandte Doris völlig unsinnig ein.

»Ja, Liebes.« Ich begann den Mann zu bewundern. Ich hätte

nicht so viel Geduld mit »Liebes« gehabt. »Frau Hemlokk schaut, ob jemand einen Grund hatte, Daphne zu ermorden.«

»Natürlich, das ist wichtig«, stimmte Doris wissend zu.

»Darf ich fragen, was Sie ins Gästezimmer haben legen lassen, Frau Gravenstein?«, mischte ich mich nun doch ins Gespräch ein. Sonst fingen wir noch gemeinsam an zu rätseln, ob es den Weihnachtsmann tatsächlich gab oder nicht. Und ein negatives Ergebnis hätte wahrscheinlich das Weltbild der Anwaltsgattin in seinen Grundfesten erschüttert.

Doris Gravenstein starrte mich verblüfft an. Es war ihr sichtbar schleierhaft, wieso ich das nicht wusste. Sie wusste es doch auch. Ich wunderte mich nicht. Menschen, die mit dem Vorstellungsvermögen eines Hamsters gesegnet sind, gibt's auf dieser Welt zuhauf, wie ich in meinen diversen Fällen bitter hatte erfahren müssen.

»Na, die ganzen Sachen von Daphne«, erklärte Doris der begriffsstutzigen Detektivin. »Mein Mann wollte die ja unbedingt haben.«

»Ich bin ihr einziger Verwandter, Liebes«, erinnerte Gravenstein seine Gattin milde. Dem Tonfall nach zu urteilen, schien es sich um eine Art Dauerstreit zwischen den beiden zu handeln.

»Können die denn jetzt weg?«, erkundigte sich Doris, ganz die umtriebige Hausfrau, die unter jeder Unordnung in ihrem schmucken Heim leidet.

Gravenstein blickte mich fragend an.

»Nein!«, sagte ich entschieden. Solange der Fall nicht eindeutig geklärt war, kam nichts weg, was mir auch nur ganz vielleicht weiterhelfen konnte. Selbst wenn es noch so unwahrscheinlich war! Es entging mir nicht, dass Gravenstein angesichts meiner spontanen Reaktion ein resigniertes Grinsen unterdrückte. Ich sah es ihm nach. Doris konnte bestimmt prima und vor allen Dingen anhaltend nörgeln.

Sie stellten mir eine Flasche Wasser hin und ließen mich dann allein. Daphne Merkenthals irdische Hinterlassenschaft bestand aus mehreren Plastiksäcken und zwei Koffern. Viel war das nicht gerade für ein sechsunddreißigjähriges Leben, dachte ich.

Die Frau war eindeutig kein Sammlertyp gewesen, der auch noch die erste Haarschleife von Oma aufhob, sondern hatte offenbar ausschließlich im Hier und Jetzt gelebt. Was da nicht mehr hineinpasste, wurde gnadenlos entsorgt. Unsentimental nannte man das wohl. Oder außerordentlich strukturiert, wenn man es positiv wenden wollte. Dem Harry-Herzchen hätte die Dame sicher gefallen.

Ich fing mit den Säcken an; stülpte Beutel für Beutel um, schüttete den Inhalt auf den Teppich, um ihn anschließend sorgfältig und mit spitzen Fingern zu inspizieren. Die Wäsche war nicht verschmutzt, das war nicht der Grund für die zaghafte Herangehensweise, aber ich hatte einfach Hemmungen, in fremder Unterwäsche herumzuwühlen wie ein professioneller Leichenfledderer. Eines war bereits nach der ersten Durchsicht klar: Daphne Merkenthal hatte Spitze geliebt – an BHs und Höschen. Die sichtbare Kleidung gehörte dagegen ganz eindeutig zu einer Geschäftsfrau, war schnörkellos und in dezenten Farben gehalten, ganz wie es der Dresscode für weibliche Führungskräfte vorschrieb. Teure Pullover aus Kaschmirwolle, Hosenanzüge von klassischem, einfachem Schnitt, unauffällige Blusen. Kein Tand, kein Glitter. Die hier versammelten Außenhäute waren wirklich durch und durch auf seriös getrimmt.

Ich gönnte mir ein ganzes Glas Wasser, bevor ich mich an den ersten Koffer machte. Er enthielt ihr komplettes Leben in Unterlagen und Dokumenten: Pass, Geburtsurkunde, Versicherungspolicen, Führerschein, Bankunterlagen, Autozulassungen, Mietvertrag, Arbeitsvertrag von FKK, Zeugnisse. Merkenthal hatte nach der mittleren Reife Versicherungskauffrau gelernt. Damit konnte ich persönlich eher wenig anfangen, aber mir war schon klar, dass es auf dieser Welt etliche Berufe gab, die mir nichts sagten. Dreimal hatte sie den Arbeitgeber gewechselt, bevor sie bei FKK gleich als eine Art rechte Hand des Chefs einstieg. Sie war praktisch aus dem Nichts aufgetaucht, als Nico Schardt die Leitung der Firma übernommen hatte. Mmh. Hatten sich die beiden zuvor in einer schummrigen Berliner Bar kennengelernt oder am weißen Strand von Waikiki? Ob die entzückende Chloe vielleicht etwas darüber wusste? Ich würde auf jeden Fall versuchen, über Harry an diesbezügliche Informationen heranzukommen.

Ansonsten entdeckte ich in Daphne Merkenthals Nachlass keinerlei Hinweis auf irgendwelche finsteren Machenschaften. Wenn sie tatsächlich mit Drogen gedealt haben sollte, fand sich hier jedenfalls keine Spur. Nach zwei weiteren Stunden war ich auch mit den Koffern durch. Ich spürte eine gewisse Enttäuschung, weil ich liebend gern Gravenstein und seiner Doris irgendetwas unter die Nase gehalten hätte, was uns weiterhalf. Doch da war absolut nichts. Daphne Merkenthals persönliches Leben war klar, einfach und sauber gewesen. Punkt und Ende. Oder doch nicht?

Geradezu beschwörend starrte ich auf die Koffer, als Doris mit einem Tablett hereinschwebte. Kaffee und ein Haufen selbst gebackener Kekse. Ich dankte ihr, griff hemmungslos zu und spürte bald darauf entzückt, wie neue Energie durch meine Adern pulste. Nein, das gab es einfach nicht. Irgendwo hat schließlich jeder Mensch eine mehr oder weniger stark riechende Leiche im Keller, kein Leben lief so glatt, wie es hier den Anschein hatte. Das widersprach jeglicher Erfahrung. Zumindest einen klitzekleinen Hinweis musste dieses gesammelte Gerümpel doch enthalten!

Ich stemmte den ersten Koffer hoch und wuchtete ihn in der Luft herum, sodass sein gesamter Inhalt, den ich zuvor nur tastend überprüft hatte, jetzt in kreativem Durcheinander auf den Boden fiel. Ich ignorierte ihn jedoch und fing dieses Mal mit dem Behältnis selbst an. Ritze um Ritze, Schlitz um Schlitz, Naht für Naht untersuchte ich ihn nach geheimen Fächern.

Und siehe da, die letzte Naht, an der ich zupfte, öffnete sich und gab eine Art Tasche frei, in der sich ein Stück Papier befand. Vorsichtig zog ich es heraus. Da war er also, mein Hinweis, der mich auf die richtige Spur bringen würde. Wahrscheinlich handelte es sich um eine hochgeheime Anweisung von Schardt an Merkenthal, wie sie unter dem Deckmantel von FKK den Drogenring zu organisieren hätte. Oder so etwas in der Art.

Tja, was soll ich sagen? Es war in der Tat die Kopie eines Briefes an Nico Schardt. Der Schrift nach zu urteilen, gab ein älterer Herr mit Vornamen Karl dem gegenwärtigen Fettkillerchef in deutlichen Worten zu verstehen, dass er von dessen Geschäftspolitik nichts, aber auch gar nichts hielt. In den Abgrund würde er die Firma mit diesem ganzen Firlefanz führen. Und er, der Schreiber, würde sich deshalb sehr genau, das war zweimal unterstrichen, überlegen, was er mit seinen Anteilen mache, wenn Nico nicht zur Vernunft käme.

War das eine Drohung? Das würde ich doch sagen, ja. Ich schaute auf das Datum. Der Brief stammte aus dem letzten Jahr. Ich drehte das Papier um. Als PS hatte Karl hinzugefügt, dass er im Fall der Fälle überlege, das »schwarze Schaf der Familie« wieder in deren Schoß zurückzuholen. Das solle sich Nico bitte schön ernsthaft überlegen, denn er scherze nicht.

Na bitte, das war doch endlich mal was. Ein schwarzes Schaf in der Sippe ließ sich zwar nicht mit irgendwelchen hochgeheimen Anweisungen für den Aufbau von Dealerringen vergleichen, aber in meiner Situation war das entschieden besser als nichts. Trotzdem starrte ich ein wenig ratlos auf die Zeilen. In ihnen musste eine Brisanz stecken, die ich auf Anhieb nicht entdeckte. Sonst hätte Merkenthal den Brief doch offen zugänglich aufbewahrt und nicht in einem Geheimfach versteckt.

Ich machte das, was ich in solchen Fällen immer mache: Ich suchte mir eine bequeme Sitzgelegenheit und rekapitulierte die Fakten. Daphne Merkenthal war Schardts Geliebte gewesen. Geliebte und nicht Tante oder Cousine zweiten Grades, was bedeutete, dass *sie* schon einmal nicht das schwarze Schaf sein konnte, denn sie gehörte – noch – nicht zur Schardt-Sippe. Von daher hatte Nico also keinen Grund gehabt, sich Merkenthals mit Lutzi-Butzis Hilfe zu entledigen.

Von nebenan erklang gedämpfte Musik. Irgendjemand sang sich im Liebeswahn um Leib und Leben. Aber wenn Daphne nun besagtes ausgestoßenes Familienmitglied kannte und mit ihm gemeinsame Sache gegen Schardt machen wollte? Ergab das Ganze dann mehr Sinn? In Ansätzen schon, fand ich. Vielleicht fühlte sie sich von Schardt hintergangen? Vielleicht hatte sie ihn wirklich ehrlich und abgöttisch geliebt, und seine Gefühle für sie waren eher lauwarm gewesen? Vielleicht spielten Drogen in dem ganzen Drama auch überhaupt keine Rolle? Und vielleicht hantiert der Osterhase in diesem Jahr nicht mit Schokoeiern, sondern legte den Kindern jodelnde Kaulquappen ins Nest!

In meinem Kopf ging es so chaotisch zu wie bei den Lütten in der großen Pause. Deshalb stand ich schließlich auf, packte bis auf den Brief sorgfältig alles wieder in den Koffer und kehrte zu Gravenstein zurück, um mich zu verabschieden. Zuvor zeigte ich ihm noch das Schreiben – er hatte weder eine Ahnung, wer Karl war, noch, wo die Brisanz in den Zeilen liegen könnte – und bat ihn gleichzeitig, mir etwas mehr Zeit zu lassen, um den Sachverhalt noch einmal gründlich durchchecken zu können. Er gab sein Einverständnis, und wir schieden in bestem Einvernehmen, nachdem ich ihm versichert hatte, dass er bald wieder von mir hören würde.

Auf dem Weg zum Bahnhof fiel ich beim Thailänder ein. Bekanntlich können selbst mafiöse Todesdrohungen meinen Appetit nicht schmälern, da hatte ein verzwickter Fall in dieser Hinsicht überhaupt keine Chancen. Ich tat mir also etwas Gutes – ganz Frau, denn diese Formulierung ist so spezifisch weiblich wie die Menopause – und orderte – ganz Mann, der Bierbäuchen furchtlos trotzt – Teigtäschchen in scharfer Soße, Ente kross gebraten mit Gemüse, Ingwer und Knoblauch sowie ein großes Alsterwasser. Danach ließ ich mir eine gebackene Banane mit Honig und einen Kaffee kredenzen. Plopp.

Als echtes Schwergewicht wankte ich zum Bahnhof. Diättechnisch gesehen, war ich wirklich ein hoffnungsloser Fall. Das FKK-Team hätte sich an mir glatt die Zähne ausgebissen. Und aus irgendeinem unerfindlichen Grund machte mich das richtig stolz.

ELF

Heute ruhte alle Detektivarbeit, denn heute war Familientag. Gestern Abend waren meine Eltern planmäßig in Kiel eingetroffen, und meine Mutter hatte sich sogleich bei mir gemeldet – mit dem verstörenden Wunsch, sich meine Villa anschauen zu wollen und nicht etwa die Stadt. Ich war baff. Was sollte das denn? Ihr Interesse an meinem Leben hielt sich doch auch sonst in äußerst überschaubaren Grenzen. Ich hatte wohl ein Sekündlein zu lang geschwiegen, denn sie ruderte gleich wieder hastig zurück, indem sie betonte, Vati und sie würden zwar wirklich gern sehen, wie ich wohnte, doch wenn ich bereits andere Pläne für den Tag hätte ...

Hatte ich nicht. Und bei genauer Betrachtung der Lage freute ich mich sogar über ihr Ansinnen und ertappte mich doch tatsächlich dabei, dass ich schon während des Telefonats überlegte, ob ich meine Hütte in Hinblick auf das geschärfte Hausfrauenauge meiner Mutter auf Hochglanz polieren musste. Nein, entschied ich spontan, musste ich nicht. Ich war neununddreißigeinhalb, deshalb ging sie mein Dreck ebenso wenig etwas an wie mein chaotisches Leben.

Natürlich war ich in den letzten Tagen trotz des dräuenden elterlichen Besuchs nicht untätig gewesen. Gleich nach meiner Rückkehr aus Hamburg hatte ich mich um Lutz Sörensen gekümmert, das heißt, ich hatte es versucht, aber der Junge war nicht zu erreichen gewesen. Permanent erwischte ich lediglich seinen Anrufbeantworter, und als ich gestern höchstselbst nach Laboe gefahren war, um ihn Aug in Aug damit zu konfrontieren, dass ich ihn verdächtigte, mir den Knüppelknilch auf den Hals gehetzt zu haben und den FKK-Boss möglicherweise mehr als nur flüchtig zu kennen, stand ich vor verschlossener Tür.

»Der ist verreist«, hatte mir ein griesgrämiger älterer Mann mitgeteilt, eine stinkende Mülltüte in der Hand. »Der ist oft nicht da.«

»Wissen Sie zufällig, wann Herr Sörensen wiederkommt?«, hatte ich mich höflich erkundigt.

Er wusste es nicht. Weil sich diese jungen Leute heutzutage ja um nichts mehr kümmerten. Machten immer nur Party, lebten auf Kosten der Allgemeinheit und grüßten nicht einmal, wenn man ihnen im Treppenhaus begegnete. Wahrscheinlich hatte Sörensen nur nicht laut genug »Guten Morgen« geschrien, dachte ich ketzerisch und hatte den Rückzug angetreten. Sicher, der Mann war wahrscheinlich einsam, aber so ein alter Knabe sollte sich doch nicht wundern, dass alle Fersengeld gaben, sobald sie ihn sahen – wenn er dermaßen schlechte Luft und miese Laune um sich herum verbreitete.

Und jetzt kam also Mutti. In einem Anfall von Panik hatte ich gestern Abend noch versucht, Marga zu überreden, schon am Morgen ein Tässchen Tee mit den versammelten Hemlokks zu trinken, aber sie hatte abgelehnt und nur ziemlich mitleidlos gemeint, dass ich da einfach durchmüsse, weil eben jeder seine Mutter zu ertragen habe. Sie habe außerdem etwas vor.

Na klar, hätte ich fast in den Hörer geblökt, ich weiß genau, womit du beschäftigt bist, meine Liebe. Du triffst dich mit Theo Keller. Meinst du denn, ich bin blöd und weiß nicht, was da zwischen euch läuft? Irgendwann seid ihr zwei doch für ein paar Tage verschwunden, und du kommst mit einem Ring am Finger sowie einem Doppelnamen im Pass zurück. Ohne mich vorher einzuweihen natürlich. Ich war jetzt schon sauer.

Oben am Haupthaus hielt ein Auto; Stimmen und Gesprächsfetzen drangen zu mir herunter, Wagentüren wurden zugeschmettert, dann fuhr das Taxi davon. Ich erhob mich von der Gartenbank und ging meinen Eltern als höfliche Tochter und formvollendete Gastgeberin entgegen. Meine Mutter führte den Hemlokk'schen Konvoi energischen Schrittes an; mein Vater folgte in gebührendem Abstand, blieb hin und wieder stehen, schaute sich um und ließ die Szenerie auf sich wirken. So war es schon immer gewesen. Ich war als kleines Mädchen bei Ausflügen zwischen beiden beständig gependelt, mit der Tendenz zu – Mutti.

»Donnerwetter, Kind«, begrüßte sie mich jetzt. »Du liebst

es aber einsam. Hier sagen sich ja die Enten und Karpfen Gute Nacht. Ich finde es schön.«

Dann nahm sie mich umstandslos in den Arm und drückte mich fest, wie es bei den Hemlokks üblich ist. Wir sind alle keine Händeschüttler, sondern große Umärmler. Ich wiederholte die Prozedur mit meinem Vater, der liebevoll auf mich herunterlächelte, dann geleitete ich meine Eltern zu meiner Villa. Auf dem Weg stellte ich ihnen Silvia, die übrigen namenlosen Damen sowie Kuddel vor, ohne jedoch zu erwähnen, welche zentrale Rolle sie zurzeit in meinem Leben spielten. Ich machte sie mit Hannelore bekannt und ging über Gustavs Abwesenheit einfach hinweg. Es war ein Versuch, der allerdings vorn vornherein zum Scheitern verurteilt war, wie ich genau wusste.

»Hannelore ist aber auch ein ausgesucht hübscher Name für eine Schildkrötenfrau. Stammt er von dir?«, meinte Mutti aufgekratzt. »Und er passt so gut zu unserem Gustav, nicht?« Sie blickte sich suchend um. »Wo ist er überhaupt? Ich kann ihn nirgendwo entdecken.«

»Entführt«, gab ich wahrheitsgemäß und in vollem Bewusstsein dessen, was daraufhin folgen würde, Auskunft. Doch was sollte es? Meine Eltern würden ihn ohnehin sehen wollen, dann konnten wir auch gleich mit dem Wesentlichen beginnen und mussten unsere Zeit nicht mit blödsinniger Konversation verplempern.

»Waas?«, trompetete Mutti auch schon so laut in die Bokauer Hemisphäre, dass ein Schwanenpaar, das am Ufer in der Sonne gedöst hatte, sich eilig erhob und mit klatschendem Flügelschlag davonflog.

»Ich erzähle es euch drinnen«, wiegelte ich ab. »Kommt doch erst einmal herein. Ich koche einen Tee, und ein paar Cremeschnitten habe ich auch besorgt.«

Ich wusste, dass meine Mutter die gern aß. Schließlich hatte sie mir das Cremeschnitten-Gen vererbt, mein Papa stand eher auf würzige Sachen. Oder auf Gebäck. Aber auch das war natürlich kein Problem gewesen. Matulkes krosse Ingwerkekse waren weit über die Grenzen Bokaus bekannt. Ich dirigierte ihn zu meinem Schaukelstuhl, weil ich wusste, dass er die Aussicht auf den See genießen würde, und sie auf meine rote Couch. Dann stellte ich das Wasser an.

»Hübsch hast du es hier, Hanna«, bemerkte mein Vater. »Nicht wahr, Traute?«

»Ja, das finde ich auch. Ein wenig einsam vielleicht, aber sonst ... doch. Ja.«

»Mir gefällt's gut«, entgegnete ich eine Spur zu heftig und kam mir dabei vor wie eine kampfbereite Dreizehnjährige, die kurz davor stand, die Lippe höchst unvorteilhaft hervorzustülpen und wütend mit dem Fuß aufzustampfen. Ging das etwa jetzt schon los mit dem Genörgel und der Besserwisserei? Nein, ging es nicht.

»Das wissen wir, Kind«, meinte Mutti versöhnlich. »Wir kennen dich ja bereits ein paar Stunden länger. Schon als Baby hast du deinen eigenen Kopf gehabt.« Tatsächlich? Konnte ich mich gar nicht dran erinnern. Ich fuhr die Stacheln wieder ein.

»Aber jetzt erzähl endlich, was mit Gustav passiert ist!«

»Nun lass Hanna doch erst einmal in Ruhe eine Tasse Tee trinken, Traute«, sagte mein Vater und warf seiner Frau einen mahnenden Blick zu.

»Ja, Friedrich«, sagte sie so lammfromm, dass ich mitten im Schlucken erstarrte, was mir gar nicht bekam. Der Tee geriet ins falsche Halsloch, und der daraufhin einsetzende Hustenanfall war gewaltig.

Meine Sippe wartete geduldig, bis sich meine Gesichtsfarbe wieder normalisiert hatte und ich normal Luft bekam.

Dann meinte mein Vater in seiner bedächtigen Art: »Gustav ist also entführt worden, wie du es ausdrückst. Ich nehme doch an, dass das etwas mit deinem neuen Berufsleben zu tun hat. Verstehe uns nicht falsch, Hanna, aber hast du dir das auch wirklich gut überlegt mit der Privatdetektiverei? Ich meine, also Mutti und ich wollen dir wirklich nicht in dein Leben hineinreden, du bist alt genug und musst selbst wissen, was du tust, aber manchmal machen wir uns schon Sorgen um dich, nicht wahr, Traute?«

Es war mit eine der längsten Reden, die er in meiner Ge-

genwart je gehalten hatte. Die erste dieser Art hatte er vom Stapel gelassen, als ich mit fünfzehn aus Trotz eine ganze Nacht weggeblieben war, ohne Bescheid zu sagen. Die zweite, als ich mein Studium abbrach. Und die dritte – war diese hier.

»Es ist doch manchmal bestimmt gefährlich«, assistierte meine Mutter jetzt emsig. »Schau, Gustav ist zwar nur eine Schildkröte, aber eine Entführung bleibt eine Entführung.«

Ich bedachte beide mit einem Lächeln. Sie machten sich tatsächlich Sorgen um mich. Es war ein schönes Gefühl, denn ich war das gar nicht mehr gewohnt.

»Ihr müsst keine Angst haben«, beruhigte ich Papa und Mutti. »Ich komme gut klar und kann mich wehren. Und es ist einfach der Beruf, der zu mir passt und den ich mag.«

»Und was ist mit den Liebesgeschichten?«, erkundigte sich meine Mutter so streng wie der Großinquisitor persönlich. »Gibst du die jetzt auf?«

»Nein«, antwortete ich wahrheitsgemäß. »Bis ich nicht riesengroß im Geschäft bin, schreibe ich die weiter.«

»Das finde ich sehr vernünftig«, meinte Mutti. »Oder, Friedrich?«

»Ja, ich auch.«

Ihre Bedenken waren nicht zerstreut, das merkte ich beiden an. Doch fürs Erste gaben sie sich damit zufrieden, um die aufkeimende Harmonie zwischen uns nicht unnötig zu belasten. Was ich ihnen hoch anrechnete! Mein Papa war älter geworden, seit wir uns das letzte Mal gesehen hatten. Haare hatte er ohnehin nie viele besessen, doch mittlerweile hatte der Zahn der Zeit bis auf circa fünfzehn tapfere Aufrechte alle gekillt. Sein schmales Gesicht wirkte ein wenig müde, was mich jedoch nach der langen und sicherlich aufregenden Anreise hierher nicht im Mindesten wunderte, denn er war nun einmal der ruhige Typ und pusselte eigentlich lieber zu Hause vor sich hin, während Mutti, klein und kompakt, wie sie war, energiegeladen durchs Leben marschierte. Ich hatte entschieden etwas von beiden, stellte ich in diesem Moment verblüfft fest.

»Gut, das wäre also geklärt«, beendete Mutti in der ihr eigenen Art das Thema. »Meine Tochter arbeitet als Privatdetektivin. Und was ist jetzt mit Gustav?«

Ich überlegte kurz, doch es sprach immer noch nichts dagegen, ihnen die ganze absurde Geschichte zu erzählen. Also beschrieb ich ihnen Oskar Wiehle in seiner großkotzigen Art, die ihn Feinde sammeln ließ wie andere Leute Briefmarken. Ich berichtete von seiner fixen Idee, dass die Grätenbulette in Wahrheit ein Mordanschlag auf sein kostbares Leben gewesen sei. Und dass zugegebenermaßen fast jeder hier im Dorf tatsächlich ein Motiv hatte, dem Mann drei und mehr Fischknochen in den Hals zu wünschen. Einschließlich seiner Gattin und mir, weil er mich mit Gustav erpresste.

»Na, das darf ja wohl nicht wahr sein!«, empörte sich Mutti, als ich fertig war. »Der Kerl hat doch einen an der Waffel! Das kannst du dir nicht bieten lassen, Kind!«

»Traute!«

»Und was schlägst du vor?«, fragte ich meine Mutter neugierig, ohne meinen Vater zu beachten, denn ich war völlig ihrer Meinung.

»Traute!«, versuchte es Papa noch einmal warnend, aber schon erheblich leiser.

Er hatte immer gewusst, wann er auf verlorenem Posten stand. Mutti sah ihn nicht einmal an. Stattdessen fingen ihre Apfelbäckchen rosig an zu glühen. Wie bei Marga, nur dass deren Glühen Theo Keller galt.

»Na, zurückklauen natürlich«, sagte sie dann mit fester Stimme und sprach mir damit aus der Seele. »Wenn dieser Wiehle deine Dienste als Privatdetektivin in Anspruch nehmen will, dann soll er gefälligst anständig fragen und sich nicht wie ein alter Stinkstiefel benehmen.«

»Aber ...«, wandte Papa zaghaft ein.

»Nichts aber, Friedrich«, beschied meine Mutter ihn. »Ein derart rotzfreches Verhalten kann das Kind nicht durchgehen lassen. Da verspielt Hanna ja ihren Ruf. Nein, so ein Mensch kann nicht einfach nach Bokau ziehen, dem Nachbarn zum Spaß die Frau ausspannen, herumpöbeln wie Rumpelstilzchen und auch noch unseren Gustav als Druckmittel einsetzen. Das gehört sich einfach nicht!« Ach Mutti. Ich genoss ihre ehrliche Empörung sehr. Wir waren uns selten so einig. »Und weißt du, was du machst, Kind? Also, was ich machen würde, wenn ich an deiner Stelle wäre, will ich damit natürlich sagen«, verbesserte sie sich hastig.

»Nein«, sagte ich erwartungsvoll.

Sie richtete sich unwillkürlich auf.

»Sobald Gustav wieder sicher hier bei dir in der Villa ist, würde ich sehen, was an der fixen Idee von dem Wiehle tatsächlich dran ist. Das wirkt richtig souverän. Und dubios klingt das Ganze schon.«

»Findest du?«, fragte ich.

»Ja, das finde ich«, sagte sie in diesem Ton, der keine Widerrede duldete. »Als Köchin und Hausfrau kann mir niemand erzählen, dass eine dreieinhalb Zentimeter lange Gräte heil durch den Wolf rutscht. Das gibt es nicht.«

»Das meint Wiehle auch.«

»Auch ein Ekelpaket kann mal recht haben. Vergiss das nicht, Kind.«

Mein mütterlicher Watson lächelte zu mir herüber und sah dabei sehr zufrieden mit sich aus, was ich hundertprozentig nachvollziehen konnte. Ich war es auch.

»Hast du vielleicht auch noch eine konkrete Idee, wie ich das mit Gustav anstellen sollte?«, fragte ich.

Mein Vater stöhnte leise, enthielt sich jedoch als weiser Ehemann und erprobter Papa jeder Bemerkung. Mutti überlegte.

»Beschreib mir das Haus und die Räumlichkeiten«, forderte sie mich dann auf.

Das tat ich. Und zwar mit ehrlichem Vergnügen. Irgendeiner der zahlreichen Knoten in unserer verkorksten Mutter-Tochter-Beziehung hatte sich eindeutig gelöst. An mir lag es nicht, wie ich zugeben musste. Also musste Mutti sich verändert haben, schlussfolgerte ich, schob den Gedanken jedoch beiseite, als sie nachdenklich meinte: »Einfach so in den Garten schleichen, dich hinter einem Busch verstecken und warten, bis die Luft rein ist und du die Wintergartentür aufbrechen kannst, geht wahrscheinlich nicht?«

Hier entfuhr Papa ein trockenes Hüsteln, während ich ein breites Grinsen unterdrücken musste. Waren das nicht exakt meine Gedanken gewesen, als ich wütend vor Wiehles Haus gestanden hatte? Tja, auch der detektivische Apfel fällt eben nicht weit vom Stamm.

»Gehört zu dem Haushalt ein Hund?«

»Nein«, sagte ich und verschwieg wohlweislich, dass meine Erfahrung im Aufbrechen von Türen ziemlich begrenzt war.

»Das ist immerhin etwas. Würde diese Marga, von der du manchmal erzählst, dir helfen?«

»Ich denke schon.« Wenn sie nicht gerade mit einem gewissen Herrn Keller herumturtelte wie ein liebeskranker Teenie.

»So. Gut. Die Wiehles kennen Marga?«, tastete sich Mutti weiter vor.

»Ja. Vom Sehen her ganz sicher. Und sie wissen natürlich, dass sie in Bokau wohnt.« Was bei knapp dreihundert Einwohnern kein echtes Wunder war.

»Also bei den Bruhaupts waren alle aus dem Haus, als dort eingebrochen wurde.« Nachdenklich nahm meine Mutter einen Schluck des mittlerweile völlig erkalteten Tees, merkte jedoch vor lauter Konzentration überhaupt nicht, was für ein Gesöff sie da in sich hineinschüttete. »Die beiden Alten aßen bei Maritas Cousin, und Dorle war auf einem Trip.«

»Was denn für ein Trip?«, fragte ich alarmiert, weil ich vor meinem inneren Auge schon die Spritzen durch das Bruhaupt'sche Wohnzimmer rollen sah.

»In die Rhön, glaube ich. Sie war dort mit einer Freundin wandern«, klärte meine unschuldige Mutter mich auf. »Wo waren wir? Richtig, die Wiehles müssen aus dem Haus sein, und du brauchst den Schlüssel. Das wäre die eleganteste Lösung. Nun sag doch auch mal was, Friedrich! So schwer kann das doch nicht sein!«

»Du weißt doch, dass mir so etwas nicht liegt, Traute«, grummelte mein Vater und atmete merklich auf, als das Klingeln meines Telefons ihn einer weiteren Antwort enthob.

Ich zögerte zunächst, weil ich die ungewohnte Familienharmonie nicht stören wollte, blickte dann jedoch auf die Nummer, hob ab und schnauzte den verlorenen Midlife-Krisen-Lover an: »Was ist?«

»Hi, ich bin's«, sagte Harry irritiert. »Und ich wünsche dir auch einen schönen guten Tag.«

»Gibt's was Wichtiges?«

»Nein. Nur dass ich wieder in Kiel bin. Ich dachte, dass dich das vielleicht interessiert.«

»Ich meinte zu Schardt«, stellte ich klar. Ob das Chloe-Wunder mittlerweile Google aufgekauft hatte, war mir schnurzpiepegal.

»Viel habe ich nicht herausgefunden, glaube ich«, meinte Harry vorsichtig. »Also —«

»Gut, dann melde ich mich morgen bei dir. Tschüss«, würgte ich ihn ab. Treulose Tomaten besaßen schließlich keinerlei Anspruch auf eine besonders schonende Behandlung.

»Ein Freund?«, erkundigte sich meine Mutter spitz. »Unseretwegen hättest du den nicht so kurz abfertigen müssen.« Sie sagte das in einem Tonfall, der mir deutlich verriet, dass sie eigentlich meinte: »Ein Mann? Hurra, ein Mann! Tat sich da vielleicht etwas im kindlichen Liebesleben?«

Ich wusste, meine Mutter hatte diesbezüglich noch nicht aufgegeben.

»Manchmal ja«, gab ich deshalb bewusst lässig und neutral zurück. Sollte sie doch denken und vermuten, was sie wollte.

»Du hast noch nie von ihm erzählt. Wie heißt er denn?«

»Traute«, mahnte Papa.

»Harry«, sagte ich. »Er ist fast vierzig, steigt jungen Frauen hinterher wie ein alter Lustgreis, lernt Chinesisch und Kleiderordnungen auswendig, weil er unbedingt Billionär werden will, und ist ein ziemlich eingebildeter Pinsel, der die Leute vergrault, wo er nur kann. Können wir jetzt vielleicht das Thema wechseln?«

Für meine Mutter war der Film »Harry und Sally« gedreht worden, dessen Kernaussage lautet: Männer und Frauen können nicht befreundet sein, es geht immer nur um Sex. Davon war sie ebenfalls felsenfest überzeugt. Es hätte daher viel zu lange gedauert und wäre viel zu kompliziert gewesen, ihr mein kumpelhaftes Verhältnis zu Harry zu erklären. Obwohl ich zu gern gewusst hätte, was sie von dem wohl schönsten Orgasmus der Filmgeschichte hielt.

Stattdessen traf mich ein gekränkter Blick. Ich kannte dieses Kaliber. Du bist wirklich unmöglich, hieß das, aber um des lieben Friedens willen halte ich meinen Mund. Mich nervte das tierisch.

»Ich frage nur, weil …«, begann meine Mutter, der meine Reaktion nicht entgangen war, zaghaft, »also Dorle hat auch monatelang nichts gesagt, und dann saß dieser Guru plötzlich im Wohnzimmer von Walter und Maria und futterte ihnen die Kekse weg.«

Die Vorstellung von Harry, der mit meinen Eltern höflich Konversation betrieb, während ich atemlos-glücklich danebensaß, war so komisch, dass ich anfing zu lachen.

»Ich sage ja schon nichts mehr«, murmelte meine Mutter beleidigt. »Aber man macht sich natürlich so seine Gedanken. Du bist schließlich nicht mehr die Jüngste, Kind.«

»Traute, lass gut sein«, fuhr Papa dazwischen. »Misch dich nicht in Dinge ein, die dich nichts angehen.«

»Das tue ich doch gar nicht«, entgegnete Mutti scharf. »Wie gesagt, ich mache mir eben meine Gedanken. Sie ist und bleibt meine Tochter.«

Da gab es nichts zu widersprechen. Ich stand schweigend auf, um einen frischen Tee aufzubrühen.

»Das Gebäck ist übrigens sehr lecker«, bemerkte mein Vater wohlerzogen.

»Und die Cremeschnitten sind eine Wucht«, ergänzte Mutti eilfertig.

»Ja, bei Matulke schmeckt alles«, gab ich zum Besten.

Wir bemühten uns redlich, die Konversations-Karre aus dem Dreck zu ziehen. Und es gelang. Mein Vater erkundigte sich, wie weit es nach Kiel sei; ich fragte beide über die bevorstehende Seereise aus. Sie schienen sich ehrlich auf die zehn Tage zu freuen.

Wir arbeiteten uns gerade an der Ausstattung der Kabinen ab, als meine Mutter plötzlich verkündete: »Ich hab's! Du lädst diese Wiehles unter einem Vorwand hier zu dir in die Villa ein, und Marga –«

»Die kommen nicht«, würgte ich sie ab.

Mutti wischte meinen Einwand mit einer ungeduldigen Handbewegung beiseite.

»Dann machst du mit ihnen eben eine Tatortbegehung. Es braucht ja gar nicht lange zu dauern. Und dabei stoßt ihr dann ganz zufällig auf diese Marga. Eine von euch lenkt die Wiehles ab, während die andere den Schlüssel klaut und rasch einen Wachsabdruck von ihm macht.«

»Das ist illegal, Traute«, wandte Papa ein. »Wenn Hanna erwischt wird, besuchen wir sie das nächste Mal im Knast.«

Mein Beruf schien eindeutig aufs elterliche Sprachvermögen abzufärben. Bislang hatte ich gar nicht gewusst, dass mein in sich gekehrter, gentlemanliker Vater so ein Wort überhaupt kannte.

»Nun sei doch nicht so ein Angsthase, Friedrich. Wenn das Kind sich geschickt anstellt –«

»Ich habe einen besseren Plan«, erstickte ich die sich anbahnende Auseinandersetzung im Keim. Und den hatte ich tatsächlich. Er war zwar auch nicht ganz astrein, um es im neuen Jargon meines Vaters auszudrücken, aber bestimmt wirkungsvoll. Mutti würde mit ihrer Tochter zufrieden sein.

Wir verbrachten einen feinen Tag miteinander, wanderten ein Stück am Passader See entlang, und besonders mein Vater schien immer mehr zu verstehen, weshalb ich mich in diesem Landstrich so wohlfühlte. Nur der einsame Spaziergänger ganz ohne Hund, der scheinbar zufällig vor meiner Villa herumlungerte und auf das Herzlichste mit Silvia und den Damen herumschäkerte, störte das familiäre Idyll, als wir zurückkamen. Unsere Blicke trafen sich, als ich ihn laut und herausfordernd grüßte. Er erwiderte mein »Moin« zwar nickend, doch sein Lächeln kam mehr als Zähnefletschen herüber.

»Hach, das ist das Landleben«, meinte Mutti gefühlvoll. »Da grüßt man sich noch. Das ist wirklich anders als in der Stadt.«

Ich hielt den Mund und registrierte stattdessen das Äußere

des Fremden: ungefähr dreißig, rötliche Haare, auffallend starke Augenbrauen, ausdrucksloser Blick. Mit anderen Worten eine Visage, die seinen Beruf schon von Weitem verriet: Schläger. Meine Mutter hatte von derartigen erkennungstechnischen Finessen natürlich keinen blassen Schimmer. Und das war gut so. Sollte sie in ihrer Unschuld besser glauben, dass in Bokau die Welt noch in Ordnung war. Denn würde sie die Wahrheit kennen, hätte sie sich nur Sorgen gemacht. Das war mein Job.

Mit dem Stolz einer Einheimischen führte ich meine Eltern anschließend durchs Dorf. Bei Inge Schiefer gingen wir essen: Zander auf Gemüsebett (Hanna), gebratene Heringe satt (Papa), Sauerfleisch mit Bratkartoffeln (Mutti). Den verdauungsfördernden Kaffee gönnten wir uns bei Matulke.

Was soll ich sagen? Meine Eltern schienen unseren Familientag genauso zu genießen wie ich. Sie fanden alles wunderbar und höchst interessant, und als wir Marga so gegen siebzehn Uhr abholten, waren wir alle drei bestens gelaunt.

»Das ist Marga, also Frau Schölljahn«, stellte ich sie umständlich vor, insgeheim darauf hoffend, dass entweder meine Mutter oder meine Freundin mit einem herzlichen Lächeln und ausgestreckter Hand auf die andere zuging und ihr spontan das »Du« anbot. Tja, Pech gehabt, Hemlokk.

»Von Ihnen habe ich schon so einiges gehört«, sagte Mutti und musterte Marga dabei dermaßen ungeniert, dass es fast einer Körperverletzung gleichkam.

Ich hatte ihr nie erzählt, dass meine Freundin etliche Jahre älter war als ich. Nicht, weil ich es ihr verheimlichen wollte, sondern einfach weil es nicht wichtig war, wie ich fand. Ich hätte es besser tun sollen, erkannte ich in diesem Moment glasklar, denn das hätte den Schock gemildert.

»Nur Gutes, hoffe ich doch«, entgegnete Marga höflich. Sie hatte sich zur Feier des Tages extra in ein quietschbuntes Wallegewand geschmissen, das meine Mutter todsicher an Dorle Bruhaupt in ihrer indischen Selbstfindungsphase erinnerte.

»Sicher. Mein Mann.« Mutti deutete auf Papa, als stünden auf dem Vorhof des Haupthauses mindestens ein Dutzend älterer Herren herum.

»Angenehm, Herr Hemlokk«, schnarrte Marga und reichte ihm die Hand. Ich hätte am liebsten mit dem Nägelkauen begonnen.

»Frau Schölljahn«, sagte Papa und griff nach ihrer Rechten, was ihm augenblicklich einen giftigen Blick meiner Mutter einbrachte. Oh du Grundgütige, hilf! Es herrschte eine Atmosphäre wie zwischen Dänen und Deutschen, als man sich noch gegenseitig bekriegte, was Gelder, Gebietsansprüche und Fürstenhäuser hergaben.

»Können wir?«, zwitscherte ich betont munter. Alle drei stimmten so erleichtert zu, dass man nur das Schlimmste befürchten musste.

Das Restaurant war bis auf ein älteres, höchst griesgrämig dreinblickendes Ehepaar leer, als wir ankamen. Der Kellner geleitete uns zu einem Tisch mit Aussicht. Wir schauten auf die Hörn, den Kieler Hafen, den Terminal der Oslofähre sowie auf den direkt vor unseren Füßen liegenden Kreuzfahrer, den die Reederei »Aranca« getauft hatte.

»Heißt so nicht eine von diesen Pulversüßspeisen für Kinder?«, flüsterte Marga mir ins Ohr, während wir Platz nahmen. »Na ja, vielleicht ist der Marketingdirektor damit groß geworden und hat sich jetzt einen Kindheitstraum erfüllt.«

»Halt die Klappe«, zischte ich aus den Mundwinkeln und wankte kurz, weil der Kellner meine Kniekehlen ein wenig zu heftig mit dem Stuhl traktierte. »Seht doch mal, dort liegt euer Schiff«, säuselte ich fröhlich zu meinen Eltern hinüber.

Doch ich täuschte niemanden, dafür kannte man mich in dieser unseligen Runde viel zu gut. Trotzdem schauten alle brav auf den Kahn hinunter. Klar, dann musste man das verdorrende Pflänzchen der Konversation nicht gießen.

Die »Aranca« hatte schon ein paar Jahre auf dem Buckel, unter dem weißen Anstrich lugte hier und da bereits der Rost durch. Doch dafür war das Schiff keines dieser schwimmenden Hochhäuser, sondern noch ein richtig schnittiger Kahn mit einem Bug, der tatsächlich diesen Namen verdiente, und einem leicht schräg nach hinten gekippten Schornstein. Und ich hatte mit meinem angenommenen Timing recht gehabt.

Zwar wurden noch vereinzelt Paletten im Inneren des Schiffes verstaut, aber im Großen und Ganzen war man mittlerweile mit dem Beladen fertig. Noch ein paar letzte Handgriffe, dann konnte die nächste Passagierladung die »Aranca« entern.

»Ein herrlicher Ausblick, nicht wahr?«, flötete ich. »Ich beneide euch. Ihr werdet bestimmt zehn ganz tolle Tage haben.«

»Ja«, nahm mein Vater den Ball auf. »Das denke ich auch. Wir werden uns verwöhnen lassen, unbekannte Städte anschauen und fremde Menschen kennenlernen, nicht wahr, Traute?«

Doch Traute beachtete ihren Mann überhaupt nicht.

»Und womit verbringen Sie so Ihre Tage?«, fragte sie Marga, die ihr direkt gegenübersaß. Es klang, als könne sie sich in dieser Hinsicht nur etwas Kriminelles oder Amouröses vorstellen. Auftragskillerin vielleicht? Oder Puffmutter?

»Mit Häkeln jedenfalls nicht«, schoss Marga bissig zurück.

»Sie interessiert sich fürs Meer«, hechtete ich dazwischen, »und hat da ziemlich viel Ahnung. Planst du eigentlich eine neue Aktion, Marga?«

Der Kellner kam, doch wir schickten ihn wieder weg. Ich bestellte lediglich eine Flasche Sekt – offiziell zur Feier des Tages, inoffiziell, um das meterdicke Packeis, das über der Tafelrunde lag, zum Schmelzen zu bringen. Doch da hätte es wohl einer ganzen Kiste des schaumigen Edelgesöffs bedurft.

»Es ist alles noch in der Schwebe«, sagte Marga. Das klang vage und abwehrend. Natürlich hatte es etwas mit Herrn Keller zu tun.

»Aber du planst etwas?«, bohrte ich trotzdem mit dem Mut der Verzweiflung nach. Über was, Himmelherrgottnochmal, sollten wir sonst reden?

»Na ja. Schon. Aber da ist noch nichts in trockenen Tüchern. Und ich habe versprochen, den Mund zu halten, Schätzelchen.«

Ich spürte, wie meine Mutter bei der vertrauten Anrede die Ohren spitzte. Dann warf sie Papa einen hilflosen Blick zu. Doch der bekam von dem sich anbahnenden Drama nichts mit. Der Mann war mit Wichtigerem beschäftigt, nämlich dem sorgsamen Studieren der Speisekarte. Und dabei hatte der Tag so verheißungsvoll begonnen …

»Und wem hast du es versprochen?«, hörte ich mich aggressiv fragen. Mir reichte es. Mit der nun schon seit Wochen ach so geheimnisvoll tuenden Marga ebenso wie mit meiner angepesteten Mutter und meinem Schlaffi von Vater!

»Das geht dich gar nichts an««, erwiderte Marga honigsüß. Nur die Anwesenheit des Kellners, der endlich unsere Bestellungen aufnehmen wollte, verhinderte, dass ich meine beste Freundin aus dem Fenster pfefferte.

»Schaut doch mal, es geht los!«, rief Papa in diesem heiklen Moment entzückt. Und tatsächlich, die ersten Stewards und Matrosen, oder wie das seemännisch korrekt heißt, nahmen an der Reling Aufstellung. Ein Lamettaträger mit strahlend weißer Mütze gesellte sich zu ihnen, fasste an seinen Schlips und in den Schritt, rückte gerade, was gerade zu rücken war, und schon fuhr der erste Bus vor. Lauter Grauköpfchen purzelten aufgeregt schnatternd heraus und wurden von einer energischen Dame sicher die fünf Meter zum Schiff geleitet, um dort den fachkundigen Händen der Seeleute übergeben zu werden. Dabei lachte und scherzte man; die Stimmung war sichtbar gut.

»Heute Abend hätte es ein Büfett gegeben«, bemerkte meine Mutter, was so viel hieß wie: Nur dir zuliebe sitzen wir hier und verzichten darauf. Danke, Mutti.

»Ach, in unserem Alter soll man ja ohnehin nicht mehr allzu viel essen«, meinte Marga daraufhin leicht und locker. »Da wird man ganz schnell dick und rund.«

Und nun? Es war gar nicht als gezielter Tiefschlag gedacht, aber das wusste nur ich. Marga machte sich aus solchen Sachen einfach nichts. Doch nur mein Vater gehörte zu der beneidenswerten Sorte Mensch, die essen konnte, was sie wollte, denn meine Mutter, klein und propper, wie sie nun einmal war, hätte in jede FKK-Werbung gepasst – für »vorher«, nicht für »nachher«.

»Nun schaut euch das an!«, brüllte ich. »Da kommt noch ein Bus.« Marga, die gar nicht begriff, dass sie uns zielsicher über den Abgrund geschoben hatte, runzelte ärgerlich die Stirn.

»Das sehen wir, Schätzelchen, ob du es glaubst oder nicht. In solchen Dingern werden die Gäste herangefahren. Das ist im

Tourismusgewerbe so üblich. War dir das nicht klar? Deshalb musst du doch hier nicht so herumschreien. Aber was ich gerade fragen wollte: Was macht eigentlich dein Fall? Du weißt schon, diese Hungertruppe, die sich auf Hollbakken amüsiert und dabei ihre Frontfrau abgemurkst hat?«

Ich hätte es möglicherweise im Beisein meiner Eltern ein Häuchlein anders formuliert.

»Du arbeitest noch an einem zweiten Fall, Hanna?«, fragte mein Vater nach einem tiefen Moment des Schweigens, das sich nach Margas Worten wie ein Leichentuch über unseren Tisch gelegt hatte, höflich.

»Och, der ist nicht der Rede wert«, wiegelte ich ab. Sie mussten doch nun wirklich nicht alles wissen, oder? Hier ging es schließlich in echt um Mord und Totschlag und nicht um entführte Krötenherren und todbringende Klopse. »Die Sache mit der Gräte in der Bulette ist weitaus spannender.«

»Hanna«, sagte daraufhin mein Papa in diesem leicht ungläubigen, zögernden, aber liebevollen Tonfall, mit dem ich groß geworden war und der anzeigte, dass er mir keine Silbe glaubte.

»Es hört sich schlimmer an, als es ist«, beteuerte ich und trat Marga unterm Tisch feste gegen das Schienbein. »Ich erzähle es euch bei Gelegenheit. Daran ist nichts gefährlich, oder, Marga?«

»I wo«, blökte sie daraufhin in so falscher Tonlage, dass ich mir am liebsten die Ohren zugehalten hätte. Ich hatte vielleicht doch ein bisschen zu heftig zugetreten. »Hanna hat alles im Griff.«

»Sie wissen also Bescheid«, stellte Mutti fest. Und ich nicht, ging der Satz zwar unausgesprochen, aber nichtsdestotrotz klar und verständlich für jeden, der hören konnte und wollte, weiter. Nur mit Mühe unterdrückte ich ein genervtes Stöhnen. Hatte dieser verdammte Puddingpulver-Dampfer denn nichts an unverfänglichem Gesprächsstoff zu bieten?

Ich fixierte ihn hasserfüllt. Und wenn der vermaledeite Kahn vor unseren Augen absoff! Mir war mittlerweile alles recht. Er tat es nicht. Stattdessen fuhr noch ein Bus auf den Parkplatz und entließ eine weitere Ladung rüstiger Senioren auf das Schiff.

Dann nagelte ein Taxi heran, und eine geschmackvoll gekleidete Frau in den sogenannten besten Jahren stieg aus, gefolgt von einem eindeutig jüngeren Mann, der mit dem Fahrer zum Kofferraum eilte. Die Frau hatte den Chauffeur bezahlt und schritt nun, ohne sich umzudrehen, auf die Gangway zu. Der junge Kerl wuchtete derweil drei respektable Koffer aus dem Taxi und stolperte hinter der Lady her.

»Was für ein appetitlicher Bursche«, kommentierte Marga die Szene. »So einen hübschen Knackarsch sieht man selten.«

Oh Marga! Sie legte es wirklich gezielt darauf an, dass meine Mutter schnaubend vor Wut und Empörung davoneilte und ihrer Tochter den Umgang mit so einer schamlosen Person verbot. In diesem unseligen Moment drohte dem Jungen jedoch – der Grundgütigen sei Dank – einer der Koffer ins Wasser zu rutschen. Mit einem lästerlichen Fluch griff er hinterher, schnappte ihn im allerletzten Moment und knallte ihn roh auf die Gangway. Die Seeleute oben auf dem Schiff feixten. Der Jüngling zeigte ihnen den Stinkefinger, warf die blonde Mähne zurück und –

»Aber hallo!«, entfuhr es mir verblüfft.

Ich war dermaßen angespannt gewesen, dass ich Lutz Sörensen erst jetzt erkannte. Denn er war es. Eindeutig. Hatte er etwa den Job gewechselt? Vom Drogendealer zum Kofferkuli? Oder brachte er als netter Erbneffe bloß seine Tante zum Schiff?

»Kennst du den jungen Mann?«, erkundigte sich Mutti voller Interesse.

»Mmh«, brummelte ich unbestimmt, um schlafende Hunde nicht zu wecken. Ich hätte es besser wissen müssen.

»Ja oder nein, Kind?«, mahnte sie mich streng.

»Ja«, gab ich widerwillig zu.

Alle vier starrten wir jetzt hinunter auf die Gangway, auf der sich Sörensen mit puterrotem Kopf weiter abmühte, bis sich endlich einer der Matrosen erbarmte und ihm eines der Gepäckstücke abnahm. Nun verschwand auch Sörensen im Bauch des Schiffes. Wir warteten. Doch er kam nicht wieder, um vom Kai aus seiner Tante zum Abschied zu winken.

»Der fährt mit«, stellte Marga das Offensichtliche fest. Ich stimmte ihr zu.

»Von irgendwoher kenne ich den jungen Mann«, sagte meine Mutter plötzlich nachdenklich. »Was meinst du, Friedrich? Kommt er dir auch bekannt vor?«

»Nein, nie gesehen«, antwortete mein Vater, ohne zu zögern. Er hatte jedoch wie so viele Männer kein Gedächtnis für Gesichter und Namen.

»Aber ich«, beharrte meine Mutter. »Woher kenne ich den bloß? Ich weiß es nicht. Bestimmt fällt es mir wieder ein. Weißt du was, Kind, ich werde ihn auf der Tour ein bisschen im Auge behalten. Du interessierst dich doch für den Mann, oder? Also beruflich, meine ich«, setzte sie tugendhaft hinzu.

»Ja. Schon«, gab ich zögerlich zu.

»Ich verstehe. Er spielt in dem anderen Fall eine Rolle. Dem, von dem du deinem Vater und mir nichts erzählen willst.«

»Mutti«, sagte ich gequält. Sie wollte doch hier wohl keine Szene machen! Nein, wollte sie nicht, denn sie winkte ab.

»Abgemacht also, ich werde ihn während der Fahrt unauffällig observieren.«

»Mutti«, wiederholte ich und hatte selbst keine Ahnung, was ich eigentlich damit meinte: Ja, Mutti, das ist prima, oder Nein, Mutti, lass doch besser die Finger davon. Marga hatte diese Schwierigkeiten nicht.

»Das ist eine ganz ausgezeichnete Idee«, lobte sie. »Und schaden kann das bestimmt nicht. Machen Sie sich an den Kerl ran und horchen Sie ihn nach Strich und Faden aus.«

Mutti nickte.

»Es wäre allerdings erheblich einfacher, wenn ich grob wüsste, um was es bei dem Fall geht. Damit ich durch meine Unkenntnis in keine Falle tappe oder gefährliche Fragen stelle«, bemerkte sie cool und ausschließlich an Marga gewandt.

»Klar«, stimmte die prompt zu. »Das ist einzusehen. Sonst geht man bei den Ermittlungen leicht in die Irre, und damit ist ja niemandem gedient.«

»Genau«, meinte Mutti.

Papa und ich saßen derweil stumm wie Holzpuppen daneben. Marga warf mir immerhin noch einen kurzen, um Einverständnis heischenden Blick zu, bevor sie anfing: »Also, es geht um einen Mord, der wie ein Unfall aussieht, und um Drogen.«

Ich hörte, wie Papa neben mir schwer schluckte.

»Die ganze verdammte Palette also«, sagte meine Mutter leise.

Ich starrte sie an. Sie hörte sich an, als sei ihr nichts Menschliches fremd. Und Mord und Totschlag schon mal überhaupt nicht.

»Traute!«, ächzte mein Vater, der sich wahrscheinlich schon nächtelang in einem ungemütlichen Rettungsboot kauern sah, um eine hochgeheime Unterhaltung zwischen Schwerstkriminellen zu belauschen. Die beiden Damen beachteten ihn überhaupt nicht.

»Der junge Mann hat mit beidem zu tun, das wissen wir«, klärte Marga meine neue Kraft auf. »Aber wichtig wäre die Drogensache. Hanna kann da nämlich nichts beweisen. Und wenn sie in dieser Hinsicht etwas in der Hand hätte, käme sie sicher auch mit der Frage, ob es Mord war oder nicht, weiter. Wenn Sie also in dieser Richtung Ihre Fühler ausstrecken würden … Traute.«

»Mach ich«, sagte Traute mit fester Stimme. Es klang, als habe sie ihr Lebtag im Observierungs- und Aushorchmetier gearbeitet. Na ja, wenn ich an die zahlreichen gewissenhaften Bulletins im Fall Dorle Bruhaupt dachte, war da vielleicht sogar etwas dran. »Ich erstatte Bericht, sobald ich etwas rausgekriegt habe. Geben Sie mir doch zur Sicherheit Ihre Telefonnummer, Marga.«

ZWÖLF

Alles in allem war es ein denkwürdiger Tag in der Hemlokk'schen Familienchronik gewesen. Meine Eltern hatten an der Reling gestanden und gewunken, als die »Aranca« auslief; Marga und ich hatten vom Kai aus das Gleiche getan, wobei mir meine Freundin so ganz nebenbei mitteilte, dass sie erstens durchaus Ähnlichkeiten zwischen meiner Mutter und mir entdeckt habe, was beispielsweise den eigenen Kopf und die Energie betreffe, und dass meine Mutter ihrer Meinung nach heillos unterfordert sei, wenn sie mich permanent mit Geschichten von dieser Bruhaupt und anderen unnötigen Dingen einquatsche. Das war der zweite Punkt. Ich müsse sie viel mehr an meinem Leben teilhaben lassen und ihr von meinen Fällen erzählen – das interessiere sie, wie ich ja wohl bemerkt haben dürfte. Marga hätte auf alle Blauwale dieser Welt geschworen, dass sich Traute als detektivische Hilfskraft zum Brüller entwickeln werde. Ich ungläubige Thomasine würde schon sehen!

Ein Brüller? Meine Mutter? Ich hatte da so meine Zweifel. Aber ziemlich gespannt war ich natürlich, was sie mit Lutzi, dem Schönen, anstellen und über ihn herausbekommen würde. Denn eins wusste ich genau: Mutti neigte nicht zu leeren Versprechungen. Sie würde den Beau tatsächlich scharf im Auge behalten, da konnte der sich jetzt schon mal warm anziehen. Und direkt etwas falsch machen konnte sie schließlich auch nicht, selbst wenn sie sich nicht allzu geschickt anstellen sollte. Sörensen kannte sie ja nicht. Oder doch?

Mutti meinte ja, ihm irgendwo schon einmal begegnet zu sein. Ich hielt es allerdings für sehr wahrscheinlich, dass das nichts weiter als pure Einbildung war. Sie wollte liebend gern bei meinem Fall mitmischen, also bastelte das Hirn ein wenig an den Umständen herum, verdrehte hier ein wenig, schraubte dort ein bisschen – und schon sah die Sache anders und irgendwie besser aus. Das kennt man doch.

Ich setzte Marga vor dem Haupthaus ab, verschloss meinen

Wagen und bedankte mich noch einmal für ihre Hilfe. Dann trabte ich zu meiner Villa hinunter. Nein, da barg der Name Hemlokk sicher mehr Gefahrenpotenzial, überlegte ich, während ich gleichzeitig sorgfältig die Umgebung scannte. Aber war der Sörensen überhaupt geläufig? War ich für ihn nicht lediglich die blöde Tusse, die ihre Nase in Angelegenheiten steckte, die sie nichts angingen?

Der Knüppelknilch wusste natürlich Bescheid; zumindest verfügte er über meine Adresse. Aber dann kannte er bestimmt auch meinen Namen! Nun reg dich nicht künstlich auf, Hemlokk, mahnte eine müde innere Stimme. In dem Alter kommen Eltern in der Regel noch sehr gut allein zurecht. Und Sörensen würde sie schon nicht über die Reling kippen, wenn er erkannte, wen er da vor sich hatte. Einigermaßen beruhigt schob ich meine Finger durch den Schlagring und marschierte zum obligatorischen Sicherheitscheck noch einmal um meine Villa, bevor ich mich ins Bett legte und rascher einschlief, als Gustav an einem heißen Tag eine Banane verdrücken konnte.

Mit dem Gedanken an meinen als Geisel gehaltenen Kröterich wachte ich am nächsten Morgen auf. Ob es ihm immer noch gut ging in seiner Einzelhaft fernab der Heimat und seiner Lieben? Litt er? Vermisste er Hannelore oder mich am Ende schmerzlich und war nur nicht in der Lage, seine tosenden Gefühle in Worte zu fassen?

Ich riskierte einen Blick nach draußen. Die Sonne blinzelte ab und an durch die dichte Wolkendecke, doch gleichzeitig pfiff ein herbstlich-kühler Wind ums Haus, der andeutete, dass es langsam Zeit wurde, den Krötenkühlschrank anzuschmeißen. Dynamisch schwang ich meine Beine aus dem Bett, denn heute war eindeutig der Tag, an dem die Befreiungsaktion stattfinden sollte. Ich konnte und wollte nicht länger warten, da hatten die deutlichen Worte meiner Mutter ihre Wirkung getan.

Überhaupt, meine Mutter. Ob sie die Nacht bereits bei Sörensen unter dem Kabinenbett verbracht hatte? So abwegig fand ich den Gedanken gar nicht. Denn da hatte Marga schon recht, die Frau besaß Willensstärke und Energie, und beides zusammen konnte eine furchterregende Mischung ergeben, wie ich aus eigener Erfahrung wusste.

Ich duschte rasch, frühstückte kurz und hängte mich anschließend ans Telefon. Ich hatte Glück. Harry, Marga und Johannes waren zu Hause und versprachen, um drei bei mir zu sein. Marga würde Theo Keller mitbringen, natürlich; Harry bot an, in der benachbarten Sportstudenten-WG zu fragen, ob die Jungs dabei seien. Alle vier hätten Kreuze wie Stiere und würden locker die Einen-Meter-neunzig-Grenze reißen. Was ich denn springen lassen würde?

Umsonst gab es nichts in der aktuellen Harry-Welt. Ich schätzte mich schon froh und glücklich, dass er überhaupt Zeit für mich fand. Für jeden einen Zwanziger, antwortete ich und würgte ihn erneut gnadenlos ab, als er schon wieder von Chloe anfing. Eins nach dem anderen, und nun war erst einmal Gustav dran. Nur Johannes konnte auf die Schnelle keinen weiteren kompakt gebauten Menschen auftreiben.

Aber das machte nichts. Für eine überfallartige Befreiungsaktion waren wir genug. Denn so fein sich meine Mutter das mit der Tatortbegehung samt Wachsabdrücken von Haustürschlüsseln oder meinem heimlichen Einschleichen in Wiehles Haus auch ausgedacht hatte, von einem derartigen Vorgehen versprach ich mir mehr. Schon allein, weil der Mann bekanntlich eine Waffe besaß und ich nicht wusste, ob er sie im Zweifelsfall benutzen oder zumindest damit drohen würde.

Da kam es auf ein paar Leute mehr schon an. Deshalb musste das Ganze natürlich sorgfältig vorbereitet und geplant sein, auch wenn ich nicht vorhatte, mit allzu viel Raffinesse vorzugehen, sondern eher mit Gewalt, also sanfter Gewalt.

Die Zeit bis zum Einsatz überbrückte ich als Tränenfee. Meiner neuen Agentin und meiner Börse zuliebe wollte ich es mit einer »wahren« Geschichte zumindest einmal versuchen. Wenn man es mit der lockeren Problemlösung nicht allzu derb trieb, konnte man es ohne schlechtes Gewissen zumindest probieren, hatte ich in einer stillen Stunde beschlossen, nachdem Julia Schiebrecht noch einmal heftig gedrängelt hatte.

Doch das Dramolett stand unter keinem guten Stern. Wie

Vivian es auch anpackte, alles klang falsch und furchtbar hölzern. Also knöpfte ich mir schließlich entnervt den aktuellen Fortsetzungs-Sülzheimer vor, der sich hinzog wie ein durchgekautes zähes Kaugummi. LaRoche hatte die gute Camilla mittlerweile immerhin so weit geschrieben, dass die nun tatsächlich schweren Herzens gewillt war, vor lauter Wut, Gram und Herzeleid ihren Richard zu betrügen. Wobei es ja kein echter Betrug war, denn die beiden Schnückelchen lebten seit Kurzem richtig getrennt. *Sie* in dem immer noch ach so gemütlich eingerichteten Heim, das einmal ihr Zuhause gewesen war; *er* in einer Bude, in der ein Bett, ein Stuhl, ein Schrank standen und nirgendwo ein Blümelein das karge Männerdasein verschönerte. Was ihm selbstredend nur recht geschah, dem alten Potenzprotz. Ha!

Nun schrieb Vivian also die ständige Zweitbesetzung Martin in Camillas Leben. Der war in diesem Fall mal nicht der lockerflockige Lovertyp mit ausgeprägtem Ego und strahlend weißen Beißerchen, sondern ein männliches Sensibelchen mit krummer Nase, aber dermaßen viel Einfühlungsvermögen, dass er immer gleich die Silberhochzeit sowie die dermaleinstene Enkelschar mit ins Kalkül zog, wenn er eine Frau anbaggerte. Nicht einmal in seinen kühnsten Träumen dachte Martin Berger an einen One-Night-Stand. Höchst entsetzt bis beleidigt wäre seine Reaktion ausgefallen, hätte man ihm Derartiges angetragen. Was wiederum für die arme Camilla nicht leicht war, denn ihr stand der Sinn nach Sex und Rache, gehörte ihr Herz doch immer noch dem Einsamen in seiner kärglichen Klause.

Als Vivian nach zwei Kannen Tee, drei Runden ums Haus und einem Besuch bei Silvia glücklich so weit gekommen war, ging die Uhr auf halb drei. LaRoche klappte den Laptop zu, und Hanna machte sich rasch eine Kleinigkeit zu essen – Kommandoaktionen auf leeren Magen gehen zweifellos in die Hose; das dürfte in jedem Handbuch für den erfolgreichen Terroristen nachzulesen sein.

Dann wartete ich. Harry und drei der angekündigten Sportstudenten erschienen als Erste. Er hatte nicht zu viel versprochen. Die Jungs liefen als wahre Schränke durchs Leben, denen ich nicht so einfach den Kopf tätscheln konnte. Höchstens mit Anlauf oder wenn ich auf einen Stuhl stieg. Störend fand ich lediglich ihre jugendlich-knitterfreien Gesichter, in denen sich nichts als Neugier auf ein schrilles Event widerspiegelte. Bedrohlich wirkten die drei überhaupt nicht, doch nach einem Schnellkurs in finsterem Gucken und angriffslustiger Körpersprache sah die Sache schon weitaus vielversprechender aus. Mit düsteren Blicken, breitbeinig, vorgebeugten Oberkörpern und geballten Fäusten schoben sie sich probehalber auf dem Weg zum Haupthaus hin und her, sodass Silvia und die Damen glatt aufhörten wiederzukäuen, um die Vorstellung zu genießen. Kuddel ließ sich nicht blicken, aber für den war so ein Mackerverhalten ja auch nichts Neues.

Das Liebespaar sowie Johannes erschienen gleichzeitig. Man stellte sich vor, ich erläuterte der Truppe, wie ich mir die Aktion im Detail dachte, und sparte auch nicht mit Hinweisen, dass das Ganze illegal sei und wir Ärger kriegen könnten.

»Geschenkt«, brummte einer der Jungs, womit das Thema durch war.

Anschließend lobte ich sie alle für ihre vorausschauende Kleiderwahl. Schwarz und dunkelgrau dominierten. Sehr schön. Ein geblümtes Rollkommando macht nicht einmal halb so viel her.

Gut gelaunt zogen wir los. Ich hatte noch einmal so gegen Viertel vor drei bei den Wiehles angerufen, um auch ganz sicher zu sein, dass sie zu Haus waren, wenn wir anrückten. Gemeldet hatte ich mich jedoch auch bei diesem Anruf nicht, und Oskar hatte nach einem wutschnaubenden »Wart's nur ab, dich krieg ich, Bürschchen« den Hörer aufgeknallt. Wahrscheinlich saß er jetzt in seinem Wohnzimmer und brütete darüber, wer da den ganzen Tag anrief und keinen Ton sagte.

Als das Wiehle'sche Haus in Sicht kam, hörten wir mit dem Geflachse auf und marschierten, wie verabredet, stumm und als drohender Trupp auf den Eingang zu. Vor der Tür bedachte ich meine Leute noch einmal mit einem aufmunternden Blick, der grimmig erwidert wurde. Dann klingelte ich Sturm. Es dauerte nicht lange, wir hörten eilige Schritte, und die Tür wurde mit einem Ruck aufgerissen. Sichtbar erschrocken blickte uns Marianne Wiehle ins Gesicht.

»Was, um Gottes willen …?«

Statt einer Antwort pikste ich sie kräftig zwischen die Brüste und schubste sie dadurch nach hinten. Dabei schnauzte ich sie an: »Aus dem Weg!«

Sie stolperte. Ich nutzte meine Chance und drängte mich forsch an ihr vorbei, dicht gefolgt von meinem Rollkommando. »Was soll das denn? Oskar!«, kreischte sie und rang fassungslos die Hände. Und noch einmal: »Oskar! Was wollen Sie?«

Ich nickte Harry zu, der daraufhin stumm weiter in den Flur ging und auf den Wintergarten zuhielt. Marga und Theo folgten ihm nach einem weiteren Wink von mir ebenso wortlos, bogen jedoch rechts ins Wohnzimmer ab. Johannes trieb es nach links in die Küche. Die drei Jüngelchen blieben als Drohkulisse hinter mir stehen. Einer stieß ein unartikuliertes Grunzen aus. Es war vielleicht einen Tick übertrieben, aber auf Marianne wirkte es.

»Oh Gott«, hauchte sie.

Dann knallte es an meinem Ohr. Aus den Augenwinkeln sah ich, dass ein anderer Knabe ein Kaugummi zum Platzen gebracht hatte. Super Idee. Die Jungs hatten wirklich eine Antenne fürs Bedrohungsgewerbe.

»Oskar!«, grölte Marianne jetzt mit weit aufgerissenen Augen.

»Wo-ist-er?«, raunzte ich sie an.

Im oberen Stockwerk polterte endlich etwas. Der Mann hatte wirklich die Ruhe weg. Dann erschien ein sichtlich verpennter Wiehle auf dem Treppenabsatz, was seine verzögerte Reaktion erklärte. Er starrte auf uns herunter.

»Was um alles in der Welt …?«

»Sie ist verrückt geworden. Oskar! Sie ist komplett übergeschnappt. Die anderen sind schon überall im Haus verteilt. Nun tu doch endlich etwas und schmeiß sie raus!«

Mariannchen bewegte sich eindeutig an der Schmerzgrenze mit einem Hauch von Hysterie. Ja, ja, wenn es darauf ankam, schwang das Männchen eben immer noch allein die Keule, erschlug das Mammut und die Feinde, während das Weibchen händeringend das Herdfeuer in der Höhle bewachte. Steinzeit in Bokau. Das Ganze begann mir richtig Spaß zu machen.

»Darf ich fragen, was das soll, Frau Hemlokk?«, blaffte Wiehle mich an, schob das Hemd in die Hose und eilte endlich die Treppe herunter, um seiner Gattin beizustehen. Doch als er die unterste Stufe erreicht hatte, hob einer der Sportschränke gebieterisch die Hände.

»Stehen bleiben«, knurrte er in tiefstem Bass. »Keinen Schritt weiter.«

»Ich denke gar nicht daran!«, tobte Wiehle. »Das ist mein Haus. Was Sie hier machen, ist Hausfriedensbruch. Ich hole die Polizei.«

»Aber erst, wenn wir mit dir fertig sind, Opa«, nuschelte der mit dem Kaugummi.

»Hinten sind noch mehr, Oskar«, jaulte die sichtbar angefasste Hausfrau.

Wiehle blieb unschlüssig stehen.

»Harry!«, brüllte ich in Richtung Wintergarten und ließ den Hausherrn dabei nicht aus den Augen. Ein bisschen mehr Druck konnte bestimmt nicht schaden.

»Nichts!«, schrie er zurück.

»Johannes!«, gellte ich.

Etwas schien in tausend Stücke zu gehen. Dann polterte es wieder, und Marianne Wiehle wurde ganz blass. Dabei hatte ich allen eingeschärft, dass sie nur gegenschlagen, aber nichts kaputt machen sollten. Johannes musste ein ideales Teil gefunden haben.

»Hier ist auch nichts, Chefin«, schrie er mitten in seine akustische Vorstellung hinein.

Mir kam eine blendende Idee.

»*Sie* haben die Gräte in den Klops Ihres Mannes gesteckt«, sagte ich zu Marianne Wiehle. Versuchen konnte man es schließlich mal. Und die Frau war mittlerweile so aus der Tüte, dass man auf ein schnelles Geständnis hoffen konnte.

»Waas?«, kreischte die Angeklagte.

»Das ist doch völliger Quatsch!«, bellte Oskar Wiehle. »Sie beschuldigen meine Frau, mich ermorden zu wollen? Das ist doch Unsinn, nichts als Unsinn.«

»Ach ja?«, erwiderte ich. »Überlegen Sie mal, ein Motiv hatte sie.«

Aus der Küche ertönte ein Geräusch, das gar nicht gut klang, und ich bemerkte mit Befriedigung, dass Schweiß auf Wiehles Oberlippe zu perlen begann.

»Was für eines?«, begehrte er zu wissen.

»Oskar!«, rief Marianne entsetzt.

»Monika Perler«, sagte ich. In diesem taktisch äußerst günstigen Moment kam Harry zurück.

»Im Wintergarten ist er definitiv nicht. Ich habe alles durchsucht.«

Beide Wiehles waren mittlerweile weiß wie die Wände in einer Leichenhalle.

»Wer denn?«, fragte Marianne zaghaft.

»Die Kröte. Das Vieh«, erkannte Oskar hellsichtig. »Um die geht's die ganze Zeit. Alles andere ist nur Show. Sie ist –«

»Hier!«, donnerte Marga in diesem Moment triumphierend aus dem Wohnzimmer. Wie ein Mann folgten wir – Harry, Johannes, die drei Sportkreuze und ich – der Stimme. Marga und Theo standen Seit an Seit am Panoramafenster und deuteten in den Garten. Und tatsächlich, dort saß mein Gustav in seiner Kiste und mümmelte lustlos an einem Salatblatt.

»Harry«, sagte ich.

»Bin schon unterwegs.«

Wir anderen stellten uns als Riegel vor die Wohnzimmertür, sodass Oskar und Marianne nichts unternehmen konnten, während Harry sich meinen Kröterich mitsamt seiner Kiste schnappte und ihn aus der Gefahrenzone, sprich: aus dem Haus trug.

»Einen schönen Tag noch«, wünschte einer der Sportjungs den Wiehles höflich. Dem war nichts hinzuzufügen, fand ich. Doch, eins noch.

»Vielleicht sprechen Sie noch einmal gemeinsam über das Motiv für die Gräte«, empfahl ich fröhlich.

Dann zogen wir in geordneter Formation ab. Draußen auf dem Bürgersteig griff Harry auf der einen Seite nach Gustavs temporärer Behausung, ich auf der anderen Seite, sodass er wie ein Kind zwischen uns schaukelte, als wir zur Villa zurückgingen. Ich glaube, es war Theo Keller, der mit dem Lachen anfing.

Wir amüsierten uns jedenfalls königlich, und ich winkte Klaus Perler, der stumm am Zaun stand und unseren Vorbeimarsch mit ausdruckslosem Gesicht beobachtete, geradezu stürmisch zu. Morgen würde ganz Bokau wissen, was da gelaufen war. Oder auch nicht, denn das Kläuschen gehörte ja eher zu den Stillen im Lande. Mir war das im Moment völlig wurscht, der Junge hätte auch Mitglied des Trappistenordens sein können. Ich hatte meinen Sonnenschein wieder; das allein zählte.

Sorgsam stellten Harry und ich die Kiste in meinem Garten ab. Ich nahm Gustav heraus und besah ihn mir gründlich. Er fand das blöd und ruderte mit allem, was aus dem Panzer lugte. Doch da musste er durch. Endlich war ich zufrieden. Ihm fehlte nichts. Ich setzte ihn ab, er roch Hannelore, überlegte schlappe drei Sekunden und –

»Auf sie mit Gebrüll«, sagte Harry lakonisch. Manchmal geht dem Mann wirklich jedes Feingefühl ab.

Während ich Tee kochte und Saft und Kekse auf den Markt schmiss, überlegte ich einen kurzen Moment, meiner Mutter von der erfolgreichen Befreiungsaktion zu erzählen. Doch dann verwarf ich den Gedanken wieder. Wenn sie so unvermutet meine Stimme hörte, würde sie als Erstes denken, es sei etwas Schlimmes passiert. Nein, ich würde ihr haarklein davon berichten, wenn sie sich meldete, um über Sörensen zu plaudern.

»... und sollte noch mal jemand Gustav kidnappen, genügt ein Anruf, und wir stehen zur Verfügung«, bot einer der Jungs Harry mit vollem Mund an.

Wir verstanden uns wirklich prächtig. Das Ganze sei ein Riesenspaß gewesen, befand auch Theo Keller. Marga schien einen guten Einfluss auf ihren neuen Freund zu haben. Irgendwann sackte Harry die drei Burschen ein und fuhr mit ihnen zurück nach Kiel, ohne noch einmal den Versuch zu unternehmen, mir von Berlin und der toughen Chloe zu erzählen. Johannes entschwand wenig später, weil er sich um Nirwana kümmern musste. Ich blieb mit Marga und ihrem Lover zurück. Wir versuchten uns noch ein wenig in höflicher Konversation, dann entschwanden auch sie, und ich war allein.

Mittlerweile war es richtig kalt und feucht geworden. Ich

holte mir eine Decke aus der Villa, öffnete den stets gekühlten Sekt für unvorhergesehene Feieranlässe und setzte mich mit einem gefüllten Glas auf meine Gartenbank. Gustav hatte sich wieder eingekriegt – klar, für heiße Sexspielchen war es inzwischen eindeutig zu kalt – und schnarchte jetzt unter dem Salbeibusch vor sich hin, während Hannelore den Estragon bevorzugte. Ich hob mein Glas und prostete den beiden Schlafmützen zu, als in der Villa mein Telefon anfing zu bimmeln.

Ich ließ es klingeln, denn dies war einer jener höchst seltenen Momente, in denen ich mich völlig eins fühlte mit dem Universum und mir selbst. Und das lag nicht nur an der glücklichen Rückkehr des verlorenen Sohnes, sondern an allem: an dem Tag mit meinen Eltern, an meiner Unabhängigkeit, an meiner Fähigkeit, ein selbstbestimmtes Leben zu führen, an dem leisen Rauschen des Sees.

Alles passte zusammen – bis ich die Schritte vernahm, die sich der Villa näherten. Vorsichtige, schleichende Schritte. Instinktiv wollte ich aufspringen, um mich ins Haus zu flüchten, doch die Decke um meine Beine verhinderte das. Stattdessen knallte ich der Länge nach hin, fluchte wie ein Bierkutscher, wickelte mich in Windeseile aus dem Plaid, hechtete in meine Villa und verriegelte die Tür. Dann angelte ich mit der Linken nach dem Schlagring, griff mit der Rechten zum Telefon, löschte das Licht und lauschte mit angehaltenem Atem. Die Gartenpforte quietschte. Wenig später klopfte es zaghaft an der Tür.

»Frau Hemlokk?«, raunte eine undefinierbare Stimme. Ich stellte mich tot, und sie fuhr fort: »Ich weiß, dass Sie im Haus sind. Das fast noch volle Glas Sekt auf der Bank verrät Sie ebenso wie die Decke, die auf dem Boden liegt. Machen Sie doch auf, ich muss mit Ihnen reden.«

Aber sicher, guter Mann! Für wie blöd hielt mich dieser Knüppelknilch denn? Wahrscheinlich hatte der in seinem langen Schlägerleben selbst schon so viel auf die Birne gekriegt, dass die mittlerweile weich wie Quark war.

»Hören Sie, ich kann warten«, verkündete mein Besucher jetzt. »Ich werde mich hier auf die Bank setzen, bis Sie bereit sind, mit mir zu sprechen. Und Sie brauchen keine Angst zu haben, dass ich mich rächen will. Ihr Vorgehen war zwar keineswegs rechtens, und ich hatte alle Hände voll zu tun, meine Frau nach Ihrem Abgang zu beruhigen, aber wenn ich eine solide durchgeführte Aktion sehe, erkenne ich sie.«

Was redete der Typ denn da? Es dauerte ein wenig, bis in meinem vor Angst verdunkelten Hirn die Dämmerung einsetzte. Bei meinem abendlichen Besucher handelte es sich gar nicht um den Schläger, sondern um Oskar Wiehle. Im ersten Moment war ich kolossal erleichtert. Dann siegte erneut die Vorsicht.

»Warten Sie, bis ich telefonisch jemandem Bescheid gesagt habe, dass Sie vor meiner Tür stehen«, wies ich ihn an.

»Ist gut«, gab er sich brav.

Ich knipste das Licht an und setzte Marga kurz in Kenntnis. Theo Keller war natürlich noch bei ihr, und dieses Mal war ich froh darüber. Wir verabredeten, dass ich mich in etwa einer halben Stunde erneut melden würde, sonst sollten sie nach dem Rechten sehen. Dann öffnete ich die Tür, den Schlagring allerdings immer noch abwehrbereit in der Linken. Oskar Wiehle erhob sich höflich, als ich in den Garten trat.

»Sie haben genau dreißig Minuten«, teilte ich ihm kühl mit.

»Das war clever heute Nachmittag«, sagte er. Da waren wir endlich einmal einer Meinung.

»Ich hätte das schon viel früher machen sollen.«

»Dem Tier ging es nicht schlecht bei uns«, beteuerte er. »Marianne hat sich sogar im Netz über die artgerechte Haltung von griechischen Landschildkröten schlaugemacht.«

Trotzdem entführt ein wahrer Gentleman keine Kröten, um deren Besitzerinnen zu erpressen. Das gehört sich einfach nicht. Diese Worte sparte ich mir allerdings.

»Was wollen Sie von mir, Herr Wiehle?«, fragte ich stattdessen knapp.

»Können wir uns nicht setzen?«, bat er. »Dann bespricht sich manches besser.«

Das taten wir. Ich schwieg.

»Sie liegen mit Ihrem Verdacht gegenüber meiner Frau völlig falsch. Sie hat die Gräte nicht in die Bulette gesteckt.«

»Um mir das mitzuteilen, sind Sie hergekommen?«

»Nicht nur. Aber wie gesagt, Sie irren sich da total mit Ihrer Theorie. Marianne ist nicht ... rachsüchtig.« Na, wenn der gute Mann sich da mal nicht täuschte. Bekanntlich sind ja gerade die stillen Wasser besonders tief. »Trotzdem bleibt die Tatsache bestehen, dass jemand versucht hat, mich aus dem Weg zu räumen. Und da ich mich heute Nachmittag davon überzeugen konnte, wie schnörkellos Sie Sachen angehen ...« Wiehle brach nervös ab. Ich schaute demonstrativ auf meine Uhr. Ihm blieben noch genau dreizehn Minuten.

»Ja und?«, stupste ich ihn schließlich ungeduldig an.

»... wollte ich Sie bitten, meinen Fall ganz offiziell zu übernehmen«, haspelte er.

Ich hatte Mühe, den Mann an meiner Seite nicht völlig dämlich anzustarren. Mit allem hatte ich gerechnet, mit Verleumdungen, mit Drohungen, mit einer Anzeige, einer wütenden Tirade, aber keinesfalls mit einem Jobangebot. Natürlich ging das runter wie Öl, doch so mir nichts, dir nichts lässt sich eine Hemlokk nicht kaufen. Und von so einem schon gar nicht!

»Das geht nicht«, entgegnete ich also unbewegt. »Ich arbeite bereits für einen anderen Kunden.«

»Schicken Sie den in die Wüste. Ich zahle mehr.« Das war bei mir bekanntlich entschieden der falsche Knopf.

»Nein«, lehnte ich ab. »Ein solches Vorgehen entspricht nicht meinem Stil und meinen Geschäftsprinzipien. Einen Job, den ich angenommen habe, beende ich auch. Mit Geld ist da nichts zu machen.«

Er lachte. »Jeder hat seinen Preis. Jeder. Und auch jede, meine Liebe. Aber ich verstehe schon, Ihrer ist sehr hoch, weil er offensichtlich Ihrem anspruchsvollen Arbeitsethos entspricht. Und das gefällt mir. Ebendeshalb will ich Sie ja engagieren. Wissen Sie, ich schätze Kampfgeist und Menschen, die sich nicht leicht entmutigen lassen.«

»Das ist alles sehr schmeichelhaft«, erwiderte ich ernst. »Trotzdem sehe ich keine Chance für uns.« Ich sparte mir das in solchen Fällen höfliche »Tut mir leid«, denn es tat mir nicht leid. Oder allenfalls ein bisschen.

»Ich bezahle wirklich anständig«, bettelte Wiehle. »Und allzu viel Zeit müssen Sie in die Sache doch gar nicht investieren.«

Wie es schien, gehörte auch Oskar zu der hartnäckigen Sorte, die er so bewunderte.

»Das glaube ich Ihnen ja«, seufzte ich. »Trotzdem bleibe ich bei meinem Nein.«

»Wann haben Sie den anderen Fall denn voraussichtlich abgeschlossen?«, bohrte er weiter.

»Keine Ahnung«, antwortete ich zugeknöpft. »Die Ermittlungen dauern an. Zurzeit verfolgt eine Mitarbeiterin eine ganz spezielle Spur, die ins Ausland führt. Osteuropa, verstehen Sie?« Himmel, Hemlokk, was schwafelst du denn da für ein geschwollenes Zeug zusammen? Hatte ich das nötig, gegenüber Wiehle die Angeberin zu spielen? Offensichtlich ja.

»Eine Mitarbeiterin?«, fragte Wiehle gedehnt. Ich hatte es eindeutig ein wenig übertrieben mit der Professionalität und Wichtigkeit. Er hielt mein Gefasel offenbar auch nur für Kokolores. »Und ich hatte geglaubt, bei dem Überfall heute Nachmittag Ihre gesamte Mannschaft kennengelernt zu haben.«

»Ich bevorzuge das Wort Befreiungsaktion«, korrigierte ich ihn spröde. »Und so kann man sich halt irren.«

»Den Jungen von Betendorp habe ich erkannt. Und die ältere Frau auch. Die wohnt oben im Haupthaus.«

»Wie schön für Sie.«

»Ist das Ihr letztes Wort?«

»Ja«, entgegnete ich bestimmt. Mir wurde langsam kalt, und mein Magen fing an zu grummeln.

Wiehle nickte, blieb noch einen Anstandsmoment sitzen, ehe er sich heftig stöhnend und schwerfällig wie ein geschlagener Krieger erhob.

»Ich kann Ihnen höchstens ein Glas Sekt anbieten, wenn es Ihnen hier draußen nicht zu kalt ist«, hörte ich jemanden sagen. Mich. Entweder ritt mich der Teufel, oder ich war durch seine sichtbare Kapitulation butterweich geworden.

»Nein, das ist es nicht. Und ja, gern«, meinte Wiehle prompt und setzte sich wieder.

Ich haderte und schimpfte heftig mit mir, als ich ein zweites

Glas holte. Doch Angebot blieb Angebot, also schenkte ich ein, wir tranken auf Gustav und schlossen endgültig Waffenstillstand. Danach war keinem von uns nach Reden zumute. Erst nach einer ganzen Weile kamen wir zögerlich ins Plaudern. Zunächst über unverfängliche Themen wie die an die Laternen gefesselten (vor)weihnachtlichen Tannenbäume auf dem Deich, bei deren Betrachtung einem automatisch der Hals eng wurde. Dann über seltsame Anzeigen der Lebensmittelindustrie, in denen Eiersalat und andere Produkte mit dem wenig vertrauenerweckenden Zusatz »lecker im Geschmack« gepriesen wurden. Ja, was denn sonst? »Tierisch gesund, aber aromatisch geht anders« vielleicht?

Wiehle fand das keineswegs so absonderlich wie ich, sondern vertrat den Standpunkt, dass heutzutage eben alles ein Marketingproblem sei. Gut, die Sache mit dem Eiersalat sei ein Beispiel für eine missglückte Werbung, aber gedacht habe sich jemand auch bei so einem Ding etwas. Das könne er beurteilen, weil er aus der Branche stamme. Es sei halt nicht immer einfach, das Besondere zu finden, ohne gleich so besonders und damit anders zu wirken, dass es die Leute verschrecke.

»Ja, genau das hat mir gerade letztens jemand aus der Schlankheitsindustrie erklärt«, stimmte ich gähnend zu. Ich war rechtschaffen müde, und es wurde Zeit, in die Heia zu kriechen, um Kräfte für den morgigen Tag anzuschlafen.

»Ach«, meinte Wiehle, »das ist ja interessant. Ich habe lange Jahre bei Toppos – alles für das Wohlbefinden der Frau, jetzt die FettKillerKompagnie mit Sitz in Berlin, gearbeitet. Schon mal von der gehört? Oder vielleicht von FKK, das sind dieselben.«

Mit einem Schlag war ich wieder da, als hätte ich mir einen ganzen Cocktail von »Hallo-wach-Pillen« reingepfiffen. Ich ließ mir jedoch nichts anmerken.

»Doch, ja«, sagte ich mit neutraler Stimme und kippte meinem Gast zur Aufmunterung den Rest des Sektes ins Glas. »FKK oder FettKillerKompagnie, das ist ein Name, den man nicht so leicht vergisst.«

»Und die dazugehörige Familie ebenfalls nicht, wie ich Ihnen versichern kann«, brummte Wiehle und schüttete das Prizzelwasser in einem Zug in sich hinein. »Aber das erzählte ich Ihnen ja bereits. Die gehen über Leichen, wenn's drauf ankommt. Und seit der Grätensache bin ich nicht mal sicher, ob das nur im übertragenen Sinn zutrifft.«

»Ach ja?«, flötete ich.

»Ja«, knurrte er. »Falls es Sie interessiert: Die haben mich nach Strich und Faden über den Tisch gezogen, als die mich an die Luft gesetzt haben. Die Abfindung war wirklich nicht der Rede wert. Aber mein Neffe –«

»Nico Schardt?«, fragte ich hoffnungsfroh, von so viel unverhofftem Glück überwältigt. Neben mir saß vielleicht der Mann, der mir im Fall Merkenthal tatsächlich weiterhelfen konnte.

»Ja, Nico ist mein Neffe. Woher wissen Sie das denn?«

Nach kurzem Nachdenken entschloss ich mich für Offenheit. Oskar Wiehle war nicht dumm. Wenn ich ihn hinhielt oder mit wenig stichhaltigen Argumenten abspeiste, würde er mauern.

»Durch meinen anderen Fall«, erklärte ich also. »Ich habe mit Ihrem Neffen gesprochen, weil ich den Tod der Frau auf Hollbakken untersuche.«

»Den im September? Das war doch ein Unfall, wie man im Dorf hörte. Irgendeine Incentive-Feier, auf der es die Leute haben krachen lassen. Das kennt man zur Genüge. In meiner aktiven Zeit habe ich selbst immer mal wieder bei so etwas mitgemacht.«

»Es gibt Menschen, die halten das Ganze nicht für eine Panne, sondern für einen gezielten Mord.«

Wiehle schüttelte fassungslos den Kopf. »Blödsinn. Das hört sich für mich an wie eine von diesen Verschwörungstheorien. Völlig aus der Luft gegriffen. Hält keinerlei Überprüfung stand. Da lebt einer seine Phobien und Phantasien aus.«

Ich grinste ihn freundlich an. Wenn diese Beschreibung nicht auch haargenau auf seine Grätenattentat-These passte, würde ich auf der Stelle einen Besen fressen. Er brauchte circa drei Sekunden, bis es ihm dämmerte.

»Bei mir ist das etwas völlig anderes«, behauptete er dann im Brustton der Überzeugung.

»Das meint mein Auftraggeber auch«, erwiderte ich.

»Und wer ist das? Nico vielleicht?«, fragte er scheinbar wie nebenbei.

»Immer noch: Kein Kommentar!«, antwortete ich.

»Okay, lassen wir das. Es könnte sich also durchaus um einen Mord handeln, und mein Neffe könnte Sie beauftragt haben. Ich habe allerdings gar nicht gewusst, dass das eine Feier von FKK war. Sonst hätte ich vielleicht mal reingeschaut.«

»Ehrlich?«, fragte ich überrascht.

»Nein«, gab er zu. »Wie gesagt, wir sind nicht gerade in Frieden geschieden. Nico war schon immer, also schon als kleiner Junge, sehr ehrgeizig und ließ sich von niemandem reinreden. Ich will damit natürlich nicht ernsthaft andeuten, dass er über Leichen geht ...«, ruderte er nun doch zurück. »Apropos Leichen, wer wurde überhaupt getötet? Ich weiß nur, dass es eine Frau war.«

»Schardts Geliebte«, sagte ich brutal. »Daphne Merkenthal.«

»Ach Gott.«

»Kannten Sie sie?«

»Vielleicht«, lautete die sibyllinische Antwort. Dann blickte er listig zu mir herüber. »Jetzt müssen Sie meinen Fall wohl doch übernehmen, oder? Denn irgendwie und irgendwo scheint es ja einen Zusammenhang zu geben zwischen dem Mord auf Hollbakken und der Gräte in meiner Bulette.«

Mir schwirrte der Kopf, als Wiehle gegangen war und ich mich fröstelnd in meine Villa zurückgezogen hatte. FKK und Oskar Wiehle standen also in Verbindung. Andererseits musste das natürlich nicht automatisch bedeuten, dass die beiden Fälle etwas miteinander zu tun hatten. Das war ein anderes Paar Schuhe. Wieso sollte zum Beispiel Nico Schardt seinem Onkel ans Leder wollen? Er war doch bereits aus der Firma ausgeschieden und konnte ihm nichts mehr anhaben. Und wie passten Sörensen und Pferdeschwanz mit ihren munteren Drogengeschäften in das Szenario? Ich sah weit und breit kein Land mehr, obwohl im Grunde genommen alles glasklar auf der Hand lag.

Es war Marga, die mich von meinen rotierenden Gedanken erlöste.

»Traute, also deine Mutter, hat angerufen«, begann sie ohne Umschweife, nachdem ich nach dem dritten Klingelton den Hörer abgehoben und mich gemeldet hatte. »Du warst nicht da oder bist nicht rangegangen, hat sie gesagt. Deshalb hat sie bei mir angerufen.«

»Das ist schon in Ordnung«, beruhigte ich meine Freundin. »Hat sie etwas herausgefunden?«

»Das so direkt eigentlich nicht. Aber sie meint, es wäre doch eine gute Idee, wenn du die Zeit nutzt und dich einmal in der Wohnung von Sörensen umschaust, solange sie ihn im Auge hat und er dir nicht dazwischenfunken kann.«

»Sie will also, dass ich bei dem Typen einbreche?«, fragte ich ganz direkt. »Denn darum handelt es sich schließlich, da helfen keine noch so netten Formulierungen.«

»Darauf habe ich Traute auch hingewiesen«, sagte Marga, »aber sie meint, es könnte sich lohnen, denn der Knabe benähme sich ziemlich verdächtig. Er scheint dieser Frau nicht von der Seite zu weichen, obwohl er sie erkennbar nicht sonderlich mag. Er lächelt zwar immer, wenn sie ihn ansieht, aber wenn er sich unbeobachtet glaubt, zieht er eine Flunsch und versprüht den ungebremsten Charme eines Ralf Stegner.« Marga kicherte. »Das waren Trautes Worte, nicht meine. Und zwei Mädels in seinem Alter, die beide solo seien und ihm schöne Augen machten, würdige er keines Blickes. Traute meint, das sei entschieden nicht normal. Aber homosexuell sei er nach ihrer Einschätzung auch nicht.« Donnerwetter, Mutti lief ja richtig zur Bestform auf, wenn sie sich sogar über die sexuelle Präferenz eines Lutz Sörensen Gedanken machte! »Traute nimmt deshalb an, dass die Frau ihn als eine Art Leibwächter engagiert hat. Sie meint, die Muskeln für den Job habe er, obwohl sie ihn noch nie anders als im Sportsakko gesehen hat. Und das findet sie auch verdächtig. Andere in seinem Alter laufen in formloseren Klamotten herum. Traute vermutet deshalb, dass er eine Waffe trägt.«

Nun war ich völlig platt. Meine Mutter entwickelte sich ja schneller, als ich gucken konnte, von der gewissenhaften Chronistin Dorle Bruhaupts zu einer echten Jane Bond.

»Ich habe dir doch gesagt, dass die Frau sträflich unterfordert ist«, sagte Marga, die meine Gedanken durch die Leitung las. »Die kann was, deine Mutter.«

»Ja«, stimmte ich halbherzig zu. Wenn das seit Jahrzehnten

vertraute Muttibild donnernd vor den eigenen Augen zusammenkracht, braucht man eben etwas länger.

»Und noch was«, fuhr Marga fort. »Traute meint nach wie vor, dass sie Sörensen irgendwie kennt. Sie weiß jedoch ums Verrecken nicht, woher. Aber sie bleibt dran, hat sie gesagt.«

»Ist gut«, würgte ich hervor, immer noch weitgehend sprachlos über die erstaunliche Verwandlung meiner Mutter.

»Ich habe versprochen, dir alles haargenau zu erzählen«, brummte Marga. »Damit du dir selbst ein Bild machen kannst. Und mit Gustav, da ist sie richtig stolz auf uns. Gut gemacht, hat sie gesagt; wenn der Mann keine Manieren hat, muss er eben auf die harte Tour lernen, wie man sich als zivilisierter Mensch benimmt. War noch etwas? Ja, du sollst auf dich aufpassen, lässt sie dir bestellen.«

»Indem ich bei Sörensen einbreche?«, entgegnete ich spitz. Mich zum Bruch anzustiften und dann die besorgte Mutti herauszukehren, das ging ja wohl gar nicht.

»Das meint sie doch überhaupt nicht«, widersprach Marga, als hätte ich meine Gedanken ausgesprochen, und vollführte damit eine Kehrtwende um mindestens einhundertsiebenundsechzig Grad. »Im Gegenteil, ich finde das alles sehr vernünftig, was sie sagt. Es ist zweifellos der ideale Zeitpunkt, um sich einmal ganz unverbindlich in der Wohnung umzuschauen. Vielleicht entdeckst du tatsächlich etwas, womit du ihn bei den Eiern packen kannst.«

»Ihr seid ja mittlerweile richtig ein Herz und eine Seele, Traute und du«, knurrte ich und war mir nicht ganz sicher, ob ich das jetzt gut fand oder nicht.

»Wenn du Schiss hast, komme ich mit und stehe Schmiere«, bot Marga generös an.

»Danke, aber das schaffe ich allein«, wehrte ich automatisch ab.

Was ein grandioser Irrtum war, wie sich alsbald herausstellen sollte.

Es war zweifellos unauffälliger, das Unternehmen am helllichten Tag zu starten, als zu nachtschlafender Zeit durch die Gänge zu schleichen und sich vor Sörensens Wohnungstür von einem misstrauischen Spätheimkehrer erwischen zu lassen. Schließlich sollte ich ja bei der ganzen Aktion auf mich aufpassen, dachte ich in einem Anflug von Sarkasmus, als ich am nächsten Vormittag Gustav und Hannelore in ihre Kisten steckte, sie ins Wohnzimmer trug und beide ermahnte, ja brav zu sein, während ihre Rudelchefin mal kurz auf Einbruchtrip ging. Dann verstaute ich Meißel, Stemmeisen und Zange für die harte Tour, Kreditkarte, einen Bund alter Schlüssel, der seit Urzeiten in meinem Schuppen hing, sowie zwei Blatt Papier für die weiche Tour in meinem Rucksack. Damit würde ich das Kind schon schaukeln, hoffte ich.

Jedenfalls machten die das in jedem Film so. Und zur Sicherheit packte ich auch noch eine alte Pizzaschachtel ein. Dahinter ließen sich die Bruchwerkzeuge gut verbergen, und es flötete sich einfach besser: »Lieferservice. Oh, tut mit leid, da habe ich mich wohl in der Adresse geirrt«, sollte jemand komisch gucken, wenn ich mich an Sörensens Tür zu schaffen machte.

Anschließend sicherte ich die Villa, winkte Silvia und den Damen samt Kuddel leutselig zu und holte mein Rad aus dem Schuppen. Halt! Ich hatte noch etwas vergessen und sauste zurück ins Haus. Den Schlagring natürlich. Ich würde ihn zwar hoffentlich nicht brauchen, aber sicher ist eben sicher, und wenn man so ein Teil nun schon zur Verfügung hatte, sollte man es auch nicht zwischen Hercule Poirot und Lord Peter Wimsey verschimmeln lassen, zumal alle beide ihre belgisch-britischen Nasen mächtig gerümpft hätten über so etwas Vulgäres in ihren aristokratisch-klassenbewussten Reihen.

Ich beabsichtigte, gemütlich über die Dörfer nach Laboe zu radeln, als wäre ich eine harmlose Touristin, die nichts weiter als die Sonne, die Landschaft und das Meer genoss, bevor der norddeutsche Schmuddelwinter endgültig zuschlug und die vor Nässe triefende Landschaft Schleswig-Holsteins unter einer zusätzliche Trübnis verbreitenden Wolkendecke begrub. Als ich bei Matulke vorbeikam, schaute mir ein Grüppchen Bokauer schweigend hinterher. Ich winkte Fritjof Plattmann zu, der meinen Gruß nickend erwiderte. Klaus Perler und Bello hingegen verzogen keine Miene, während die Dritte im Bunde, Marianne Wiehle, demonstrativ zur Seite blickte, was ich ihr nicht verdenken konnte. An ihrer Stelle wäre ich auf mich auch nicht gut zu sprechen gewesen. Die anderen kannte ich nicht näher, doch ihre Gesichtsausdrücke schwankten zwischen gaffend, neugierig und abweisend. Klar, ich wohnte ja auch erst seit acht Jahren im Dorf.

Ich kam zügig voran und überlegte während der Fahrt so intensiv an Oskar Wiehle, der Gräte und dem Tod Merkenthals herum, dass mir der metallicfarbene schlammbespritzte Polo erst hinter Brodersdorf auffiel, genauer gesagt, als er mich überholte. Der Fahrer saß allein im Wagen, und das Nummernschild war dermaßen verdreckt, dass man es nicht mehr lesen konnte. Ich dachte mir jedoch nichts dabei und amüsierte mich stattdessen über eine behäkelte Klorolle, die hinten links auf der Ablage thronte. In Rosa! Grundgütige, ich hatte gedacht, dass diese Art der Autoverschönerung mittlerweile EU-weit unter Strafe stand.

Trotz dieser Preziose schenkte ich dem Wagen und seinem Insassen keinerlei weitere Beachtung, als ich ihn meinerseits etwas später überholte, weil er am Straßenrand hielt. Doch dann war er wieder hinter mir – und diesmal blieb er es, statt zügig an mir vorbeizuziehen. Ich fand das zwar merkwürdig, aber noch nicht besorgniserregend.

Erst als er mir immer wieder bedrohlich nahe auf den Hinterreifen rückte und dabei jedes Mal im Leerlauf Vollgas gab, änderte ich schlagartig meine Meinung. Mehrmals verriss ich vor Schreck den Lenker und wäre beinahe gestürzt.

In diesem Moment begriff ich, mit wem ich es zu tun hatte: Bei der Klorolle handelte es sich um die blanke Tarnung. Der Knüppelknilch mit Pferdeschwanz versuchte, mir Angst einzujagen, um mich mürbe zu machen, was ihm durchaus gelang. Und wenn ich erst schlotterte, dass meine Knochen klapperten wie bei einem betagten Skelett, hatte er mich da, wo er mich haben wollte, bevor es endgültig zur Sache ging.

Schweißgebadet und mit vor Anstrengung zitternden Oberschenkeln, hörte ich den Polo erneut hinter mir heranröhren.

Sollte ich versuchen, zu Fuß über die Felder zu fliehen? Nein, da hatte ich keine Chance; ein halbwegs durchtrainierter Mann wäre in jedem Fall schneller als ich. Sollte ich das Handy zücken und Hilfe herbeitelefonieren? Das dauerte zu lange.

Doch allmählich ging mir die Puste aus, und mein Verfolger ließ nicht von mir ab, sondern hetzte mich gnadenlos weiter. Es half nichts. Ich musste mich ihm stellen. Und dabei nützte es nichts, wenn ich noch mehr Kräfte vergeudete. Also sprang ich mit einem Satz vom Rad, riss mir den Rucksack vom Rücken, griffelte in aller Eile nach dem Schlagring und zog ihn über, als der Polo auch schon mit quietschenden Reifen neben mir hielt.

Natürlich trug mein Angreifer eine Gesichtsmaske wie beim ersten Mal und sah nicht nur dadurch ziemlich kompakt und furchteinflößend aus. Verzweifelt versuchte ich, einen Wagen mit vier starken Kerlen herbeizustarren, doch die Straße blieb leer. Das war jedoch kein Wunder, denn wir hatten Mittagszeit, da ist in diesen Breitengraden wenig zu machen.

»Hören Sie«, begann ich mit staubtrockenem Mund, als er wortlos anfing, mich grob herumzuschubsen. Vielleicht war mit dem Jungen ja ein vernünftiges Wort zu reden. Vergebliche Hoffnung.

»Schnauze«, knurrte er unmissverständlich, während ich in ein beängstigend flackerndes Augenpaar blickte. Irre! Trotzdem versuchte ich es mit dem Mut der Verzweiflung weiter.

»Ich könnte Ihnen wirklich —«

Endlich reagierte er zwar auf meine Worte, aber auf seine Weise. Denn er holte aus – nicht weit, sondern nur ein kleines bisschen – und schlug mir mit der flachen Hand ins Gesicht. Einfach so, als sei ich nichts weiter als eine lästige Mücke an der Wand.

Ich hörte mich aufschreien, taumelte und hielt mir instinktiv die Wange. Es tat nicht weh. Aber das besagte gar nichts; der Schmerz kam später, wie ich aus leidvoller Erfahrung wusste. Ich drehte mich zur Seite. Er griff hart nach meinem Oberarm und zerrte mich brutal in eine mit Büschen bewachsene Senke, die von der Straße aus nur schwer einsehbar war.

Und dann legte er los: Er schlug mir nicht in die Magengrube oder ins Gedärm, sondern ohrfeigte mich, bis sich mein Kopf anfühlte wie ein Heißluftballon kurz vor dem Platzen. Das an sich war schon eine Tortur, doch dass das alles in völliger Stille vor sich ging, war fast noch schlimmer zu ertragen. Der Kerl sagte keinen Ton, während er mich prügelte. Wie eine Maschine schlug er zu, ganz so, als habe jemand bei einem Computer den falschen Knopf gedrückt. Ein Zombie, der nicht aufhören würde, wenn ich den richtigen Befehl nicht fand.

Aber wie, in Gottes Namen? Inzwischen war ich dermaßen damit beschäftigt, ja nicht umzufallen, um ihn nicht auch noch zu animieren, sich wie ein Rottweiler auf mich zu stürzen, dass ich keinen klaren Gedanken mehr zu fassen vermochte.

Rumms, schon hatte er mir wieder eine Backpfeife versetzt. Links, rechts, links, rechts. Lange würde ich nicht mehr durchhalten. Wamm. Und noch mal. Jetzt fing er sogar noch röhrend an zu lachen, während er nach meiner rechten Eisenhand griff und zudrückte. Ich stöhnte.

»Nützt dir auch nüscht«, grunzte er.

Es klang geradezu ekelhaft selbstzufrieden und irgendwie so, als arbeite der Kerl sein ganzes verpfuschtes Junkieleben an mir ab. Das gab den Ausschlag. Niemand benutzt Hanna Hemlokk als Boxbirne, auch wenn er in seiner Jugend dreimal vom Wickeltisch gefallen war und deshalb für nichts konnte. Niemand!

In einer letzten Kraftanstrengung entwand ich ihm meine Hand, holte aus und schmetterte ihm die Eisenfaust mitten in die Visage. Das hässliche Knirschen, das dieser Aktion folgte, klang in meinen glühenden Ohren wie Beethovens »Ode an die Freude«.

DREIZEHN

Diesen Kurzurlaub hatte ich mir wahrhaft mehr als redlich verdient, fand ich, während ich laut singend gen Osten in Richtung Stralsund rauschte; sowohl vom hellen Köpfchen als auch von den eisenharten Fäusten her! Denn irgendwo im Land lief jetzt ein Typ mit einer platten Nase herum oder trabte zumindest mit einem hübschen Veilchen durch die Walachei, wobei das trockene Knacken eher für einen gebrochenen Zinken sprach.

Letztlich war es jedoch egal, welchen Körperteil ich mit meiner Rechten demoliert hatte, viel wichtiger war die »Message«, die ich der örtlichen Unterwelt mit meinem gezielten Hieb rübergerammt hatte. Denn die lautete: Jungs, wenn ihr es mit Hanna Hemlokk aufnehmen wollt, müsst ihr eindeutig früher aufstehen; Schnarchnasen haben keine Chance. Jawoll, ich geb's zu, ich war mächtig stolz auf mich, denn was nützt einem Private Eye der Gewerbeschein, wenn es seinen Gegnern im Bedarfsfall nicht klarmachen kann, wo der Hammer hängt? Nüscht, genau.

Und ebenfalls ein bisschen stolz war ich immer noch auf die Befreiung Gustavs aus der Wiehle'schen Geiselhaft. Die Aktion war wirklich gut gelaufen. Klar, ich hatte eine Menge Hilfe gehabt, aber ausgedacht und geplant hatte ich die Sache. Und dass Oskar Wiehle mit seiner Grätenbulette ganz dick im Champagnersäbel-Mord drinhing, erhöhte nur noch die Spannung. Gravenstein würde Augen machen, wenn ich ihm das erzählte. Denn bei dem lieben Onkel Oskar handelte es sich natürlich um das schwarze Schaf, von dem in dem Brief aus Daphne Merkenthals Nachlass an Nico Schardt die Rede war.

Das war mir urplötzlich aufgegangen, als ich nach dem Überfall einen Tag dösend im Bett verbracht hatte, um meinen Kopf wenigstens so weit wieder abschwellen zu lassen, dass er durch die Tür passte. Ja-ha, der liebe Neffe besaß ein richtig schönes fettes Motiv, um seinem Onkel an beziehungsweise mit der

Gräte in den Hals zu gehen. Denn wenn Wiehle das schwarze Schaf war, das dieser Karl zurückholen wollte – wessen Position in der Firma wurde dadurch bedroht? Na? Bingo. Die des kleinen Nico, der laut Aussage seines Onkels schon als Junge, wenn nötig, über Leichen gegangen war, um seine Ziele zu verfolgen.

Gleich am nächsten Morgen, einem Freitag, hatte ich mich daher auf den Weg nach Stralsund gemacht. Drei Tage wollte ich die Stadt erkunden. Als alte Hansestadt mit dem Gütesiegel UNESCO-Weltkulturerbe versehen, interessierte sie mich schon lange, und außerdem war ich neugierig auf das relativ neue Ozeaneum und dessen nördliche Meereswelten.

Aber der netteste Aspekt bei der ganzen Sache war, dass ich mich quasi auf einer Dienstreise befand und dass Monsieur Gravenstein deshalb zumindest einen Teil der Kosten übernehmen musste. Denn als ich, mit meinen Kühlpäckchen wechselweise auf dem Gesicht und an den Ohren, im Bett liegend über den Fall nachgedacht hatte, war mir plötzlich ein Detail in den Sinn gekommen, das die ahnungslose Chloe via Harry über Nico Schardt berichtet hatte.

Jedes Wochenende renoviere der im Stadtkern von Stralsund eines dieser alten Häuser, und dabei sei der Mann ausgesprochen glücklich und zufrieden, hatte die künftige Expertin fürs Kantonesische erzählt. Und wer glücklich und zufrieden ist, hatte ich mit roten heißen Ohren geschlussfolgert, schmeißt vielleicht eine missliebige Journalistin, die zudem keine war, nicht sofort wieder vom Hof, sondern hört ihr erst einmal zu. Einen Versuch war es allemal wert, denn ich musste Oskar Wiehles Neffen natürlich noch einmal richtig in die Mangel nehmen, was diesen Brief in Merkenthals Nachlass betraf. Und auch Schardts Verhältnis zu Daphne galt es, näher zu ergründen. Ich wollte ihn fragen, ob er Lutz Sörensen nicht vielleicht doch ein klitzekleines bisschen besser kannte, als er zugab, und wie das mit dem Ausbooten von Oskar aus dem Familienbetrieb genau gelaufen war.

Liebte der Mann seinen Onkel, wie man einen Onkel, der einen im Kindesalter zuverlässig mit Süßigkeiten und Star-Wars-

Spielen versorgt hatte, eben so liebt? Oder hatte der große Nico das vielleicht alles vergessen und zählte jetzt nur noch die Knete – Onkel hin, Obi Wan Kenobi her?

Das waren die Fragen, die es zu klären galt. Vielleicht lichtete sich das Gestrüpp, das den Fall überwucherte wie eine Brombeerranke den Knick, danach ja endlich ein wenig.

Die Adresse des Altstadthauses hatte ich über Harry beziehungsweise Chloe in Erfahrung gebracht und seine neugierigen Nachfragen knallhart überhört. Ich fuhr allein. Basta. Zwar war ich ihm immer noch dankbar für die Organisation der drei Sportschränke, aber Stralsund war meine Stadt und meine Sache. Sollte der Junge seine Zeit doch mit dem Nachbeten konfuzianischer Geschäftsprinzipien verbringen – das brachte ihn innerlich sicherlich einen Riesenschritt voran. Wie gemein? Möglich.

Es war also alles geregelt. Und so fuhr ich an diesem Freitagmorgen auf einer fast gespenstig leeren A 20 gen Osten, wieder einmal vorbei an dem Abzweiger zur Mülldeponie Schönberg und hinter Wismar durch eine trostlos anmutende Kies- und Kraterlandschaft. Der Himmel war milchig-blau, die meisten der feuchten Äcker auch hier bereits wieder mit einem zartgrünen Flaum bedeckt, und mir ging es wirklich ausgesprochen gut, weshalb ich mich auch gegen Professor van Dusen entschieden hatte, um stattdessen mit Elvis und Perry Como herzzerreißend um die Wette zu schluchzen. Es hörte ja niemand.

Bereits gegen Mittag kam ich in Stralsund an, checkte nach einigem Gesuche in meinem Innenstadthotel ein und bummelte anschließend ganz entspannt durch den Ortskern. Ich schlenderte vom Alten zum Neuen Markt, bewunderte das Rathaus im Besonderen und die allgegenwärtige Backsteingotik im Allgemeinen, linste in die Schaufenster der kleinen Läden, denn in den Nebenstraßen hatten sich noch keine Ketten breitgemacht, beobachtete mehrere Reisegruppen und ärgerte mich wieder einmal, dass ich zwar den östlichen Zungenschlag einzuordnen vermochte, aber keinen Schimmer hatte, ob das nun Russisch, Lettisch, Ukrainisch oder Polnisch war.

Im Westen des Kontinents kannte ich mich besser aus; ich nahm automatisch wahr, ob da ein Italiener oder Spanier nach dem Kellner rief, ob ein Däne ein Bier bestellte oder ein Norweger einen Snaps.

Tja, Hemlokk, hörte ich Harry mit einem überheblichen Grinsen auf der Visage sagen, du bist eben Wessi und Vorwendekind, daran gibt es nichts zu deuteln.

Ich bestaunte die riesigen Kirchen und die zu Wohnanlagen umfunktionierten heimelig-holländisch wirkenden Klosterhöfe, den Hafen und die alten Speicher und fand mich plötzlich in der Langenstraße wieder, direkt vor Nico Schardts Ruine. Denn anders konnte man das Haus beziehungsweise das, was von ihm übrig war, beim besten Willen nicht nennen. Nur noch die wackeligen, hochporösen Außenmauern standen, und auch die mussten beidseitig von gewaltigen Balken neuesten Datums gestützt werden. Sonst schien der Trümmerhaufen leer zu sein; also nicht nur ausgeräumt, sondern richtig leer, hohl sozusagen. Wenn Schardt daraus etwas komplett in Eigenregie machen wollte, musste er Finanz-Millionär und Enthusiasmus-Milliardär sein.

Zögernd trat ich näher, nicht ganz sicher, ob ich den FKK-Boss für sein Engagement nun bewundern oder an seinem Verstand zweifeln sollte. Dann entdeckte ich das Schild, das etwas schräg am Absperrgitter hing. »Bürgerhäuser retten & nutzen« hieß der Topf, aus dem die staatliche Zuschussknete stammte; es handelte sich um ein Programm der UNESCO und der Stadt Stralsund. Schardt war also nicht völlig plemplem oder verfügte über Talerhaufen von Dagobert Duck'schen Ausmaßen. Zweifellos besaß er Geld, und das wohl auch nicht zu knapp, aber den Löwenanteil übernahm in diesem Fall der Staat. Was völlig in Ordnung war, wie ich fand.

Verstohlen blickte ich mich um, bevor ich schnell das Gitter zur Seite schob und mich durch die Lücke zwängte, um die Bruchbude näher in Augenschein zu nehmen. Es zog höllisch in der Halle und über die Mauerreste, und ein blindes Fenster schlug penetrant gegen die hintere Wand. Unkraut wucherte im Bad – oder sollte es vielleicht das Esszimmer werden?

Wenn die Häuser links und rechts der Schardt'schen Bröckelbude nicht bereits top renoviert gewesen wären, hätte ich tausend heilige Eide auf den Einheitsvertrag geschworen, dass aus den paar morschen Balken nichts mehr zu machen war. Doch offensichtlich stimmte das nicht. Die ganze Stadt stand schließlich dafür, dass das Programm »Außen Gotik, innen Flachbildschirm und Mikrowelle« tatsächlich funktionierte.

Ich aß gutbürgerlich zu Abend, Schnitzel, Bratkartoffeln und einen kleinen Salat, und fiel danach sofort geschafft ins Bett. Morgen war auch noch ein Tag – an dem ich mit Schardt anfangen würde.

Er war nicht da, als ich mich am nächsten Vormittag hoffnungsfroh, weil gestärkt durch ein opulentes Fischerfrühstück, erneut durch das Absperrgitter in der Langenstraße schob. Ich fluchte lauthals vor mich hin, weil ich nicht auf die Idee gekommen war, mir gleichzeitig seine Hoteladresse zu besorgen. Aber ich war einfach davon ausgegangen, dass er in seinem Domizil zumindest auf Feldbettniveau hausen konnte. Pustekuchen, Hemlokk. Die Backpfeifen des Knüppelknilchs hatten also doch Wirkung gezeigt. Denn natürlich wohnte kein Mensch auf einem Bau und so einer wie der schnieke Nico Schardt schon gar nicht.

»Was machen Sie hier? Das ist verboten! Privateigentum!«, schnauzte mich in diesem Moment eine rüde Stimme an. Ich schoss eiligst herum.

Der Mann war klein, dicklich, und die Mehrzahl seines Haupthaares hatte sich bereits verabschiedet. Vielleicht lag's daran. Er erwiderte meinen höflichen Gruß jedenfalls nicht. Stattdessen fing er an, mit einem Zollstock herumzufuchteln, während er drohend näher kam. Ich starrte ihm ausdruckslos entgegen. Der Gute konnte es ja nicht wissen, aber da mussten schon ganz andere vor mir herumhampeln, um mir Angst einzujagen. Den schaffte ich auch ohne Schlagring.

»Ich suche Herrn Schardt. Nico Schardt«, informierte ich den Wüterich kühl. »Wissen Sie vielleicht, wo er steckt?«

»Was wollen Sie von ihm?«

»Sie kennen ihn also. Prima.«

Ich hatte keineswegs vor, ihm die Frage zu beantworten. Was

ich mit Schardt auszumachen hatte, ging diesen Zwerg nichts an. Nur die Stralsunder Adresse des FKK-Bosses sollte er bitte schön ausspucken. Und vielleicht noch ein paar zusätzliche Informationen.

»Er ist nicht da.«

»Das sehe ich. Sonst müsste er sich unter der Brennnessel dort hinten versteckt haben.« Es war eindeutig an der Zeit, eine härtere Gangart einzulegen. »Also, wollen oder können Sie mir nicht helfen?«

Er öffnete den Mund, schloss ihn jedoch wieder, als mein Telefon anfing zu bimmeln. Verdammt. Ich zögerte, doch der Vorteil war eindeutig dahin. Der Gnom grinste hämisch.

»Hemlokk«, bellte ich in die Membrane.

»Kind, hier ist deine Mutter. Wir liegen direkt vor –«

»Ich kann jetzt nicht, Mutti«, würgte ich sie ab. »Ich rufe zurück, wenn es wichtig ist. Oder noch besser, melde dich bei Marga, ja?« Und dann knipste ich sie umstandslos ab und wandte mich wieder meinem Gesprächspartner zu. »Also?«

»Schardt muss bald kommen. Wir sind verabredet.«

Ich wollte ihn eigentlich nicht reizen, es ergab sich einfach so. Vielleicht lag's auch am Wetter. Es nieselte nämlich und zog in dem alten Schuppen noch mehr als gestern.

»Ah, Sie wollen bestimmt die Farbe der Tapeten mit ihm besprechen, stimmt's? Oder geht es nur noch um die Kachelzierleiste in der Küchenzeile?«

»Ach, halten Sie doch den Mund«, knurrte dieser vertikal benachteiligte Mensch daraufhin giftig. Der Junge verstand wirklich überhaupt keinen Spaß. Vielleicht war er mit irgendwelchen Arbeiten hier ein wenig im Rückstand und wollte nun eine drohende Vertragsstrafe wegverhandeln.

»Handelt es sich um bautechnische Fragen?«, bohrte ich weiter. Natürlich konnten wir die Wartezeit überbrücken, indem jeder sich in eine Ecke dieser zugigen Angelegenheit setzte und schmollte, doch es gab auch Möglichkeiten, die Zeit besser zu nutzen. Informativer.

»Ich wüsste nicht, was Sie das angeht«, pampte mein Sparringspartner. »Wir haben etwas zu besprechen.«

Na logisch.

»Herr Schardt und ich auch.« Ich konnte förmlich fühlen, wie er immer misstrauischer wurde. Er musterte mich mit zusammengekniffenen Augen, als sei ich drauf und dran, seinen Zollstock zu klauen.

»Nico hat nichts von Ihnen gesagt.«

»Weil er nichts von meinem Besuch ahnt. Es ist eine Überraschung. Er wird sich sicher freuen.«

»Es ist aber geschäftlich und nicht privat? Sie …« Wir hörten es beide. Jemand schob das Absperrgitter beiseite, und Schardt, der heiß Ersehnte, erschien höchstselbst. Als er mich sah, kam es bei ihm allerdings zu einem akuten Temperatursturz, denn seine Gesichtszüge vereisten schlagartig.

»Bruno«, grüßte er etwas steif in Richtung des Zwerges, hielt den Blick dabei jedoch unverwandt auf mich gerichtet.

»Sie will mit dir reden, sagt sie. Mach zu, Nico. Meine Geduld ist am Ende.«

»Wir können gleich anfangen, Bruno«, beschwichtigte Schardt ihn. »Mit der Dame gibt es nämlich nichts zu besprechen. Sie wird gleich wieder gehen.«

»Aber sie hat gesagt —«

»Lass uns einen Moment allein, ja? Es dauert nicht lange.«

Der kleine Mann zögerte, wandte sich dann jedoch brav um und begann im hinteren Teil der Ruine mit dem Zollstock zu wirken, während Schardt mich mit ungefähr so viel Sympathie betrachtete wie eine Schabe, die es in seine zukünftige Hightechküche geschafft hatte.

»Was wollen Sie? Ich werde mich nicht mit Ihnen über irgendwelche obskuren, verleumderischen Drogengeschichten unterhalten. Damit hat FKK nichts zu tun. Und wenn Sie in Ihrer Zeitung diesbezüglich auch nur etwas andeuten, werden Sie Ihr blaues Wunder erleben.«

»Ist das eine Drohung?«, fragte ich der Form halber und weil ich es klar und deutlich schätze.

»Ja«, bestätigte er. »Und es ist mir scheißegal, wenn Sie unser Gespräch heimlich aufnehmen. Ich kriege Sie wegen Geschäftsschädigung dran. Ich habe mich bei meinen Juristen genau erkundigt. Ich kann Sie plattmachen. FKK hat mit Drogen nichts zu tun.«

»Doch«, erwiderte ich heftig. »Dafür habe ich Zeugen. Auf Hollbakken sind Designerdrogen konsumiert worden. Und wahrscheinlich nicht nur die.« Wir starrten uns voller Abneigung in die Pupillen. »Und außerdem haben sich im Laufe meiner Ermittlungen noch ganz andere Hinweise ergeben. Ich nenne nur den Namen Oskar Wiehle«, trumpfte ich auf.

»Onkel Oskar? Was hat der denn damit zu tun?« Er war ehrlich perplex. »Ist der etwa unter die Dealer gegangen? Zuzutrauen wäre es ihm ja. Der bessert seine Rente bestimmt mit allem und jedem auf, was ihm unter die Finger kommt; der kennt keine Skrupel.«

»Genau das behauptet er auch von Ihnen«, teilte ich Schardt mit.

»So ein altes Arschloch«, zischte der reizende Neffe.

Eine Familienfeier im Hause Schardt/Wiehle musste eine wahre Freude sein. Wahrscheinlich gab es da immer nur Schweinefleisch süßsauer oder Wan-Tan-Suppe. Denn bekanntlich essen Chinesen ausschließlich mit Stäbchen. Ein Messer kommt denen nicht auf den Tisch, allenfalls ein Löffel oder eine Gabel für ungeübte Langnasen. Wobei Letztere natürlich auch zur Stichwaffe umfunktioniert werden konnte, wenn die Zuneigung zwischen Onkel und Neffe mal wieder alle Grenzen sprengte.

Ob Harry eigentlich schon ein perfekter Stäbchenschwinger war? Nur mit Kantonesisch allein machte man sicherlich keine Karriere, zu einem Blitzstart in die Welt der Hochfinanz gehörten noch ganz andere Fertigkeiten. Wie eben das essen mit Stäbchen. Ich nahm mir vor, ihn gleich darauf hinzuweisen, wenn ich wieder zu Hause war.

»... tatsächlich Journalistin?«, fragte Schardt gedehnt.

»Bitte?«

»Ich frage mich, ob Sie tatsächlich Journalistin sind. Die recherchieren nämlich normalerweise, die ermitteln nicht. Und genau davon haben Sie eben gesprochen.«

Was für ein kluger Kopf, dieser Nico Schardt. Also denn.

»Ich bin Privatdetektivin und untersuche den Mord an Daphne Merkenthal«, erklärte ich munter, auf jegliche Tarnung verzichtend. Sie brachte mich nicht weiter. Als das, was ich tatsächlich war, konnte ich viel direkter fragen.

»Mord?«, sagte Schardt gedehnt. »Es war ein Unfall. Die Polizei —«

»— kann sich irren«, schnitt ich ihm das Wort ab. Er brauchte ein bisschen, um das zu verdauen. Es war ja auch harter Tobak.

»Und was hat das alles mit Hollbakken und irgendwelchen Drogen zu tun?«, erkundigte sich Schardt schließlich vorsichtig. »Und wie passt Onkel Oskar da hinein? Das macht doch überhaupt keinen Sinn.«

»Ich erkläre es Ihnen gern«, bot ich an. Wenigstens war er jetzt nicht mehr auf Krawall gebürstet.

»Gut«, gab er auch schon nach, schaute dann jedoch auf die Uhr. »Bis heute Abend habe ich zwar keine Minute Zeit, da ist alles verplant, aber wie steht es mit morgen? So gegen elf? Sind Sie dann noch in der Stadt? Ich lade Sie zum Mittagessen ein, als Ausgleich für meine Unhöflichkeit. Kommen Sie doch zu mir ins Hotel. Das angeschlossene Restaurant hat eine ganz akzeptable Küche.«

Der Rest des Tages gehörte dem Meer. Ich schob sämtliche Gedanken an Gräten in Fischbuletten, Drogen und mit einem Säbel aufgeschlitzte Hälse von FKK-Damen beiseite und fing mit dem Ozeaneum an. Ich bewunderte die Walskelette und den endlos langen Riemenfisch in der Eingangshalle und setzte mich im Laufe des Rundgangs immer mal wieder eine Zeit lang vor ein Aquarium, dessen Glasfront bis an den Boden reichte. Man hatte tatsächlich das Gefühl, als stünde man unter guten Nachbarn mitten im Nordatlantik.

Die Heringe in ihrer Behausung fand ich am faszinierendsten. Völlig stupide drehten sie Runde für Runde um ihren Kunstfelsen, wie man das als Fisch in der Gruppe eben so macht. Schlagartig befielen mich gewisse Zweifel an der modernen Theorie von der angeblichen Schwarmintelligenz. Unbestritten allerdings zogen die Tiere ihre hirnlosen Kreise ungemein elegant und glänzten dabei geheimnisvoll-silbrig im Halbdunkel ihres Beckens. Schööön.

Oder die Mini-Bütter in ihrem Miniheim: Die Viecher hatten in etwa die Größe einer Sonderbriefmarke; ihr Flossenkranz sah im Gegenlicht durchscheinend und dabei völlig symmetrisch aus. Ich fand das faszinierend. Zugegeben, ich esse beide Sorten Fisch ziemlich gern – gebraten, geräuchert, sauer eingelegt. Aber daran lag es in diesem Fall wirklich nicht. Auch Marga, die kulinarisch eher auf Rumpsteak steht, wäre von diesem Museum total begeistert gewesen, und für einen flüchtigen Moment bedauerte ich es, sie nicht mitgenommen zu haben.

Sie hätte nämlich sowohl die Aquarien als auch die ganzen interaktiven Spielereien, die für mich einem Overkill an Informationen gleichkamen, genauso genossen wie die fast rein aufs Gefühl der Besucher zielende Walhalle. In der konnte man zum Abschluss des Rundgangs ermattet auf eine der zahlreichen Liegen sinken, um die gigantischen Riesen, die in Originalgröße an der kirchenhohen Decke über einem schwebten, zu bewundern und auf sich wirken zu lassen. Ein anderes Mal, beschloss ich.

Denn nach viereinhalb Stunden im Ozeaneum war mein Kopf zu und nicht mehr aufnahmefähig. Deshalb genehmigte ich mir in der Cafeteria einen Pott Kaffee und ein Stück Kuchen. Das hatte schon was, denn während man schlürfte und aß, blickte man über den Strelasund auf Rügen. Genau so fühlte sich Urlaub an.

Mein zufriedener Blick glitt über die erste »Gorch Fock«, die hier als Museumsschiff lag, und blieb plötzlich an dem Zwerg aus der Schardt'schen Ruine hängen, der mit einer Riesin von einem Meter fünfundsiebzig sprach. Jetzt nickte er bekräftigend, gab der Frau die Hand und eilte davon. Instinktiv stürzte ich den letzten Schluck Kaffee runter und sauste hinterher. Auf der Brücke zwischen Fährkanal und Fischmarkt holte ich ihn ein.

»Einen Moment«, rief ich. Er stoppte tatsächlich, doch sein Gesicht verzog sich, als er mich erkannte.

»Was wollen Sie?«

Gute Frage, Zwerg Nase. Tja, was wollte ich eigentlich

von ihm? Erst denken, dann rennen, Hemlokk. Dafür hatte jedoch in diesem Fall die Zeit nicht gereicht. Informationen über Schardt wollte ich natürlich. Und zwar möglichst pikante, möglichst geheime und möglichst solche, die mir weiterhalfen.

»Wenn Sie hinter Geld her sind, gucken Sie in die Röhre. Er hat mir nämlich versprochen, erst meine Rechnungen zu bezahlen«, teilte mir der kleine Mann aggressiv und ungefragt mit. Die Rollen waren also genau andersherum verteilt, als ich vermutet hatte.

»Ah«, murmelte ich neutral. Kam da vielleicht noch etwas? Ja.

»Der Schardt ist ein Schaumschläger reinsten Wassers«, fuhr mein Gegenüber erregt fort. »Was hat der für große Töne gespuckt, als wir anfingen. Geld, Schubert, hat er zu mir gesagt, Geld spielt keine Rolle. Planen Sie, bauen Sie, Hauptsache, es kommt etwas Vernünftiges dabei heraus.«

Bruno Schubert – ich erinnerte mich an die gequält kumpelhafte Vornamens-Begrüßung durch den Bauherrn im zukünftigen Luxusdomizil – stieß ein Schnauben aus, das jedem Kampfstier zur Ehre gereicht hätte. Es fehlte bestimmt nicht viel, und er hätte auch noch mit dem Vorderhuf geschart. Wie Kuddel, nur dass dieses Männlein in Gänze gerade mal so viel wog wie ein einziger Vorderfuß des Plattmann'schen Bullen.

»Aber an diese Zusage hat er sich nicht gehalten?«, vermutete ich vorsichtig, um das Schnauben zu beenden und die Empörung wieder in Worte fließen zu lassen.

»I woher denn! Um jeden Cent muss ich feilschen. Je-den Cent. Es ist unglaublich. Der Mann ist geizig wie eine alte Krämerseele und meint, alle Leute müssten erst mal umsonst arbeiten, nur er nicht. Der rafft, wo er kann. Nein, glauben Sie diesem sauberen Herrn ja nicht, dass er am Hungertuch nagt. Der hat richtig Geld. Nur der Firma geht's nicht gold, wie man hört. Besitzt wahrscheinlich alles schon die Gattin. So machen die das doch alle.«

»Genau«, stimmte ich im Brustton der Überzeugung zu. Um FKK stand es also schlecht? Trotz aller Marketingzauberei? Das war ja interessant.

»Der Junge hat keine glückliche Hand, wenn es um den Laden geht. Der Alte war besser, der hat solide Arbeit geleistet. Der Junior experimentiert zu viel, wenn Sie mich fragen. Aber«, der Zwerg hob den Zeigefinger, »das ändert nichts daran, dass er seine Rechnungen zu begleichen hat. Welches Gewerk vertreten Sie denn?«

Tja.

»Garten«, improvisierte ich. Die Privatdetektivin wollte ich ihm natürlich nicht gleich auf die Nase binden. Schardt hatte das offenbar auch nicht getan. »Er will einen Zierfischteich haben. Mit Koikarpfen.«

»Der Mann ist doch nichts weiter als ein verdammter Traumtänzer«, schimpfte Schubert. »Passen Sie bloß auf, wenn Sie sich mit dem einlassen. Ich würde es nicht noch einmal tun. Aber wenn er Sie bereits am Haken hat, fangen Sie erst an, wenn er gezahlt hat. Dem Kerl ist nicht zu trauen. Wiedersehen.«

Ich ließ ihn ziehen. Schließlich hatte ich keine konkreten Fragen an ihn, und einiges hatte er mir ja verraten. Der unbekannte Karl, der Schardt junior den Drohbrief geschrieben hatte, lag mit seiner Einschätzung offensichtlich richtig. Und auch Oskar Wiehle hatte nicht gelogen: Neffe Nico gehörte ganz entschieden zur Geizhalsfraktion. Ich speichterte die Neuigkeiten sorgfältig ab und gönnte mir sozusagen als monetären Gegenentwurf einen sauteuren doppelten Latte macchiato. Dabei versuchte ich angestrengt, wieder in die Rolle der Urlauberin zu schlüpfen und den Fall für die restlichen Stunden des Tages zu vergessen. Es gelang jedoch nicht.

Denn ohne erkennbaren Grund fingen plötzlich meine Ohren an zu glühen, sodass ich unweigerlich an den Schläger erinnert wurde. Es war wie ein Blitz aus heiterem Himmel und deshalb besonders unangenehm. Ob er vielleicht in diesem Moment stocksauer um meine Villa herumschlich und wartete, bis er mich endlich in die Finger bekam? Oder ob er sich mit seiner lädierten Nase Verstärkung gesucht hatte, sodass ich mit einer Horde zu allem bereiter Kerle rechnen musste, wenn ich wieder zu Hause eintrudelte?

In meinem Magen begann es bei dieser Vorstellung unheilvoll

zu rumoren, weshalb ich mich mit aller Macht zwang, die Richtung meiner Gedanken zu ändern. Ich landete bei meiner Mutter und bei Marga und überlegte kurz, ob ich meine Freundin rasch anrufen sollte. Vielleicht hatte Traute ja tatsächlich etwas Bahnbrechendes über Lutz Sörensen herausgefunden, was ich zudem gut bei meinem morgigen Gespräch mit Schardt gebrauchen konnte?

Nein, entschied ich trotzdem, das Handy bleibt aus. Ich befand mich schließlich bis morgen, elf Uhr, im Urlaub. Es reichte also, wenn ich mich später mit Marga in Verbindung setzte, um mir das Neueste von der MS »Aranca« anzuhören.

Apropos Urlaub. Ich stand trotzig auf, zahlte und machte mich entschlossen auf zum alten Meeresmuseum, das mitten in der Stralsunder Altstadt liegt. Aktivität bekam mir eindeutig besser, als an irgendwelchen Fakten, Ahnungen und Einschätzungen herumzugrübeln wie ein Köter an einem abgenagten Knochen. Und siehe da, die Grundgütige oder irgendjemand Verwandtes hatte wieder mal ein Einsehen: Denn ich hatte zwar gewusst, dass das Museum zu DDR-Zeiten in einer allerdings schon vor Jahrhunderten umgewidmeten Kirchenanlage eingerichtet worden war, doch als ich sie betrat, nahm mich das Ganze sofort gefangen.

Das obligatorische Walskelett hing hier in der Apsis. Und um mehrere Etagen und damit zusätzliche Ausstellungsfläche in das Kirchenschiff hineinzubekommen, hatte man sich mit einer massiven Stahlkonstruktion beholfen, die den gesamten Innenraum ausfüllte. Wobei diese so eingebaut worden war, dass man sie jederzeit wieder ohne Beschädigung des Originals entfernen könnte. Daher bestaunte man außer mumifizierten Tiefseefischen – wahrhaft furchteinflößenden Wesen, die mit langen spitzen Zähnen und Lampions auf den Köpfen im Stockdunkeln auf Beute lauerten – nebenbei auch immer die gewaltigen Pfeiler und Fenster der ursprünglichen Kirchenarchitektur.

Und interaktiv war hier wenig. Mir war das ganz recht. Denn das klösterliche Kellergewölbe mit seinen unzähligen Aquarien besaß einen ganz eigenen Charme.

Als das Museum seine Pforten schloss, ging nichts mehr bei mir. Feierabend. *Rien ne va plus*. Mein Kopf war proppenvoll, die Hirnabteilung »Sinneseindrücke« auf schöne Art und Weise überreizt.

Müde, aber höchst zufrieden von so viel Meeresgetier, latschte ich zu meinem Hotel zurück, gönnte mir auf dem Weg noch eine Currywurst und ein großes Bier, duschte und sank danach todmüde auf mein Lager. Manche Leute verdösten im Urlaub Stunde um Stunde im sonnenbeschienenen Sonstwo am Pool und rafften sich höchstens auf, wenn es galt, Essen zu fassen. Da war mein Tag doch ein ganz anderes Ding gewesen, weshalb ich mir mit dem letzten klaren Gedanken, bevor ich in einen traumlosen Tiefschlaf glitt, geradezu bewundernswert aktiv vorkam.

Ich fand das Restaurant am nächsten Vormittag ohne Probleme. Na ja, die Stralsunder Altstadt ist höchst übersichtlich, das haben alle alten Orte gemeinsam. In Lübeck gibt's auch kein Vertun. Schardt war schon da und stand höflich auf, als ich mich näherte.

»Möchten Sie zunächst vielleicht einen Kaffee?«, fragte er, als wir uns setzten. Offensichtlich hatte er vor, den formvollendeten Gastgeber zu spielen.

»Ja, bitte«, erwiderte ich in angemessenem Tonfall. Wenn er die friedliche Schiene fahren wollte, meinetwegen. Mir war es recht. Das dicke Ende kam schon noch.

Er gab dem diskret im Hintergrund wartenden Kellner ein Zeichen, woraufhin der eilfertig verschwand, und beäugte mich sodann ebenso neugierig wie ungeniert. Wahrscheinlich hatte er noch nie eine Privatdetektivin in echt gesehen.

»Ich habe noch nie mit einer Privatdetektivin zu Mittag gegessen«, begann er. Na bitte, man kennt doch seine Pappenheimer. Fast hätte ich mir ein Grinsen erlaubt. Denn jetzt kam todsicher »… sehen irgendwie gar nicht so aus, wie ich mir eine Ermittlerin vorgestellt habe«. Es war wohl als verdrucktes Kompliment gedacht, und ich lächelte huldvoll. »Sie verraten mir nicht, wer Sie beauftragt hat, oder?«

Ich nahm ihm nicht übel, dass er es zumindest versuchte.

»Nein, natürlich nicht«, pflichtete ich ihm bei.

Der Kellner kam, stellte die dampfenden Kaffeetassen vor uns hin und verschwand geräuschlos wieder. Ich blickte ihm aus den Augenwinkeln hinterher. Seine Rückenansicht hatte entschieden etwas von den Pinguinen im Ozeaneum. Doch bevor ich mich mit dem Vergleich weiter beschäftigen konnte, meinte Schardt: »Sie haben natürlich völlig recht mit den Drogen. FKK ist meine Firma, ich leite sie, ich bin der Chef. Deshalb muss ich selbstverständlich wissen, was da vor sich geht, auch wenn ich nicht persönlich in die Sache involviert bin. Als Sie mir davon berichteten, war es ein Schock, verstehen Sie? Deshalb habe ich so abweisend reagiert. Im Nachhinein tut es mir leid. Aber ich konnte es einfach nicht glauben. Meine Mitarbeiterin, Frau Merkenthal –«

»Daphne war Ihre Geliebte«, beendete ich den Schmusekurs. »Nach meinen Informationen beabsichtigten Sie, sie zu heiraten.«

»Wer behauptet das?« Ich rührte die Milch in meinem Kaffee um. So etwas braucht bekanntlich seine Zeit. »Wer, will ich wissen!«, herrschte Schardt mich an, dabei ganz vergessend, dass er doch eigentlich den souveränen Gastgeber und Firmenchef spielen wollte. Prima.

»Sagen wir mal so«, bequemte ich mich lässig hervorzuknödeln, »es ist in Ihrer Firma hinlänglich bekannt, dass Frau Merkenthal mit Ihnen eng verbandelt war. Sehr eng sogar. Oder stimmt das etwa nicht? Hatten Sie kurz vor ihrem Tod Streit?«

»Nein. Wer solche Gerüchte in die Welt setzt, lügt!« Sein Kaffee wurde kalt. Ich sagte es ihm. Er wischte meinen fürsorglichen Hinweis jedoch unwirsch beiseite. »Also ich weiß wirklich nicht, was mein Verhältnis zu Frau ... äh ... zu Daphne mit ihrem Tod zu tun haben könnte.«

»Nein?«, reizte ich ihn. »Sie könnten der Dame zum Beispiel überdrüssig geworden sein. Vielleicht war sie so ein Klammertyp, der Ihnen keine Luft mehr ließ. Vielleicht hatten Sie auch irgendwann den Eindruck, dass sie nur hinter Ihrem Geld her war. Vielleicht konnten Sie sich auch nicht einigen, wie Sie mit den Drogengeschäften weiter verfahren wollten. Die waren ja ganz einträglich. Vielleicht verlangte sie einen größeren Anteil oder drohte, zur Polizei zu gehen. FKK geht es ja finanziell nicht so gut, habe ich gehört.«

Schardt war bei meiner Aufzählung so grau geworden, dass er sich unschön von dem toskanagelb gestrichenen Pfeiler hinter ihm abhob.

»Das meinen Sie doch jetzt nicht alles ernst. Das ist doch ein Witz, oder?« Ich schwieg. Bedeutungsvoll, wie ich hoffte. »Aber ich habe weder etwas mit den Drogen noch mit Daphnes Tod zu tun!«, brach es daraufhin aus ihm heraus. »Ich habe davon nichts gewusst. Sie hat das alles in eigener Regie durchgezogen. Glauben Sie mir, ich hätte auf der Stelle interveniert, wenn ich gewusst hätte, dass Drogen …«

»Haben Sie Frau Merkenthal geliebt?«

Er senkte den Kopf. Die Geste war verräterisch.

»Was geht Sie das an?«, meinte er dann müde.

Gute Frage. Ich hätte mein Liebesleben auch nicht so mir nichts, dir nichts mit einer Wildfremden diskutiert. Auch wenn sie Privatdetektivin war. Trotzdem:

»So etwas gehört zu meinen Ermittlungen«, teilte ich ihm hoheitsvoll mit, woraufhin er mich mit einem Blick bedachte, als säße ihm plötzlich eine dieser spitzzahnigen Tiefseemumien aus dem Meeresmuseum gegenüber.

Ich wartete geduldig, während sich das Restaurant langsam mit den Punkt-zwölf-Uhr-Mittagsgästen füllte, für die es unvorstellbar ist, dass man Kartoffeln mit Soße und Kasseler auch noch nach dreizehn Uhr zu sich nehmen konnte, ohne auf der Stelle tot umzukippen.

»Ich weiß es nicht«, gestand Schardt schließlich leise.

»Eher nein oder eher ja?«, insistierte ich und kam mir dabei vor wie meine Mutter.

Er hustete.

»Wohl eher nein, würde ich sagen«, gab er zu und langte nach einem Bierdeckel, mit dem er herumzuspielen begann. »Wissen Sie, ich mochte Daphne, sehr sogar. Sie war eine attraktive Frau, die genau wusste, was sie wollte. Man konnte Spaß mit ihr haben und über viele Themen mit ihr reden. Wir hatten wirklich etliche Gemeinsamkeiten. Aber mir zitterten nicht die Knie, sobald ich sie sah, wenn es das ist, was Sie meinten.«

Genau das hatte ich gemeint, ja.

»Wusste sie das?«

Er fuhr sich mit der Hand über das sauber rasierte Kinn. »Ja, ich denke schon, dass sie es ahnte. Ich habe ihr da aber auch nie etwas vorgemacht.«

»Also keine Liebesschwüre vor glutrotem Abendhimmel, keine roten Rosen?«

»Nein«, sagte er düster. »Wir lebten ja nicht in einem Kitschroman.«

Touché, Nico Schardt. Die Antwort hatte ich mir redlich verdient, obwohl er das sicher nicht vermutet hatte.

»Und was ist mit dem Haus hier in der Altstadt?«, fuhr ich hartnäckig fort. »Es deutet doch schon auf eine gemeinsame Zukunft hin, wenn man ein derartiges Projekt zu zweit angeht, oder? Hat Daphne Sie denn geliebt?«

»Mehr als ich sie, meinen Sie?« Er lächelte schwach. »Das könnte sein.«

»Also ja.«

Er zuckte mit den Achseln, es war eine Geste, die sowohl gleichgültig als auch resigniert wirkte. Daher entschied ich mich für die Schocktaktik, um ihn aus seiner Lethargie zu reißen. »Kennen Sie Lutz Sörensen, Herr Schardt? Und wenn ja, würde ich gern wissen, wie gut Sie ihn kennen.«

»Das ist der junge Mann, dem auf der Incentive-Feier der Champagnersäbel ausgerutscht ist«, erwiderte er sehr beherrscht. Doch er war jetzt sichtbar auf der Hut. »Der Name ist mir natürlich geläufig, persönlich kenne ich ihn jedoch nicht.«

Das musste keine Lüge sein; Mordaufträge lassen sich bekanntlich auch telefonisch erteilen.

»Sie hatten also keinen Kontakt zu Sörensen. Niemals. Weder vor noch nach Frau Merkenthals Tod«, stellte ich klar.

»Herrgott im Himmel, nein! Wie oft soll ich es Ihnen denn noch sagen? Die Vorbereitungen für die Feier und auch deren Durchführung lagen ausschließlich in Daphnes Händen. Sie

suchte den Catering-Service aus. Sie suchte die Location aus. Sie kümmerte sich um die Ausflüge. Sie schaute, dass alles lief.«
»Und sie kümmerte sich um die Drogen?«
»Ja«, knirschte er. »Ich hätte ihr wirklich etwas erzählt, wenn mir das bekannt gewesen wäre. Das können Sie mir glauben.«
»Vielleicht hat es Ihnen ja jemand zugetragen«, regte ich an.
»Oh mein Gott!«, stöhnte er. »Ich habe davon nichts, aber auch gar nichts geahnt. Sie sind die Erste, die mir davon erzählt. FKK und Drogen, das ist einfach furchtbar ...«

Sein Wortfluss versiegte wie ein Bächlein in der Mittagshitze der Sahara, als ihm endlich aufging, in welche Richtung meine Fragen zielten.

Er schluckte schwer, bevor er stockend meinte: »Sie wollen doch wohl nicht andeuten, ich könnte diesen Sörensen gedungen haben, Daphne umzubringen, weil ich hinter der soliden FKK-Fassade mit Drogen handele und in Wahrheit nicht sie, sondern meine Sekretärin liebe?«

»Der Firma geht es finanziell nicht gut, wie man hört, und Ihre Sekretärin heißt Chloe Schulze-Hallermann und ist eine ausgesprochen attraktive Frau«, sagte ich und fand es sehr interessant, dass mein Gegenüber von sich aus diese Mitarbeiterin ins Spiel gebracht hatte. Aber vielleicht entsprang das auch einfach männlichem Denken und Wünschen an sich.

»Sie sind ja völlig bescheuert«, sagte er laut.

Am Nachbartisch wollte sich ein älteres Ehepaar gerade setzen. Doch als der Mann Schardts voller Erbitterung hervorgestoßene Worte vernahm, streckte er seine Hand aus, um seine Frau zu einem Tisch zu ziehen, der von unserem weit, weit entfernt lag. An seiner Stelle hätte ich es genauso gemacht. Kasseler samt Sättigungsbeilage liegt wirklich besonders schwer im Magen, wenn nebenan die Beziehungsfetzen fliegen und man notgedrungen jedes Wort mithören muss.

»In einem Mordfall muss jede Option geprüft werden«, erinnerte ich Schardt freundlich.

Er war offenbar anderer Meinung, denn jetzt schlug er mit der flachen Hand so heftig auf den Tisch, dass die Tassen tanzten.

Dann blaffte er mich entnervt an: »Und wer geht von einem

Mord aus, heh? Sie und Ihr obskurer Auftraggeber. Niemand sonst. Es war ein Unfall, die polizeilichen Ermittlungen sind abgeschlossen. Was bleibt also übrig? Weshalb schnüffeln Sie überall herum und bringen FKK in Misskredit? Da stimmt doch etwas nicht! Sie sind von der Konkurrenz engagiert worden, nicht wahr? Sie sollen mich und die Firma mit allen Mitteln fertigmachen. Aber das wird Ihnen nicht gelingen. Sagen Sie das Ihrem Auftraggeber. *Es wird Ihnen nicht gelingen!*«

»Sie liegen falsch. Es —«

»Wer ist es? Gerber von Schlank & Fit? Oder der Heildorf von Slimexco? Verraten Sie es mir. Ich biete auf jeden Fall mehr. Und Geld können Sie doch bestimmt gut gebrauchen.« Er lachte freudlos. »Wer tut das auch nicht. Also, nennen Sie mir Ihren Preis.«

»Ihre Vermutung ist falsch«, versuchte ich, ihn zu beruhigen.

»Dann ist es Griesmayr. Der Mann ist ein Schwein.«

»Nein, alle drei haben damit nichts zu tun«, widersprach ich fest. »Hören Sie, ich werde Ihnen nicht verraten, wer mein Auftraggeber ist, aber ich kann Ihnen versichern, dass er nicht aus der Schlankheitsbranche stammt.«

Man konnte die Zahnräder hinter seiner Stirn regelrecht rotieren sehen; sie liefen unrund und schienen vor lauter Anstrengung zu knirschen. Das Ergebnis seiner Bemühungen war trotzdem nur ein störrisches Kopfschütteln.

»Ich glaube Ihnen nicht, Frau … wie heißen Sie eigentlich wirklich?«

»Hemlokk. Hanna Hemlokk.«

»Gut. Aber ich bleibe dabei: Das Ganze ist nichts weiter als eine üble Posse; alles ist an den Haaren herbeigezogen. Da passt bei genauerem Hinsehen wirklich nichts zusammen. Was hat denn wohl beispielsweise Onkel Oskar mit dem Tod Daphnes zu tun? Hat *er* vielleicht diesen Sörensen gedungen, weil er mittlerweile für die Konkurrenz arbeitet und mich in die Knie zwingen will?«

»Nein«, antwortete ich wahrheitsgemäß und klärte den Neffen über das Grätenbuletten-Attentat an seinem Verwandten auf. Als ich geendet hatte, starrte Schardt mich an, als sei ich ein Kalb mit zwei, ach was, drei Köpfen.

»Das glaube ich jetzt nicht«, ächzte er. »Sie und der alte Knacker meinen allen Ernstes, ich hätte versucht, ihn mit einer Gräte ins Jenseits zu befördern. Mit einer Gräte!«, wiederholte er fassungslos. »Alle Tassen im Schrank hatte Onkel Oskar ja noch nie, aber dass er offenbar gar kein Mobiliar mehr im Oberstübchen hat, ist neu. Wirklich neu. Darf ich fragen, weshalb dieser Spinner vermutet, dass ich ihn umlegen will? Hat er sich zu einem Motiv geäußert?«

Das war eine glatte Steilvorlage. Ich nutzte sie weidlich.

»Ich bin im Besitz eines Briefes, in dem ein gewisser Karl Ihnen droht, das schwarze Schaf der Familie wieder ins Unternehmen zurückzuholen, wenn Sie FKK weiter so chaotisch führen und die Firma damit noch mehr an die Wand fahren.«

»Karl heißt mein Vater. Woher haben Sie diesen Brief?«

»Das kann ich Ihnen nicht sagen.«

»Natürlich nicht«, zischte er hasserfüllt. »Hier rede nur ich, während Sie schweigen.« Dann fing er an, mit den Fingern auf dem Tisch herumzutrommeln. Das war zwar nervig, aber ein gutes Zeichen.

»Mein Vater hat unrecht.«

»Aber FKK geht es finanziell wirklich nicht gut«, hielt ich dagegen.

»Das ist immer so, wenn sich ein Unternehmen in der Übergangsphase befindet.«

»Das mag ja sein«, versetzte ich freundlich, »trotzdem besitzt Ihr Vater augenscheinlich immer noch die Macht, Sie rauszuwerfen oder Ihnen zumindest das Leben schwer zu machen. Und Sie wollen doch wohl nicht bestreiten, dass Ihr Onkel das schwarze Schaf ist, mit dem Ihr alter Herr Ihnen droht. Sie hätten deshalb also ein glasklares Motiv, Herrn Wiehle zu ermorden, um Ihre Frage zu beantworten.«

Er wurde noch einen Tick grauer um die Nase. Und er fing an zu schwitzen. Gleich würde er behaupten, das sei doch alles nichts weiter als –

»Unsinn! Völliger Blödsinn. Eine üble Verleumdung. Es –«

»Ist Oskar Wiehle das familiäre schwarze Schaf, um das es in dem Brief an Sie geht, ja oder nein?«, unterbrach ich ihn.

Die Schlagzahl des Fingertrommelns erhöhte sich kaum merklich.

»Herr Schardt«, sagte ich.

Endlich schüttelte er mit zusammengebissenen Zähnen den Kopf und zischte: »Dazu äußere ich mich nicht. Das geht Sie nichts an. Das sind Firmen- und Familieninterna.«

»Herr Schardt, es —«

»Nein, verdammt!«

»Wie Sie meinen«, entgegnete ich ruhig. Irgendwie kriegte ich schon noch meine Information! »Kommen wir also zur Tat selbst. Haben Sie die Gräte in den Fischklops gesteckt, um Ihren Onkel umzubringen?«

»Nein«, knirschte er.

»Können Sie das beweisen?«

»Wie bitte?«

»Ich brauche ein Alibi, Herr Schardt«, erklärte ich geduldig. »Wo waren Sie, als jemand Oskar Wiehle eine Gräte in die Bulette schob? Sagen Sie es mir, denn das wäre der einfachste Weg, um Ihre Behauptung, dass Sie nicht der Täter sind, zu untermauern.«

»Der Täter? Oh Gott. Was läuft hier denn? Das ist doch alles nur ein Witz! Versteckte Kamera oder so was. Um welchen Zeitpunkt geht es denn?«, erkundigte er sich nach einem kurzen Moment des Zögerns heiser.

»Es handelt sich um das erste Wochenende im August, wobei mich der Samstagabend besonders interessiert«, teilte ich ihm gestelzt mit.

Er schwieg erneut.

»Herr Schardt«, drängelte ich ungeduldig.

Er schwieg weiter.

»Wissen Sie es nicht mehr, oder wollen Sie es mir nicht verraten? Brauchen Sie vielleicht noch die genaue Zeit? Die kann ich Ihnen sagen. Ihr Alibi müsste von achtzehn bis neunzehn Uhr stichhaltig sein.«

Jetzt hüstelte er immerhin. Dann flüsterte er: »Ich habe ein Alibi. Aber es ist ein wenig ... ungewöhnlich für ... äh ... einen Mann in meinem Alter und in meiner Position.«

Ach herrje. Hatte der Knabe etwa einen Lolitakomplex und besuchte in Wahrheit jedes Wochenende eine zwölfjährige Chatroom-Bekanntschaft hier in Stralsund, statt an seinem maroden Bürgerhaus zu werkeln? Wie dieser Mittvierziger, der einst schleswig-holsteinischer Ministerpräsident werden wollte und nichts dabei fand, sich eine sechzehnjährige Kurzzeitfreundin per Internet zu suchen. Als der Mann strauchelte (»Es war Liebe«) und ritsche, ratsche von Parteifreunden abgesägt wurde, hatten Marga und ich der Grundgütigen in einer bewegenden Feier am Passader See gedankt. Ein dermaßen unfertiges Bürschchen als »Landesvater« hat keine Region verdient. Da mag sie noch so platt sein und der Wind niemals einschlafen!

»Ich habe damit angefangen, als ich siebzehn war«, raunte Schardt jetzt. »Das sollte man keinesfalls vergessen. Na ja, und illegal ist es natürlich auch nicht. Es ist nur so, dass mein Vater dafür keinerlei Verständnis aufbringen würde. Wenn Sie mir eventuell zusichern könnten, die Information streng vertraulich zu behandeln ...«

»Ich werde es versuchen. Mehr kann ich Ihnen nicht versprechen.«

»Ja, das dachte ich mir«, seufzte er. »Wissen Sie, mein Vater hält viel von Pflicht, Disziplin und Verantwortung. Deshalb kam er ja auch mit Onkel Oskar nicht auf einen Nenner. Der ist nämlich ein echter Hallodri, der gern auf allen Hochzeiten tanzt. Mein Vater hat ein ähnliches Bild von mir. Aber das stimmt nicht. Die Zeiten haben sich einfach geändert. Es ist nicht mehr so wie früher, wo alle nur gearbeitet haben und niemand Spaß haben durfte. Und es ist vielleicht kindisch, aber doch völlig harmlos, oder?«

»Ich habe keine Ahnung, wovon Sie sprechen«, erinnerte ich ihn scharf.

»Nicht? Oh, das tut mir leid. Also, ich war das besagte Wochenende über in Wacken«, gestand Schardt verschämt. »Von Donnerstag bis Sonntag. Die ganze Zeit.«

»In Wacken?«

Ich starrte den gegelten, modisch gekleideten, unübersehbar auf sein Äußeres achtenden Mann vor mir völlig perplex an. Keine zehn Pferde würden mich zur Teilnahme an diesem Heavy-Metal-Festival mitten auf dem schleswig-holsteinischen Acker bewegen können. Nicht einmal zwanzig Rosse, denn sobald es regnet, endet das Ganze logischerweise in einer einzigen Schlammschlacht. Außerdem ist die Phonzahl, die dort herrscht, legendär. Das hält kein Trommelfell aus. Und außeraußerdem habe ich entschieden etwas gegen Zelte im Matsch, bekotzte Wiesen, bepinkelte Luftmatratzen und Totalbesäufnisse. Auch wenn das bekanntlich ein Riiiesenspaß ist.

»Ich war wie jedes Jahr mit Sebastian und Ernst dort.«

»Seit Sie siebzehn sind«, wiederholte ich wie betäubt.

»Ja.« Er klang trotzig wie ein kleines Kind.

»Sind Sie nicht ein bisschen zu alt, um mit den anderen Jungs im Matsch zu spielen?«, rutschte es mir heraus.

Okay, den hätte auch sein Papi bringen können, aber soweit ich informiert war, lautete das Motto der Wackener Veranstaltung »Faster, Harder, Louder«, was natürlich nichts anderes hieß, als dass einem bei dem geradezu infernalischen Krach garantiert die Ohren abfielen. Es war wirklich eine Veranstaltung für postpubertäre Jüngelchen, nicht für erwachsene Männer, geschweige denn für grundsolide Firmenlenker. Woher ich das alles wusste? Aus zweiter Hand, zugegeben. Ich hatte nämlich im Kino einen oder besser *den* Film über das Festival gesehen und ihn aus dem warmen, trockenen, sauberen Sessel heraus sehr genossen.

Schardt, der meinen entgeisterten Gesichtsausdruck richtig deutete, meinte lakonisch: »Es ist eine Auszeit vom richtigen Leben, verstehen Sie? Da kennt einen niemand. Da kann man total die Sau rauslassen, den Frust eines ganzen Jahres herausschreien und ja, auch rauskotzen. In diesen paar Tagen fühlt man sich einfach wieder jung und frei. Ohne Verantwortung, ohne Krawatte, ohne BlackBerry, Handy oder iPhone. Das Leben liegt noch vor einem, alles scheint plötzlich wieder möglich, man ist unverwundbar und unsterblich.«

Ach so. Na dann. Ich würde Harry bei Gelegenheit einmal fragen, was er von dieser Art der Belustigung hielt. Mir gingen der Spaß und der therapeutische Effekt dieser geballten Lärm- und Matschschlacht, wie gesagt, tutto completto ab.

Aber vielleicht brauchten Knaben ja so etwas; sich die Birne volldröhnen und herumsauen und saufen, bis der Arzt kommt. Bekloppt. Ich schlief lieber weiterhin zwischen sauberen Laken in geräuscharmer Umgebung. Und daran würde sich auch nichts ändern, wenn ich die vierzig überschritt.

VIERZEHN

»Es kann natürlich auch auf dem Feuerwehrfest in Biesheim gewesen sein, damals vor drei Jahren, als wir mit den Bruhaupts dort waren. Dorle war zu der Zeit in Indien, wenn du dich erinnerst«, drang die Stimme meiner Mutter so glasklar an mein Ohr, als stünde sie direkt neben mir am Passader See.

»Aber das ist nun wirklich höchst unwahrscheinlich«, wandte ich ein. »Sörensen wird nicht —«

»Nein, nein, hör mir doch erst einmal zu!«, unterbrach sie mich eifrig. »Da tauchte nämlich plötzlich eine Horde junger Männer auf Motorrädern auf und hat ordentlich Rabatz gemacht. Die haben Stühle durch die Luft geschmissen und herumgepöbelt, bis Dieter Wetzhahn ihnen mit der Polizei gedroht hat. Altersmäßig würde das ganz genau hinkommen.« Meine Mutter beharrte immer noch darauf, dass sie Lutz Sörensen von irgendwoher kannte. Zweifel meinerseits wischte sie regelmäßig ärgerlich beiseite. Also schwieg die schlaue Tochter.

»Hörst du mir überhaupt zu, Hanna?«

»Ja, Mutti«, sagte ich gottergeben. Das tat ich, während mein kleiner Finger kundig das Loch in den Ringeln der Telefonschnur auslotete. Ich besitze noch so ein altmodisches Modell mit Totalverkabelung.

»Na, ich denke weiter darüber nach. Es kann durchaus sein, dass ich ihn auch woanders gesehen habe«, gab sie sich versöhnlich. »Aber deshalb rufe ich dich eigentlich gar nicht an.« Ihr Tonfall sackte ins Verschwörerische ab. »Seit gestern Abend herrscht zwischen dem Sörensen und der Damaschke dicke Luft.« Marielouise Damaschke hieß Lutzis Begleiterin. So eine Kleinigkeit hatte Mutti gleich am ersten Abend beim Zahlmeister in Erfahrung gebracht. »Wenn sie in seine Richtung schaut — was sie jetzt natürlich vermeidet, wo sie nur kann —, aber wenn das nicht geht, meine ich, dann blickt sie glatt durch ihn hindurch. Und er tut so, als sei sie unsichtbar. Stell dir vor, als Papa und ich gestern Abend auf dem Deck unsere übliche

Runde drehten, ging sie in Richtung Heck und er in Richtung Bug. Das ist seemännisch und heißt hinten und vorn.«

Ich verkniff mir die Bemerkung, dass man so etwas spätestens dann mitbekommt, wenn man am Meer lebt und nicht völlig tumb ist.

»Die müssen sich wirklich anständig in die Wolle gekriegt haben«, fuhr Mutti in einem Tonfall fort, der anzeigte, dass eine Widerrede meinerseits eigentlich zwecklos war, was ihre folgende Einschätzung betraf. »Wobei es natürlich ums Geld geht. Das geht es immer in solchen Fällen. Wenn sie so viel älter ist als er, kann das nichts werden.« Es klang naserümpfend und missbilligend.

»Die beiden sind geschäftlich unterwegs«, erinnerte ich sie und sparte mir den naheliegenden Kommentar, dass ein derartiger Altersunterschied der geneigten Umwelt im umgekehrten Fall lediglich ein mildes Lächeln entlockte. Das Modell reicher alter Sack und junge schmucke Hüpferin war schließlich seit Menschengedenken ein überaus gängiges.

»Na und?«, schnappte Mutti. »Auch wenn er auf sie aufpassen soll, würde er sich bestimmt gern an die beiden jungen Mädchen heranmachen, von denen ich Marga erzählt habe. Aber das darf er nicht. Immer muss er hinter der Damaschke herdackeln. Dabei tut ihr doch hier niemand etwas. Ich habe mir die Passagiere genau angesehen, die wirken alle völlig harmlos. Also ich halte das für übertrieben.«

»Das ist nun einmal sein Job, Mutti.« Ich klang leicht genervt und hörte es selbst.

»Na, ich weiß nicht«, sagte meine Mutter zweifelnd. »Aber gut, lassen wir das.« Offensichtlich lag ihr so viel an unserer neuen Vertrautheit, dass sie nicht auf ihrem Standpunkt beharren mochte. Was mich wiederum rührte. »Wo warst du eigentlich die letzten Tage, Kind? Verstehe mich jetzt nicht falsch, aber deine Freundin Marga und ich haben uns bereits Sorgen gemacht. Und dein Vater natürlich auch. Ich habe mehrmals versucht, dich anzurufen.«

Ich sah keinen Grund mehr, noch länger mit der Wahrheit hinter dem Berg zu halten. Also berichtete ich von meinem Trip nach Stralsund, von Nico Schardt und seinem Ruinen-Bürgerhaus, seinem Verhältnis zu Daphne und der miesen finanziellen Lage von FKK sowie Schardts Motiv für das Gräten-Attentat auf Oskar Wiehle. Augenblicklich sei ich deshalb dabei, das Alibi des Fettkillerchefs zu überprüfen. Was stimmte.

Kumpel Ernst hatte den Wacken-Termin nach anfänglichem Zögern, Nachfragen, Hinhalten und Sich-Zieren dann doch bestätigt. Er war Oberstudienrat für Geografie und Deutsch und benahm sich auch so. Zunächst hatte er versucht, mich mit der Tour »Was-bist-du-denn-für-ein-Würstchen?« kleinzuhalten. Als ich die Daumenschrauben anzog und ihm in den glühendsten Farben ausmalte, wie sein Freund Nico – angeklagt wegen versuchten Mordes – in der U-Haft vor sich hin schmorte, wankte er und ließ immerhin von dem für renitente Sechstklässler reservierten Tonfall ab. Doch erst als ich vor seinen Ohren den entsprechenden Brief über gewisse Pädagogen und ihre Freizeitgestaltung mit Suff und Sex im Schlamm entwarf und drohte, den sowohl an seinen Direktor zu schicken als auch ins Internet zu stellen, damit die Kinder ebenfalls etwas zu lachen hatten, kam er endgültig von seinem hohen Ross herunter und gab mir die gewünschte Auskunft.

Der dritte Mann im Bunde war gegen den Oberstudienrat ein Leichtgewicht. Sebastian Greele bestätigte fröhlich und ohne Umschweife, dass Schardt an dem ersten Augustwochenende jedes und damit auch dieses Jahres mit Ernst und ihm in Wacken gewesen sei. Sie hätten die gesamte Zeit zusammen verbracht, und ja, das könne er wenn nötig auch vor Gericht beschwören, denn entgegen den dort herrschenden Gepflogenheiten habe er sich nicht bis zum Stehkragen volllaufen lassen, während Ernst und Nico ... Kurz und gut, er leiste jeden gewünschten Eid, dass Schardt das Festival in dem fraglichen Zeitraum nicht verlassen habe. Nein, auch nicht für zwei oder drei Stunden.

Kumpel Sebastian mauerte erst, als ich versuchte, so ganz nebenbei noch ein paar Zusatzinformationen über Schardt herauszuholen. Ob Freund Nico wirklich solche Probleme mit FKK habe, wie allerorten hinter vorgehaltener Hand geraunt werde? Keine Ahnung, über Geschäftliches spreche man nicht.

Ob das Verhältnis zwischen Vater und Sohn Schardt eigentlich schon immer ein bisschen problematisch gewesen sei? Keine Ahnung, den Papa und Firmensenior habe er nie zu Gesicht bekommen. Ob der Junior sich vielleicht mal zu der Rolle seines Onkels geäußert habe? Keine Ahnung, nicht dass er wüsste. Und was sei mit der Frau an Nicos Seite, Daphne Merkenthal? Keine Ahnung, die habe er nie gesehen.

Erst als ich Greele fragte, ob er sich vorstellen könne, dass sein Freund in großem Stil mit Drogen handelte, um FKK vor dem Ruin zu retten, reagierte er nicht mehr ganz so gelassen und abgeklärt.

Er hatte wortlos den Hörer aufgeknallt, was natürlich auch eine Antwort war.

Na ja, aus dem gemeinsamen Mittagessen mit Schardt in Stralsund war leider auch nichts geworden. Nach der Wacken-Eröffnung hatte er mich einfach und ohne ein Wort der Entschuldigung sitzen lassen. Wahrscheinlich war ihm völlig entfallen, dass er mich tags zuvor ausdrücklich zu Geselchtem, Hornhecht oder Aal in sauer eingeladen hatte. Also musste ich mir an der nächsten Straßenecke einen Erbseneintopf gönnen, um meinen erzürnt knurrenden Magen zu beruhigen.

»Hanna?«

»Was hast du gesagt, Mutti? Entschuldige, ich war mit meinen Gedanken noch bei dem Alibi von Nico Schardt.«

»Das ist wasserdicht, würde ich mal meinen«, beschied mich meine Mutter mit sonorer Stimme. »Zwei Leute, die schwören, dass der Mann dieses Fest nicht verlassen hat, da reißt dich jeder Anwalt in Stücke. Das kriegst du nicht klein. Es sei denn, du entdeckst etwas, was die beiden Männer unglaubwürdig macht.«

Es war eindeutig an der Zeit, das Thema zu wechseln. Sonst ging Mutti in ihrer neuen Philip-Marlowe-Rolle noch völlig auf.

»Wie gefällt es euch eigentlich an Bord? Du hast noch gar nichts erzählt. Ist alles so, wie ihr es euch vorgestellt habt? Die Landausflüge, die Kabine, das Essen?«

Zugegeben, es war ein etwas brachialer Aufbruch zu neuen

Ufern, aber irgendwie hatte ich das Gefühl, auch mal wieder die interessierte Tochter geben zu müssen. Mutti nicht.

»Davon berichte ich später, Kind«, torpedierte Traute ungeduldig meine Bemühungen. »Hast du dich in Sörensens Wohnung umgeschaut? Hast du was Verdächtiges gefunden? Was uns weiterhilft, meine ich? Dein Vater sagt, du sollst auf jeden Fall an den Computer und die externen Festplatten denken. Kannst du eigentlich ...«, sie wandte offenbar den Kopf zur Seite, doch ich verstand sie trotzdem, »... wie heißt das doch gleich, Friedrich? Hacken? Ja. Kannst du hacken, Hanna?«

Das wurde ja immer besser. Der Detektivvirus hatte inzwischen offensichtlich nicht nur Mutti, sondern auch Papa infiziert! Aber das hier ging entschieden zu weit. Die beiden verhielten sich ja mittlerweile wie Bonnie & Clyde.

»Traute, also Mutti«, sagte ich sehr streng. »In fremde Computer einzubrechen, ist strafbar und verstößt gegen das Briefgeheimnis und den Persönlichkeitsschutz.« Ich hatte keine Ahnung, ob juristisch da tatsächlich der Knackpunkt lag, aber es klang gut und gewichtig, fand ich. »Und außerdem kommt noch der Einbruch dazu. Das geht nicht. Bestell das bitte Friedrich, also Papa.«

Die Stimme meiner Mutter wurde wieder leiser, als sie meinem Vater mitteilte, dass seine störrische Tochter sich weigerte, die Gesetze zu übertreten.

»... doch überhaupt kein Einbruch nötig, wenn man das Passwort oder den Code oder wie das heißt kennt. Dann kannst du so einen Computer auch von außen knacken«, hörte ich meinen Vater sagen. »Aber mit dem Persönlichkeitsschutz hat Hanna wohl recht. Illegal ist das auf jeden Fall. Dräng sie nicht, Traute.«

Im Hintergrund kreischte eine Möwe.

»Hast du gehört, Hanna? Dein Vater und ich meinen, dass du besser die Finger von so etwas lässt. Es ist zu gefährlich. Aber warst du nun in Sörensens Wohnung?«

Ich zögerte. Es war der normale Reflex des erwachsenen Kindes, das den Eltern nicht alles auf die Nase bindet. Und schon gar nicht solche Sachen, über die sie sich zuverlässig aufregten oder Sorgen machten, wie die schmerzhafte Begegnung mit einem von der lokalen Drogenmafia beauftragten Schläger beispielsweise.

»Nein, ich war noch nicht da. Meine neue Schmalzheimer-Agentin hat Druck gemacht hat. Die will gleich ganz groß in den Markt einsteigen, daher musste ich erst ein paar Sachen schreiben«, improvisierte ich munter drauflos.

Mutti schwieg. Schluckte sie meine Erklärung etwa nicht? Doch.

»Das geht natürlich immer noch vor, Kind. Irgendwoher muss das Geld ja schließlich kommen. Und solange du nicht von deinem Detektivjob leben kannst ... nein, nein, das war schon die richtige Entscheidung. Wahrscheinlich findest du bei dem Sörensen auch überhaupt nichts, weil du gar nicht genau weißt, wonach du suchst.«

»Mmh«, machte ich. Dann hörte ich plötzlich laute Stimmen im Hintergrund; jemand fing schallend an zu lachen.

»Moment. Ich muss mal eben den Standort wechseln«, flüsterte Traute, um wenig später in normaler Lautstärke fortzufahren: »So. Jetzt können wir wieder ungestört reden. Du willst mir da also etwas nicht verraten« – so weit zu meinen Flunkerkünsten meiner Mutter gegenüber –, »aber das ist schon okay.« Sie sprach das Wort aus, wie die Synchronstimmen der Leute in den amerikanischen Fernsehserien; ein bisschen gequetscht und hinten lang gezogen. Dio mio, Traute!

»Gut«, sagte ich. Leugnen hatte keinen Zweck, das wusste ich aus langjähriger töchterlicher Erfahrung. »Ich erzähle es euch, wenn –«

»– du es für richtig hältst und alles vorbei ist«, meinte Traute trocken, ganz eindeutig auf die entsprechende mütterliche Erfahrung zurückgreifend. »Aber sei vorsichtig, Kind. Versprich es mir. Sonst brechen Papa und ich die Überwachung dieses sauberen Pärchens ab und kommen umgehend nach Bokau.«

Alles, bloß das nicht!

»Ja«, sagte ich brav.

»Du, da fällt mir gerade noch etwas ein. Ich könnte den Sörensen auch bei den Bruhaupts gesehen haben. Dorle hatte doch so eine Zeit, da gaben sich die jungen Männer die Klinke in die Hand. Walter und Maria waren natürlich gar nicht begeistert, und im Dorf hat man sich seinen Teil gedacht.«

»Na also, ich weiß nicht, Mutti«, meinte ich lahm. Lutz Sörensen, der Schöne und Smarte, passte einfach nicht in das altmodisch-tutige Wohnzimmer der Bruhaupts, und dass er total auf Dorle abgefahren sein sollte ...

»Unwahrscheinlich ist es schon, das gebe ich zu.«

Sie ermahnte mich noch einmal, ja vorsichtig zu sein bei allem, was ich tat. Papa grummelte aus dem Hintergrund einen Gruß, und ich versprach hoch und heilig, alles fürchterlich besonnen anzugehen. Schon allein, damit mir der Anblick meiner Eltern erspart blieb, wie sie in einer Nacht-und-Nebel-Aktion mit Zweimannzelt und Campingkocher auf Silvias Wiese zogen, um per Feldstecher auf ihren Nachwuchs aufzupassen.

Natürlich hatte ich nach meiner Rückkehr aus Stralsund wieder weiträumig das Gelände um meine Villa dahin gehend überprüft, ob nicht hinter einem Busch, dem Schuppen oder einer Kuh ein Kerl mit demolierter Visage und heißem Herzen saß und mir auflauerte. Doch zu meiner Erleichterung hatte ich niemanden entdeckt. Auch hatte keiner versucht, während meiner Abwesenheit bei mir einzubrechen; Hannelore und Gustav ging es gut. Und niemand hatte mir irgendwelche vergifteten Pralinen auf die Fußmatte gelegt.

Trotzdem fühlte ich mich nicht wohl in meiner Haut. Es war einfach ein unangenehmes Gefühl, nicht mehr unbefangen nach Hause kommen oder unbeschwert zu Matulke schlendern zu können, um sich mit dem Lebensnotwendigen wie etwa Cremeschnitten zu versorgen.

Mutti und ich verabschiedeten uns voneinander, doch ich hatte kaum aufgelegt, als das Telefon erneut bimmelte. Ein Blick aufs Display ließ mich verwundert die Augenbrauen heben: Schon wieder Traute. Grundgütige, was war denn nun noch los?

»Das habe ich glatt vergessen, dir zu erzählen, Kind«, begann meine Mutter, kaum dass ich abgehoben hatte. »Also, die Damaschke ist sechsundvierzig und wohnt bei euch da oben, in

Eutin. So heißt der Ort. Ich habe nämlich mal ein bisschen rumgehorcht. Viel mehr konnte ich allerdings nicht in Erfahrung bringen, denn die beiden bleiben eher für sich. Und es würde einfach zu sehr auffallen, wenn ich mich jeden Abend neben sie setzen würde. Zweimal habe ich das jetzt schon gemacht. Sie waren nicht gerade begeistert, kann ich dir flüstern. Aber die Plätze hier an Bord sind nicht festgelegt; man geht ans Büfett und sucht sich dann einen freien Stuhl. Allerdings wird natürlich schon registriert, wenn bei einem Paar noch ein Platz frei ist und ich mich ausgerechnet dort hinsetze, während Papa an einem anderen Tisch isst. Man weiß hier nämlich mittlerweile, dass wir zusammengehören.«

»Klar«, stimmte ich zu und war mir langsam nicht mehr sicher, ob meine Eltern überhaupt noch etwas von der eigentlichen Reise mitbekamen.

Genossen sie die Sonnenuntergänge über dem Meer? Freuten sie sich über das üppige Büfett, gefiel ihnen die Insel Bornholm mit ihren einmaligen Rundkirchen und den zahlreichen kleinen Dörfern? Mir kamen da mittlerweile ernsthafte Zweifel. Auf der anderen Seite hörte sich meine Mutter so munter an wie ein Fisch im Wasser. Dermaßen lebendig und so wenig am Leben und Leiden von Dorle Bruhaupt beziehungsweise deren Eltern interessiert hatte ich sie schon lange nicht mehr erlebt. War das die Antwort? Das war die Antwort! Ich hielt den Mund.

»Stell dir vor«, plapperte sie weiter, »dieser Sörensen grüßt nicht einmal. Dreht sich einfach um und geht, als wir zufällig nebeneinander an der Reling standen und zur schwedischen Küste hinüberschauten. Ich fand das frech. Und da habe ich zu ihm gesagt – oh.«

»Oh?«, echote ich ratlos.

»Da sind sie. Alle beide«, flüsterte Traute mit bester TV-Agentenstimme, das heißt, zwar leise, aber doch so durchdringend, dass man das Gesagte auch als harthöriger Fernsehzuschauer in der entferntesten Zimmerecke noch mühelos versteht. »Sie gehen zum Pool. Der ist beheizt, und am Rand stehen Wärmestrahler, sonst wäre es jetzt im Oktober natürlich viel zu kalt. Nun legt sie sich unter einen, und er kniet neben ihr und

säuselt ihr was ins Ohr. Sie lacht nämlich. Na, ich weiß nicht.«
Pause. »So eine Unverschämtheit!«
»Was ist denn, Mutti?«
»Er winkt uns zu!«
»Wink wieder!«, befahl ich automatisch.
»Jetzt winkt sie auch. Na, das ist doch ... stell dir vor, er knabbert an ihrem Ohr! Und sie lacht schon wieder. Das ... gehört sich doch nicht in aller Öffentlichkeit. Weißt du, sie lacht nämlich in so einer ganz bestimmten Art und Weise. Ich kann das schlecht beschreiben, aber sie tut so –«
»– als ob sie was mit Sörensen hätte?«, assistierte ich.
»Ja, genau«, meinte Mutti hörbar erfreut über die schnelle Auffassungsgabe ihrer Tochter. »Er streichelt ihr über die Wange und guckt ihr dabei tief in die Augen. Das ist richtig kitschig, kann ich dir sagen. Total übertrieben. Tun so, als seien sie Romeo und Julia.«
»Also, wenn ihr mich fragt«, schnarrte plötzlich die Stimme meines Vaters dazwischen, »seine Tante ist die werte Frau Damaschke hundertprozentig nicht.«

Meine Eltern beschrieben mir die Schmierenkomödie, die Sörensen und seine Begleiterin da aufführten, in allen Einzelheiten noch gut zehn Minuten weiter. Von der Hand auf ihrem Rücken bis zur Hand auf seinem Schritt; vom zärtlichen Kuss auf die Wange bis zum leidenschaftlichen Pendant auf den Mund. Was das saubere Paar mit diesem Laientheater bezweckte, war natürlich klar: Die beiden hatten spitzgekriegt, dass Traute und Friedrich sie ständig beobachteten, und hatten sich natürlich so ihre Gedanken darüber gemacht, weshalb ausgerechnet eine ältere Dame aus einem Kaff namens Gralsheim ebenso unauffällig wie penetrant ihre Nähe suchte.

Die Damaschke und Lutzi-Butzi gehörten schließlich zur kriminellen Szene; da wurde man schnell misstrauisch, wenn einem jemand zu sehr auf die Pelle rückte. Und als sie dann auch noch den Namen des älteren Ehepaares herausbekommen hatten, hatte es bei Sörensen im hübschen blonden Köpfchen ganz entschieden klick gemacht.

Hemlokk. Hieß so nicht die Tussi, die ihm und Pferdeschwanz nachstellte und die auch dann noch nicht aufgab, wenn man sie kräftig vermöbeln ließ? Er kannte also meinen Namen. Damit war zumindest diese Frage gelöst. Natürlich hatte er es sofort Marielouise erzählt. Wahrscheinlich hatte sich das saubere Paar dann bei seinem Chef rückversichert, woraufhin der ihnen empfohlen hatte, die Lover-Nummer abzuziehen. Darauf stehen ältere Damen bekanntlich, damit kann man ihnen so viel Sand in die Augen streuen, dass sie die Wahrheit vor lauter Dünen gar nicht mehr erkennen, wird er gesagt haben.

Ich hätte schwören können, dass die beiden diese Komödie den gesamten Rest der Reise durchziehen würden – in der Hoffnung, zwei blutige Amateure wie meine Eltern durch eine solche Schmalzheimer-Inszenierung so richtig zu verladen und hinters Licht führen zu können.

Apropos Schmalzheimer, Sex und Säfte. Nachdem Traute und ich uns endgültig voneinander verabschiedet hatten, erweckte ich die LaRoche zum Leben, damit sie uns ein wenig Geld verdiente. Gravensteins und Wiehles Honorare würden mein Konto zwar mächtig auffüllen, aber bis es so weit war, machte Kleinvieh eben auch Mist.

Also kochte Hanna der lieben Vivian eine schöne Kanne Tee und stellte dem Kreativtalent sogar noch einen Teller mit Keksen hin. Doch trotz dieser ausgesprochenen Vorzugsbehandlung brauchte die Tränenfee ihre Zeit, um auf Sülzlette umschalten zu können und das Herzchen Camilla endlich auf die Matratze des ewigen Zweiten, Martin, zu locken.

Zunächst bewunderte die Dame selbstredend sittsam seine Blumen in Haus und Garten. Blumen! Bei einem Mann! Wenn das nicht von einer tierisch sensiblen Seele zeugt! Anschließend stieß sie helle Entzückensschreie angesichts des ach so liebevoll gedeckten Tischleins aus und kriegte sich kaum wieder ein, weil der kleine Romantiker das Brot selbst gebacken hatte. Und dann war es so weit. Das Lotterlager rief. Und dabei liebte sie doch immer noch und immerdar ihren Richard, der sich seit nunmehr sechs – oder waren es bereits sieben? – Folgen in fremden Betten tummelte.

Und genau darum ging's: Er tummelte, sie litt. Als sie sich das mit zwei Gläschen Rotwein im Bauch am knisternden Martin'schen Kamin noch einmal vergegenwärtigte und dabei dem traditionellen B-Männchen in die flehenden rehbraunen Augen sah, durchzuckte unsere Camilla endlich der verwegene Gedanke: Wieso, zur Hölle, sollte sie es nicht einmal selbst mit einem One-Night-Stand ausprobieren? Vielleicht entpuppte sich der teigknetende Softi ja als richtige Kanone im Bett? Ein filigraner Techniker der Lust sozusagen, der sein Handwerk verstand und ihren Körper zum Beben brachte?

Eine Frau, ein Wort; schnell noch die von Martin handgeschöpfte Mousse au Chocolat gelöffelt – und schon sank die präkoitale Camilla erwartungsvoll gegen seine männlich-breite Brust, in der sein Herz hämmerte wie ein Presslufthammer auf Speed.

Tja, was soll unsere Fee sagen? Martin war selbstverständlich ein phantastischer Liebhaber, einfühlsam und kreativ, behutsam und lustvoll, zärtlich und leidenschaftlich zugleich. Hatte Vivian noch etwas vergessen?, überlegte Hanna. Nee, mehr ging nicht.

Und nun kam's. Denn der Mist an der ganzen Sache war, dass Martin der zarten Camilla zwar den Himmel auf Erden bereitete – und das ganze Universum gleich noch dazulegte –, unsere Heldin ihn aber trotzdem nicht liebte. Also tief in ihrem Inneren und so. Was also blieb von dieser traum- bis rauschhaften Nacht? Ein schlechtes Gewissen und ein schaler Geschmack im Mund, als sie am darauffolgenden Morgen nach Hause fuhr. Nicht einmal ein gemeinsames Frühstück war drin, was den armen Martin natürlich überaus bitter traf.

Aber wie die Martine es in einer Sülzlette eben so tun, schluckte er lediglich tapfer, guckte zwar todtraurig, ließ jedoch das vergötterte Wesen ziehen. Es ist nicht überliefert, ob er ihre Brötchen anschließend vor lauter Frust mitverschlungen hat.

Als Vivian und Camilla glücklich an diesem dramatischen Wendepunkt der Geschichte angekommen waren, reichte es Hanna. Ich schaltete den Computer aus und machte mir etwas zu essen. Ein Butterbrot mit Tomatenscheiben, Zwiebeln, Pfeffer und Salz. Wie vor dreißig Jahren zu Hause. Lecker.

Anschließend rief ich Johannes an. Er hatte nichts vor, würde am Nachmittag daheim sein und freute sich auf meinen Besuch. Es hatte angefangen zu regnen; fein und fieselig, aber beständig, wenn ich das Einheitsgrau der Wolkendecke richtig deutete. Deshalb beschloss ich, das Auto zu nehmen.

Bevor ich Gustav und Hannelore zum Abschied auf den Panzer klopfte, schaute ich mich sorgfältig um. Alles wirkte jedoch friedlich und frei von irgendwelchen bedrohlichen Gestalten. Also eilte ich zum Haupthaus hinauf, wo mein Wagen parkte. Niemand folgte mir, und zwanzig Minuten später trudelte ich auf Hollbakken ein. Ich war erleichtert, als ich Johannes in seiner Werkstatt rumoren hörte. Dort mit ihm reden zu können und nicht noch einmal die zweifelhafte Pracht des sogenannten Rittersaals auf mich wirken lassen zu müssen, war mir allemal lieber.

Zur Begrüßung nahm ich meinen Freund in den Arm und küsste ihn mit Aplomb auf beide Wangen. Er duftete noch intensiver nach Pferd als sonst. Als mein Blick auf die Werkbank fiel, auf der ein wunderschön gemasertes Brett lag, erklärte Johannes: »Kirschholz. Daraus mache ich eine Kommode. So ein Schränkchen mit Schubladen und vielen Fächern, in denen man stöbern und etwas verstecken kann.«

»Baust du ein Geheimfach ein?« Ich fand das toll. Das hatte entschieden etwas von Miss Marple.

»Ich denke schon«, meinte Johannes. »Möchtest du einen Kaffee?«

Ich nahm dankend an und lehnte mich mit dem Hintern gegen das Fensterbrett. Es roch vertraut nach Leim, Holz, Wachs und Öl. Unwillkürlich atmete ich tief durch. Ich liebte diese Werkstatt. Johannes machte sich derweil an der Kaffeemaschine zu schaffen.

»Bist du mit deinen Ermittlungen weitergekommen?«, fragte er mich über die Schulter. »Ich halte es zwar nach wie vor für einen Unfall, aber das heißt ja noch lange nicht, dass du es genauso siehst.«

»Stimmt«, sagte ich. »Ich bin noch an dem Fall dran. Und um ehrlich zu sein, deshalb bin ich überhaupt hier.«

»Ja, das dachte ich mir.«

»Schlimm?«, meinte ich besorgt. Er war mein Freund. Ich wollte ihn mit nichts vor den Kopf stoßen. Er drehte sich zu mir um und grinste.

»Nein, nicht schlimm. Denn manchmal besuchst du mich ja auch, ohne einen Fall besprechen zu wollen.«

»Meistens besuche ich dich einfach so«, korrigierte ich, griff nach einem Stück Schmirgelpapier, knüllte es zusammen und warf es nach ihm. Es segelte drei Meter vor seinen Füßen zu Boden. Der Kaffee fing an zu duften. Johannes holte das Milchkännchen aus dem Kühlschrank, denn wir mochten ihn beide weiß. Ich wartete, bis wir den ersten Schluck genommen hatten.

»Du könntest mir wirklich einen riesengroßen Gefallen tun, wenn du mir eine Frage beantwortest«, fing ich an.

»Wenn ich kann«, erwiderte Johannes ruhig.

»Die Frau, die hier auf Hollbakken Mitte September ermordet wurde –«, begann ich umständlich.

»Daphne Merkenthal«, unterbrach er mich ungeduldig. »Wie könnte ich den Namen jemals vergessen? Und rede nicht um den heißen Brei herum! Was ist mit ihr?«

»War die vorher irgendwann mal hier, um alles mit dir zu besprechen? Kann das zufällig Anfang August gewesen sein? Erinnerst du dich daran?«

»Wieso ist das wichtig?«

Ich erklärte es ihm: Weil nämlich der gegenwärtige FKK-Boss nach neuesten Erkenntnissen höchstwahrscheinlich ein durch und durch überzeugendes Motiv besaß, seinen Onkel Oskar, mit an Sicherheit grenzender Wahrscheinlichkeit das schwarze Schaf der Familie, ins Jenseits zu befördern, besagter Juniorchef jedoch dummerweise über ein nicht zu erschütterndes Alibi verfügte. Eigenhändig konnte er die Gräte also nicht in die Wiehle'sche Bulette geschoben haben, das stand nun einmal fest.

Aber was war mit Daphne?, hatte ich mir überlegt. Alle beschrieben sie als Frau, die genau wusste, was sie wollte. Und sie wollte zum Beispiel Nico Schardt als Ehemann, und zwar einen erfolgreichen, cleveren Nico Schardt, dem niemand in die FettKillerKompagnie hineinredete, der mit der Firma Geld verdiente und keine Miesen machte. Denn Daphne Merkenthal war anspruchsvoll gewesen, sie hatte einen bestimmten Lebensstil geschätzt, wie nicht nur ihre Klamotten verrieten. Eine solche Frau legte bestimmt keinen Wert auf einen verarmten Gatten, der von seinem Onkel von Haus und Hof gejagt worden war. Logisch, nicht?

Also, hatte sich das Cleverle Hanna überlegt, besaß auch diese Dame ein erstklassiges Motiv für die Gräte. Und zu dem fraglichen Zeitpunkt, nämlich am ersten Augustwochenende, hatte sie sich ja noch lebendigster Gesundheit erfreut. Wenn ich bislang an Daphne gedacht hatte, war die Frau immer tot gewesen. Und da hatte eindeutig der Fehler gelegen, denn das stimmte eben nicht. Sie musste schließlich mit Johannes verhandelt und deshalb wahrscheinlich irgendwann hier gewesen sein. Denn normalerweise schaut man sich eine Location, wie sie wohl gesagt hätte, doch vorher einmal an, bevor man sie bucht.

Außerdem sprach allein die nackte Tatsache, dass ich den Brief an Schardt in ihrem Nachlass gefunden hatte, schon Bände. Meiner Meinung nach deutete also einiges darauf hin, dass sie entweder in Schardts Auftrag, vielleicht auch nur mit seinem Einverständnis, oder aber ganz auf eigene Faust versucht hatte, das schwarze Schaf der Familie Schardt/Wiehle aus dem Weg zu räumen, bevor es gefährlich werden konnte.

»Die Frau war hier. Wann das genau war, weiß ich allerdings nicht aus dem Kopf. Ich hole mal eben meinen Terminkalender«, sagte Johannes, nachdem er sich meine Theorie in aller Ruhe angehört hatte.

Er sprang auf, und wenig später hörte ich ihn eilig über den Hof zum Hauptgebäude laufen. Johannes war schon ein Lieber. Überzeugt hatte ich ihn nämlich ganz und gar nicht, aber wenn er mir helfen konnte, tat er es einfach. Ich mochte ihn sehr. Es würde allerdings eine Weile dauern, bis er wieder auftauchte, das wusste ich. Denn mein Freund hielt zwar in der Werkstatt peinlich Ordnung, in seiner Wohnung sah es hingegen ein wenig anders aus. Also goss ich mir freizügig noch einen Kaffee ein, tätschelte einem der zahlreich herumstehenden Buddhas die beachtliche Wampe und kramte die Kopie des Briefs von Karl Schardt an seinen Sohn aus dem Rucksack. Auch bei sorgfältigstem Lesen übersah schließlich sogar eine Top-Detektivin wie ich manchmal etwas. Auf keinen Fall konnte es schaden, ihn noch einmal Wort für Wort durchzugehen, um ihn dabei auf mögliche geheime Botschaften abzuklopfen.

Um es kurz zu machen, ich fand nichts. Auch nicht, als ich die ganze Seite auf den Kopf stellte und die erste Zeile von rechts nach links las. Es stand alles klar und eindeutig da. Karl Schardt drohte seinem Sohn mit der Wiederkehr des schwarzen Schafes, bei dem es sich, davon war ich immer überzeugter, mit nahezu hundertprozentiger Wahrscheinlichkeit – auch wenn es der Verfasser nicht direkt sagte und der Junior sich weigerte, meinen Verdacht zu bestätigen – um Oskar Wiehle handelte.

Ich überlegte. Trotzdem oder besser deshalb konnte ein Gespräch mit Nicos Vater natürlich keinesfalls schaden. Vielleicht würde der Mann mir ja umstandslos versichern, dass ich, was Wiehle betraf, goldrichtig lag. Dann purzelte definitiv noch ein Teilchen an den Platz, an den es in diesem Puzzle gehörte. Und möglicherweise war der Alte ja auch noch immer stinksauer auf seinen Filius. Und deshalb ungewöhnlich redselig. Ich zückte mein Handy und bat ganz altmodisch die Auskunft um die Telefonnummer von Karl Schardt, der wahrscheinlich irgendwo in Berlin wohnte. Eine freundliche Computerstimme gab sie mir ohne Umschweife.

Und jetzt? Ich wählte, bevor ich es mir anders überlegen konnte, was ohne jeden Zweifel ein äußerst raffiniertes Vorgehen war. Es tutete, dann bellte jemand eine Silbe in den Hörer. Schardt senior war tatsächlich zu Hause. Ich stellte mich als das vor, was ich war, und schilderte dem Mann anschließend schnörkellos mein Anliegen. Er hörte mir schweigend zu und unterbrach mich kein einziges Mal.

Erst als ich mit meiner Geschichte fertig war, meinte er kurz und bündig: »Nico ist zwar mein Sohn, aber als Geschäftsmann taugt er nichts. Zu kindisch, zu wirr, kein Verantwortungsgefühl und kein Gespür für das große Ganze. Damit kann ein Firmenchef einpacken. So wie der Junge vorgeht, managt man höchstens ein Schnellrestaurant der untersten Kategorie, eine Firma mit etlichen Mitarbeitern, die sich zudem noch auf dem Sprung befindet, leitet man in dieser Art und Weise nicht.«

Na prima, Papa war also immer noch sauer. Ein Stöhnen drang jetzt an mein Ohr, das Schardts Vater jedoch eiligst als Seufzen zu kaschieren versuchte.

»Oskar ist der jüngste Bruder meiner verstorbenen Frau, stammt also von ihrer Seite«, fuhr er hastig mit seiner knarrenden Altherrenstimme fort. »Ich kann ihn nicht leiden, konnte es nie, weil er schon als Jugendlicher ein Aufschneider und Blender war. Deshalb habe ich ihn in dem Brief an meinen Sohn auch als schwarzes Schaf bezeichnet. Das war er immer. Ein Schlitzohr, das sehr um sein eigenes Wohl besorgt ist. Na, der Jüngste eben, um den alle in der Familie ständig herumgetanzt sind. Oskar ist zwar jetzt in den Sechzigern, aber er benimmt sich manchmal noch immer wie ein verwöhntes Gör. Allerdings ist er nicht komplett verantwortungslos und verfügt zudem über einen rudimentären Geschäftssinn. Deshalb wäre er nach meiner Einschätzung im Zweifelsfall das geringere Übel für die Firma. FKK, wissen Sie überhaupt, wofür das steht?«, blaffte er plötzlich ohne Vorwarnung in den Hörer. »Natürlich wissen Sie das. Aber, frage ich Sie, was soll das sein? Wer soll die Produkte kaufen? Das ist doch kein Name. Das ist doch Irrsinn. Oder etwa nicht, Frau … äh.«

»Ihr Sohn scheint sich dabei durchaus etwas gedacht zu haben«, wandte ich schüchtern ein.

»Der Junge kann nicht denken. Konnte er noch nie«, sagte der liebende Vater ätzend. »Helfen Ihnen meine Einschätzungen denn weiter?«

Ja, sagte ich und bedankte mich höflich, bevor ich noch eine letzte Frage stellte.

»Können Sie sich noch erinnern, wo Sie sich am ersten Augustwochenende dieses Jahres aufgehalten haben?«

Er lachte. Es klang vergnügt. »Sie überprüfen mein Alibi? Sehr schön. Ich habe zwar keine Ahnung, was Sie mir vorwerfen und was ich gemacht haben soll, aber ich darf Ihnen versichern, dass ich es nicht war. Ich war nämlich hier zu Hause. Und ich brauche nicht einmal über das Datum nachzudenken, weil ich nämlich immer hier bin. Ich sitze im Rollstuhl, junge Frau. Meine Pflegerin kann bezeugen, dass sie mich im letzten halben Jahr nicht vom Fleck geschoben hat. Sie fährt mit mir in den angrenzenden Park oder schiebt mich auf die Terrasse. Aber das ist auch schon alles, mehr ist mit meinen morschen Knochen nicht drin.«

Es klang sachlich und keinen Deut wehleidig, deshalb verzichtete ich auf jede Mitleidsäußerung, die nur aufdringlich gewesen wäre, und verabschiedete mich in dem köstlichen Gefühl, soeben eine richtig schöne Bestätigung für meine These erhalten zu haben. Ich hatte also völlig richtiggelegen, als ich in Oskar Wiehle das schwarze Schaf vermutete. Gut, allzu schwierig war das nach sorgfältiger Analyse der Fakten und vor allen Dingen nach der Enthüllung von Wiehles Verbindung zu FKK nicht gewesen, aber trotzdem: Ich war zufrieden mit mir. Sehr zufrieden sogar.

Jetzt fehlte nur noch Johannes mit seinem Kalender. Ich stand auf, ging hinaus und schlenderte über den Hof, warf einen kurzen Blick in die vor sich hin gammelnden Nebengebäude, vollendete die Runde und setzte mich anschließend auf die Bank vor der Werkstatt. Die Sonne schien, und ich genoss die herbstliche Wärme, während ich ein Amselpärchen beobachtete, das sich in der angrenzenden Hecke den Bauch mit Schlehen, Vogel- und Fliederbeeren vollschlug. Besonders bei ihr war der Magen eindeutig größer als der Schnabel. Die Piepmatzdame würgte gerade einen bunten Brei nach oben, als endlich Johannes wieder erschien, in der Rechten triumphierend ein zerfleddertes Notizbuch schwenkend.

»Ich hab's gefunden«, rief er schon von Weitem. »Hier steht sie tatsächlich. Daphne Merkenthal von FKK. Mit Uhrzeit, Datum, Adresse und Telefonnummer.« Gut gelaunt ließ er sich neben mir auf die Bank fallen und streckte seine langen Beine aus.

»Darf ich mal?«, fragte ich und nahm ihm das Büchlein aus

der Hand. Und da stand es schwarz auf weiß: Merkenthal war tatsächlich am ersten Augustwochenende hier vor Ort gewesen. Am Samstag um fünfzehn Uhr hatte sie einen Termin mit Johannes auf Hollbakken gehabt.

»Sie wollte sich erst am Nachmittag mit mir treffen«, erklärte er, »weil sie vormittags noch etwas in Stralsund zu tun hatte. Ich erinnere mich jetzt genau daran. Mir war es egal. Ich war ja sowieso hier. Und sie kam dann sogar eine Viertelstunde früher als angekündigt.«

Klar, sie wollte bestimmt noch in aller Ruhe mit ihrem Nico frühstücken oder eine schnelle Nummer abziehen, bevor sie sich auf die Piste begab. Wie jedermann litten die beiden als Leute von heute bestimmt tierisch unter Zeitnot. Wenn sich also schon mal eine Gelegenheit ergab, miteinander zu munkeln, dann nahm man sie umgehend wahr. Außerdem konnte man zumindest beim Frühstück noch einmal ausführlich über den lieben Onkel Oskar reden … Vielleicht hatte Schardt seiner Geliebten auch ein Bild von ihm gezeigt, sodass sie ihn todsicher erkannte, wenn sie in mörderischer Absicht seinen Weg kreuzte.

»Hast du eine Ahnung, ob Merkenthal nach eurem Treffen gleich wieder nach Berlin oder Stralsund zurückwollte?«, stellte ich hoffnungsfroh die entscheidende Frage.

»Nee.« Johannes überlegte scharf und kratzte sich dabei vor lauter Nachdenken am Stoppelkinn. Andere Leute strecken mit siebzig sogar noch die Zungenspitze raus, wenn es hart auf hart kommt und sie sich heftig konzentrieren müssen. »Doch. Warte. Sie wolle sich noch ein wenig in der Gegend umschauen, hat sie gesagt. Bis zum Montagmorgen habe sie frei, und die letzte Zeit sei ziemlich stressig gewesen. Sie wollte am Deich spazieren gehen und vielleicht auch noch mal ins Wasser hüpfen. Aber ob sie das dann tatsächlich gemacht hat … keine Ahnung«, schloss er bedauernd.

Mir reichte das als Auskunft trotzdem. Zum Oldie-Schwof-Festival am Samstag war sie augenscheinlich hier gewesen. Zeitpunkt und Motiv ergaben also ein harmonisches Bild: Nach Lage der Dinge hatte Daphne Merkenthal in mörderischer Absicht die Gräte in Oskar Wiehles Bulette getan.

Ob Nicos Geliebte die Sache geplant oder völlig spontan gehandelt hatte? Ja und nein, spekulierte ich laut, wahrscheinlich hatte sie sich die Szenerie nach dem Baden angeschaut und dabei zufällig Onkel Oskar mit seinem Klops entdeckt. Wumm oder was auch immer hatte es daraufhin in ihrem Hirn gemacht. Sie hatte sich umgehend eine schöne fette Räuchermakrele an der nächsten Fischbude besorgt, in Windeseile eine echte Spitzengräte herausgebrochen, einen günstigen Moment zum Anschleichen und Einführen abgewartet, und schon konnte das tödliche Schicksal seinen Lauf nehmen. Derweil schaute sie in aller Seelenruhe zu, wie sich zunächst Oskar setzte und dann Marianne neben ihn auf die Bank rutschte.

Er biss ab – ein großes Stück, denn zu Halbheiten neigte der Mann auch beim Essen bestimmt nicht –, kaute, nahm einen Schluck Bier und schlug seine Zähne erneut in den Klops. Doch erst beim vierten Happs fing er an zu würgen und zu keuchen. Daphnes Opfer lief rot an, die Augen traten aus den Höhlen, es rang immer wieder qualvoll nach Luft, spuckte zwar einen Teil des Buletten-Brötchen-Breis aus, aber die Gräte blieb drin.

Jemand schrie nach einem Arzt, ein anderer nach einem Krankenwagen, die Musik, eine Coverversion von Gittes »Ich will einen Cow-hau-boy als Mann«, verstummte, Oskar tat einen letzten tiefen Atemzug – und kotzte die Gräte in hohem Bogen aus. Tja, und dummerweise hatte auch sein krankes Herz eine unerwartete Kraft bewiesen und durchgehalten.

Daphne, die schon das Handy gezückt hatte, um Nico Schardt die freudige Botschaft vom tragischen Ableben seines Onkels zu überbringen, steckte das Teil enttäuscht wieder in ihre Tasche und entfernte sich unbemerkt vom Ort des Geschehens, was bei dem ganzen Tohuwabohu kein Kunststück war und niemandem auffiel.

»Dann hat also Wiehle deiner Meinung nach die Merkenthal mit dem Champagnersäbel umbringen lassen?«, fragte Johannes skeptisch. »Aus Rache für die Gräte? Na, ich weiß nicht. Ich halte das Ganze nach wie vor für einen Unfall, weil es einfach zu viele Ungereimtheiten gibt. Wie hat er denn beispielsweise rausgekriegt, dass Merkenthal es war, die ihn ermorden wollte?

Hat er sie an diesem Samstag gesehen? Oder hat seine Frau Daphne beobachtet? Hat der Mann überhaupt gewusst, dass Merkenthal seinen Neffen heiraten wollte? Kannte er sie überhaupt? Und woher kannte Wiehle Sörensen?«

»Ich weiß es nicht«, seufzte ich, völlig erschlagen von seinen zahllosen Fragen, denn das entsprach haargenau der Wahrheit.

Einen Moment lang fühlte ich mich ausgesprochen mies. Johannes hatte ja recht, irgendwie bestand diese Theorie nur aus Löchern. Es dauerte eine Weile, bis mir auffiel, dass es *seine* Theorie war, nicht meine! Ich hatte doch nie behauptet, dass Wiehle Daphne Merkenthal hatte umbringen lassen!

»Oskar Wiehle hat mit dem Mord nichts zu tun«, sagte ich langsam, während ich einem bläulich schimmernden Käfer hinterherstarrte, der es ungemein eilig hatte. »Schließlich hat er mich beauftragt, seinen Fall zu übernehmen. Das hätte er logischerweise nicht getan, wenn er gewusst hätte, dass Daphne ihm ans Leder wollte. Außerdem war sie ja zu dem Zeitpunkt bereits tot. Er konnte also zufrieden sein. Nein, er hätte ganz bestimmt nicht schlafende Hunde geweckt, wenn er der Täter wäre.«

»Das ist auch wieder richtig«, meinte Johannes nachdenklich. »Aber was ist mit seiner Frau?«

»Marianne?«, fragte ich verdutzt. »Du meinst, sie war insgeheim doch sauer wegen seines Techtelmechtels mit Monika Perler?«

»Nein, nein«, wehrte Johannes ab, »sieh es doch einmal andersherum: Vielleicht hat Marianne Wiehle ja geahnt, dass es sich bei der Gräte um einen Gruß aus der Familie handelte. Sie muss doch zum Beispiel mitbekommen haben, dass sich ihr Mann regelmäßig mit allen verkrachte. Und Frauen haben in solchen Dingen oftmals einen sechsten Sinn. Sie sind einfach sensibler, ihre Intuition funktioniert ganz anders als bei uns Männern. Bei Frauen ist sie irgendwie ausgeprägter.«

Ach Johannes! Offensichtlich war er wieder mal auf so einem Seminar gewesen, wo Mann sich selbst erkannte, seine verschüttete Spiritualität ausbuddelte, auf Teufel komm raus entschleunigte und mit seinem Sonnengeflecht als Zentrum des

Ichs plauderte, was das Zeug hielt. Mein Freund liebte solche Veranstaltungen und nahm jede furchtbar und gnadenlos ernst. Mir ging das ab.

»Ich glaube nicht, dass die beiden Damen sich kannten«, wandte ich daher vorsichtig ein.

»Das müssen sie doch auch nicht«, beharrte Johannes. »Ich sage doch nur, dass Wiehles Frau vielleicht so eine dunkle Ahnung hatte, aus welcher familiären Ecke die Gräte für ihren Oskar stammte. Dann war Marianne die Auftraggeberin dieses Sörensen, und ihr Mann hat von nichts gewusst. Und als er dich ahnungslos beauftragen wollte, war sie bestimmt total dagegen. Aber er hat sich durchgesetzt, weil sie natürlich nicht allzu deutlich werden konnte. Dann hätte er sofort Lunte gerochen.«

Natürlich. Und auch wenn ich mich wiederhole: Ach Johannes! Diese auf einer kruden Mischung von weiblicher Intuition und männlicher Ahnungslosigkeit beruhende These hatte so viele Löcher wie fünf Schweizer Käse zusammen. Mein Freund taugte wirklich nicht zum Privatdetektiv. Das hatte ich schon immer gewusst. Jetzt galt es nur noch, ihn nicht dadurch unnötig zu verletzen, dass ich ihm allzu deutlich sagte, was ich von diesem Blödsinn hielt.

»Tja«, begann ich also behutsam und wackelte dabei gleichzeitig heftig mit dem Kopf, um meiner ernsthaften Skepsis noch ein wenig mehr Ausdruck zu verleihen. »Möglich wäre es schon« – was eine faustdicke Lüge war –, »aber Marianne Wiehle ist nicht der Frauentyp, der über Intuitionen verfügt, würde ich sagen. Sie ist eher bieder und ein bisschen verhuscht. Sie lässt ihren Oskar machen, während sie es sich im Hintergrund gemütlich eingerichtet hat.«

»Du meinst, er unterdrückt sie, und deshalb ist sie keine Macherin«, interpretierte Johannes meine Ausführungen in der ihm eigenen Art. »Das Patriarchat –«

»Ja, genau«, gab ich ihm hastig recht. »Dadurch liegt sicher vieles im Argen, aber in diesem speziellen Fall ... schau mal, woher soll Marianne Wiehle zum Beispiel Sörensen kennen?«

Johannes hatte offenbar einen inneren Schalter umgelegt, denn er döste plötzlich mit geschlossenen Augen vor sich hin.

Trotz meines Widerspruchs schien er mit sich und der Welt völlig im Einklang zu sein. Ich musste ihn bei Gelegenheit einmal fragen, was das für ein Selbstfindungs-Workshop war, der einen derart abklärte und so denken ließ. Aber nicht jetzt.

»Keine Ahnung, was weiß ich?«, brummte er. »Vielleicht haben sie sich beim Einkaufen getroffen.«

Grundgütige, hilf!

»Du meinst, es ist in der Gemüseabteilung von Edeka passiert?« Es gelang mir einfach nicht mehr, angesichts eines solch grandiosen Schwachsinns noch weiter Milde walten zu lassen. »Während sie sich nicht entscheiden konnte, ob sie weich- oder festkochende Kartoffeln zum Brathering kaufen sollte, griff er beherzt zum Möhrenbund, zielte auf sie und flüsterte: ›Peng. Wenn Sie mal jemanden um die Ecke bringen lassen wollen, schöne Frau, bin ich der richtige Mann für Sie.‹ Und dann reicht er ihr über Zitronen, Cox Orange und Artischocken hinweg seine Karte.«

FÜNFZEHN

»Sie hat mich rausgeschmissen. An die Luft gesetzt! Einfach so. Stell dir das mal vor, Hemlokk!« Das Harry-Schätzchen war ganz gekränkte Männerseele und badete geradezu in Selbstmitleid.

»Ja, das ist wirklich nicht nett«, stimmte ich ihm zu. Wir hatten gemeinsam bei mir gegessen, und ich stapelte das Geschirr in den Spüler.

»Nicht nett?«, rief er fassungslos.

Ich hätte es anders formulieren sollen, das Wort war mir einfach durchgerutscht. Harry weiß, dass ich es hasse, weil es so seicht ist. Denn was ist schon »nett«? Wenn der Briefträger »Guten Morgen« sagt. Oder Silvia mir grüßend ins Gesicht muht, wenn ich vorbeigehe.

»Nicht nett?«, wiederholte Harry also noch einmal voller Empörung und womöglich noch einen Tick gekränkter, als er ohnehin schon war. »Ich sag dir was, Hemlokk. Es ist beschissen. So was von beschissen, dass du es kaum glauben kannst.«

Obwohl er sich redlich mühte, kamen die Silben mittlerweile bereits ein bisschen abgeschliffen und unklar heraus. Na ja, auch wenn die Grundlage solide war, fördert so eine dritte Flasche Wein doch bei den meisten Menschen weder die Denk- noch die Sprachfähigkeit. Und der liebe gute alte Harry machte da keine Ausnahme.

»Beschissen. Genau«, pflichtete ich ihm trotzdem bei. Schließlich hatte er mir auch geholfen, als ich damals in Dänemark Zoff mit Thomas gehabt hatte.

Lang, lang war's her. Gefühlt mindestens hundert Monate, obwohl die Ära Thomas Breitschedt erst im Frühsommer dieses Jahres ihr Ende gefunden hatte. Aber als es mir wirklich dreckig ging, war Harry herbeigeeilt auf seinem weißen Ross, ganz der edle Ritter in schimmernder Rüstung. Das war der Grund, weshalb er nun schon seit Stunden auf meiner roten Couch herumlamentieren durfte, ich ihn über Chloe, die Frauen im

Allgemeinen und das Leben überhaupt und im Besonderen schimpfen ließ und ihm dabei geduldig zuhörte.

Na ja, und mein schlechtes Gewissen spielte wahrscheinlich in der ganzen Angelegenheit ebenfalls eine Rolle. Harry war nämlich seit Urzeiten aus Berlin zurück und hatte bereits mehrmals versucht, mit mir zu reden. Ich hatte jedoch weder Zeit noch Lust gehabt, mich mit ihm über die sagenhafte Chloe und deren Turboleben auszutauschen. Und an seinen Karrierefortschritten und den damit korrespondierenden Sockenfarben war ich bekanntlich auch nicht sonderlich interessiert.

Daran hatte sich zwar nichts geändert, aber nach der Lösung des Gräten-Buletten-Falles hatte ich mir endlich einen freundschaftlichen Ruck gegeben, den Jungen angerufen und ihn nach Bokau bestellt, um zu hören, was er in Berlin herausbekommen hatte. Um es kurz zu machen: bitterwenig. Stattdessen litt er unter Liebeskummer und war gekränkt. Und deshalb hatte ich ihn mit einer Zwei-Kilo-Lammkeule im Tomatenbett und besagtem Rotwein auf- beziehungsweise abgefüllt. Er schlief nämlich hier bei mir, sittsam auf der Couch.

»Und weißt du, was sie dann zu mir gesagt hat, Hemlokk?«, blubberte Harry und fuchtelte dabei mit seinem halb vollen oder besser schon wieder halb leeren Glas herum, sodass ich um meinen Teppich fürchtete.

»Nein. Was denn?«

Ich kannte mittlerweile meinen Text. Er hatte es mir zwar in der letzten Stunde bereits zehnmal erzählt. Aber was rausmusste, musste eben raus. Immer und immer wieder, da unterschied sich ein stinknormaler Eiterpickel an der Stirn nicht von einer Kränkungsbeule in der Seele.

»›In viereinhalb Wochen habe ich den Montagabend frei‹, hat sie gesagt«, teilte Harry mir mit schwerer Zunge mit. »Stell dir das mal vor, Hemlokk, in viereinhalb Wochen, hat sie gesagt. Und dabei lächelt die Frau mich so sexy an, als wolle sie gleich mit mir ins Bett hüpfen. Und da bin ich gegangen, denn das ist doch nichts weiter als ein Rausschmiss.« Er rülpste. »'tschulligung. Rausschmiss, hast du das gehört, Hemlokk? Wir standen doch am Anfang der ganzen Sache, also unserer Beziehung, meine ich. Wir mussten uns erst noch richtig kennenlernen, ja, wollten uns doch eigentlich auch richtig kennenlernen. Also ich wollte uns kennenlernen, wenn du verstehst, was ich meine, und da macht die Frau einen Termin in viereinhalb Wochen! Weil sie vorher einfach keine Zeit hat wegen der ganzen Lernerei und der Karriere. Aber das macht man doch nicht, wenn man frisch verliebt ist. Oder, Hemlokk? Nun sag doch mal was! Das macht man doch nicht!«

»Nee, Harry, das macht man nicht.«

Ich war mittlerweile mit dem Spüler fertig, hatte mir ein Glas Wasser eingeschenkt und mich in meinen Schaukelstuhl gesetzt.

»Hörst du mir überhaupt zu, Hemlokk?«, nörgelte Harry.

»Na klar«, gelang es mir im Brustton der Überzeugung zu versichern. Es klang allerdings grässlich falsch, und normalerweise wäre Harry das nicht entgangen. In diesem Zustand merkte er jedoch nichts.

»Tüllich tussu das.« Er nickte und nahm noch einen Schluck. Ich würde für die Nacht einen Eimer besorgen müssen, das wurde mir immer klarer. »Bissne gute Freundin, Hemlokk.«

Ach Harry. Ich blickte mitleidig zu dem geschlagenen Helden hinüber. Morgen würde er einen Kopf haben, so groß wie ein Fesselballon.

»Die Frau hat auf jeden Fall einen Knall«, bemerkte er jetzt würdevoll und sichtbar um Haltung bemüht, was einfach nur komisch war. Ich grinste, fing jedoch augenblicklich an zu husten, um ihn nicht noch mehr zu verletzen. »Oder wassmeinssu, Hemlokk?« Er sackte in sich zusammen.

Klar hatte die einen. Einen? Nein, diese Chloe Schulze-Hallermann war völlig beknallt. Wer Kantonesisch, Japanisch, Management Controlling, Sockenfarben, Day Informal, Finance Business und was weiß ich noch für komisches Zeugs lernt, dabei auch noch Marathon läuft und deshalb logischerweise keine Zeit mehr für seine Freunde findet, muss einen an der Marmel haben. Ich hatte das schon immer gewusst. Jetzt wusste es offenbar auch Harry.

»Ich hör sofort auf mit dem ganzen Krempel«, verkündete

er. »Weil dassauf die Seele geht, Hemlokk, hörssu? Aufie Seele, wenn man denn eine hat und nich als Computer geboren wurde. Ich hab jedenfalls eine als Mensch. Und all die komischen Buchstaben bei den Chinesen sind sowieso nicht mein Ding, weil man die überhaupt nämlich nicht richtig lesen kann. Das ist doch Quatsch mit Soße. Jawoll, dasissess.«

Wir glitten eindeutig ins Profane ab, was nach meiner bescheidenen Erfahrung die letzte Runde im Kampf gegen den Wein und das Selbst einleitete.

»Hassu noch'n Schluck für'n armen alten Mann, Hemlokk?«

Er hielt mir wankend das Glas hin.

»Sicher«, sagte ich und schenkte es ihm halb voll.

»Bis'n wirklich guder Kumpl, Hemlokk«, murmelte Harry rührselig.

»Oh, danke.«

Lange konnte es keinesfalls mehr dauern, dann würde er dermaßen schnarchen, dass draußen auf der Wiese Kuddels Eier vibrierten. Klingeling, klingelang. Ob ich auch schon ein bisschen zu viel des guten Rebensaftes intus hatte? Das konnte durchaus sein. Er schmeckte nämlich verdammt gut.

»Du bissauch immer allein, nich?«, fragte Harry weinerlich. Es klang, als seien wir beide die einzigen Menschen auf diesem Globus. Um uns herum gab es nur noch das weite tiefe All und ein paar Flaschen Rotwein.

»Och«, sagte ich vorsichtshalber nur. Was kam denn nun?

Harry rülpste leise.

»Ichmachdich, Hemlokk«, nuschelte er. Nach meiner Schätzung musste er allerdings mittlerweile mindestens vier Hannas sehen. Aber wahrscheinlich mochte er sie alle. »Willssu dich nich ein büschchen ssu mir sezzen? So dich nebenbei, damit ich sso'n büschch… büschen den Arm um'ich legen kann?« Er hatte seinen Dackelblick aufgesetzt.

»Nein, Harry«, sagte ich sehr energisch.

So weit waren wir schon einmal gewesen; ganz am Anfang unserer Freundschaft, bei meinem ersten Fall. Wir waren fast im Bett gelandet. Ich wusste zwar nicht mehr, wer damals das

Experiment abgebrochen hatte. Doch dieses Mal würde ich es sein.

»Ach'omm schon, Hemlokk, ssei kein Sch'ielver'erber. Ich machich sssiemlich. Und du mich doch auch, oder etwa nicht?«, setzte er alarmiert hinzu.

»Doch, klar mag ich dich«, beruhigte ich ihn. »Trink noch einen Schluck.« Das half zwar nicht wirklich, ersparte mir jedoch eine brüske Zurückweisung. Er gehorchte, starrte mir dabei jedoch waidwund Löcher ins T-Shirt.

»Hör mal, Harry«, sagte ich entschlossen, »was hast du eigentlich zu Chloe gesagt, als du sie auf der Straße angesprochen hast? Weißt du das noch?«

Es interessierte mich wirklich brennend, weil sie so freundlich reagiert hatte und bald darauf mit ihm verschwunden war. Ich pflege fremde Männer, die mich auf der Straße anquatschen, eher im Regen stehen zu lassen.

»Keine Ahnung«, lallte er mit einer Zunge, die mittlerweile tonnenschwer war. »Die Dame gübss nich mehr in mei'm Leben. Ich sseh die nie wieder. In viereinhalb Wochen, hassie gesagt. Das geht doch nich, Hemlokk! Dassisoch ... das Letzte! Ich binnoch cheine Glühbirne, die man anunauschknipscht. Das mach mannoch nich, oder, Hemlokk?«

»Denk nach, Harry!«, drängte ich ihn.

Zustimmung hatte er genug gehabt, und ich gab ihm höchstens noch dreißig Sekunden, dann war er endgültig hinüber, sodass ich seine Schuhe ausziehen, die Beine auf die Couch hieven, die Decke über ihn breiten und den Tisch beiseiteschieben konnte, um Platz für den Eimer zu machen. Und ihm abschließend liebevoll mit einem Schmatz auf die Stirn eine Gute Nacht zu wünschen.

»Weissnich!«

»Harry!«

Sein Kopf sank zur Seite. Ich sprang hoch und erwischte das kippende Rotweinglas im allerletzten Moment.

»Was hast du zu Chloe gesagt?«, brüllte ich ihn an und rüttelte ihn dabei unsanft.

»Hab ssie 'efragt, ob wir unss nich von irgendwoher kennen«, brummte Harry, drehte sich auf die Seite und verabschiedete sich für die nächsten Stunden vollends von dieser Welt.

So weit also zu dem betörend originellen Charme meines Freundes Harry und der kritischen weiblichen Sicht auf Kerle, die einen schräg von hinten auf der Straße anquatschen.

Am nächsten Morgen verzichtete ich rücksichtsvoll auf eine Dusche und beschloss fürsorglich, aber nicht ganz selbstlos, bei Matulke zu frühstücken, damit Harry in Ruhe seinen Mordskater pflegen konnte, wenn er erwachte. Mmh, Croissants, ein Ei, Schinken, Marmelade, Honig und dazu ein »netter«, weil belangloser Schwatz mit Edith Behnke, der lebenden Nachrichtenbörse Bokaus.

Harry stöhnte, als ich auf Zehenspitzen an ihm vorbeischlich und einen Blick in den Eimer warf. Er hatte ihn nicht gebraucht, aber die Decke hatte er weggestrampelt. Also legte ich sie ihm wieder über, was er mit einem brummenden Schmatzen quittierte.

Den Zettel aller abwesenden Gastgeber stellte ich an sein leeres Rotweinglas. Er besagte, dass ich bald wieder auftauchen würde, und er solle sich doch bitte schön wie zu Hause fühlen und sich frank und frei aus meinen Vorräten bedienen. Nach meiner Schätzung dürfte es jedoch den gesamten Vormittag über mit einem Kübel Wasser und einer Kanne Tee getan sein. Feste Nahrung würde sein Magen bestimmt bis zum Abend verweigern.

Als ich frohgemut und hungrig die Bäckerei enterte, saß Fritjof Plattmann, mein Vermieter und seinerzeit erster richtiger Auftraggeber, an einem der Tische vor einer Tasse Kaffee und sinnierte vor sich hin. Mein neuer dänischer Kaminofen, der immer noch auf seinen Einstandseinsatz wartete, stammte von ihm: als Bezahlung dafür, dass es mir im Sommer gelungen war herauszufinden, wer seine mühevoll gesägte und ebenso mühevoll gehackte Buche geklaut hatte.

»Moin«, grüßte er, als er mich sah.

»Moin«, erwiderte ich und setzte mich ungefragt an seinen Tisch, was er mit einem leichten Nicken quittierte. Ich bestellte das große Frühstück, von dem ein Landarbeiter im 19. Jahrhundert satt geworden wäre.

»Viel zu tun, wie man so hört, was?«, begann Plattmann die Unterhaltung. »Das Detektivgewerbe brummt.«

»Jau«, sagte ich. Vielleicht lag es am appetitlichen Wurst- und Schinkenteller, den Edith schwungvoll vor mich hinstellte. Jedenfalls kam mir eine Idee. »Ist Ihnen im Dorf in letzter Zeit ein Fremder aufgefallen?«, fragte ich Edith und den Bauern.

Der Knüppelknilch war ja aller Wahrscheinlichkeit nach nicht mit dem Fallschirm punktgenau vor meiner Villa gelandet, sondern musste ganz wie ein harmloser Bürger entweder mit dem Auto, mit dem Rad oder auch zu Fuß nach Bokau gekommen sein. Das heißt, er musste im Dorf gesehen worden sein. Vielleicht hatte er sich sogar, Blödmann, der er zweifellos war, nach mir erkundigt.

»Wie sieht er denn aus?«, meinte Edith skeptisch.

Gute Frage, doch ich wusste es nicht. Sein Gesicht hatte ich ja nie gesehen, weil er sich immer einen Sack über den Kopf zog, bevor er auf mich einprügelte. Trotzdem probierte ich es mit einer Art Beschreibung, die allerdings nicht viel hermachte: Jeans, Hemd, stämmig, raue Stimme.

Plattmann und Edith warfen sich einen ratlosen Blick zu.

»Nö«, sagte der Bauer dann. »Kenn ich nich.«

»Nö«, sagte auch Edith. »So einer war hier nicht. Aber die sehen heutzutage alle gleich aus. Junge Leute, die –«

»Er war nicht jung«, entfuhr es mir.

Nein, der Schläger war kein ganz junger Mann mehr gewesen. Der gehörte zum Mittelalter. Woher ich das plötzlich so genau wusste? Keine Ahnung, irgendetwas an der Stimme und der Gestik, vielleicht auch an seinen Bewegungen musste es meinem Unterbewusstsein verraten haben. Aber seltsam war das schon, fand ich. So ein Brutalo-Job ist doch normalerweise etwas für junge Hengste und nicht für mittelalterliche Knacker, die sich fast schon setzen müssen, wenn sie die Schuhe zubinden wollen.

Plattmann, der merkte, dass mich etwas umtrieb, über das ich nicht weiter sprechen wollte, verabschiedete sich und versprach,

Augen und Ohren offen zu halten. Wenn ihm einer verdächtig vorkomme, würde er den Kerl mit der Mistgabel an die Scheunentür nageln und mir umgehend Bescheid geben. Der Bauer war an und für sich ein friedlicher Mensch. Ich wusste, dass er auf diese martialische Art seine Besorgnis über mein geheimnisvolles Tun zum Ausdruck bringen wollte. Ich griente ihn an. Er griente zurück. Wir mochten uns, der Landwirt und ich.

»Noch eine Kanne Tee?«, bot Edith an.

Doch ich lehnte ab und durchforstete stattdessen mein Gehirn nach weiteren bislang verborgen gebliebenen Merkmalen meines Angreifers. Allein, da war nichts außer einer gähnenden Leere in meinem Kopf. Also gab ich es nach einer Weile auf, steckte mir das letzte Stück Brötchen mit Schinken in den Mund, spülte mit dem restlichen Tee nach und trabte aus sportiv-diätischen Gründen im Schnellschritt zu den Wiehles. Wenigstens *der* Fall war abgeschlossen, und ich beabsichtigte, Bericht zu erstatten.

Oskar und Marianne pulten einträchtig Krabben zusammen, als ich ankam. Im Hintergrund lief irgend so ein Dödelsender, den sie jedoch dankenswerterweise leise drehten, als sie mir einen Platz anboten. Ich lehnte Kaffee, Tee, Plätzchen und Kuchen höflich ab und kam gleich zum Punkt. In sachlichen Worten berichtete ich ihnen das, was ich herausgefunden hatte. Wiehle schwieg lange, als ich geendet hatte. Nur seine Finger pulten automatisch Krabbe um Krabbe weiter. Knacken, drehen, ziehen. Knacken, drehen, ziehen. Knacken, drehen, ziehen.

»Diese Frau hat also die erstbeste sich bietende Gelegenheit genutzt und die Gräte in meine Fischbulette getan?«, sagte er schließlich. Seine Stimme klang belegt.

»Ja«, nickte ich. »Nach meinen Ermittlungen spricht wirklich alles dafür.«

»Ich hätte daran sterben können«, meinte Wiehle hilflos.

Ich sagte nichts. Der Mann war ehrlich schockiert, und ich verstand ihn. Das war in der Tat kein netter Zug von der angehenden Nichte. Knacken, drehen, ziehen. Knacken, drehen, ziehen.

»Wusste Nico davon?«, fragte er nach einer weiteren Pause leise.

»Ich habe wirklich keine Ahnung«, gab ich aufrichtig zu. »Es könnte sein und ist sogar wahrscheinlich, wenn die Tat geplant war. Wenn Merkenthal allerdings spontan handelte, hat sie ihn sicher nicht vorher angerufen und gefragt, was er davon hält. Sie war eine sehr selbstständige Frau. Das wiederum spricht eher dafür, dass Ihr Neffe nichts wusste«, versuchte ich Wiehles Entsetzen zu lindern.

»Aber Sie sind sich nicht sicher, oder?«

»Nein.«

Marianne, die ihre Krabben beiseitegelegt hatte, als ich meinen Bericht begann, mischte sich jetzt in das Gespräch ein.

»Könnten Sie nicht —«

»Nein«, unterbrach ich sie sofort. »Schauen Sie, es kostet Sie nur eine Menge Geld, wenn ich Ihnen in diesem Fall etwas vormache. Ich sehe keine Chance, diese Frage jemals zu klären. Sie werden mit der Unsicherheit leben müssen, was Ihr Neffe nun genau wusste und was nicht, fürchte ich. Er wird natürlich immer leugnen, überhaupt etwas auch nur geahnt zu haben. Und Daphne Merkenthal ist tot.«

»Aber er ist unser Neffe«, sagte Marianne bedrückt.

Das wusste ich ja. Trotzdem existierten einfach keine harten Fakten, mit denen man irgendetwas in die eine oder andere Richtung hätte beweisen können.

»Es tut mir leid«, meinte ich lahm.

Oskar sah Marianne an, Marianne sah Oskar an.

»Tja«, sagte er dann. Seine Schüssel mit den gepulten Krabben war mittlerweile gut gefüllt. Der ganze Raum roch nach ihnen. »Sie haben vermutlich recht. Es wäre in der Tat unverhältnismäßig teuer und wohl auch ziemlich sinnlos, dieser einen speziellen Frage nachzugehen. Aber wenn ich den Bengel das nächste Mal sehe, knöpfe ich ihn mir vor und schüttele die Wahrheit aus ihm heraus!«

»Tun Sie das«, sagte ich und erhob mich. »Die Rechnung schicke ich Ihnen dann zu.«

Ich hätte den Satz liebend gern noch ein Dutzend Mal wiederholt. Er klang so seriös, so professionell und so nach Geld. Hach. Er klang einfach gut.

In allerbester Laune machte ich mich auf den Heimweg. Harry weilte inzwischen bestimmt wieder unter den Lebenden, wobei ich vermutete, dass der Arme sich wie ein Zombie fühlte: mit einem Kopf, den Presslufthämmer zudröhnten, und einem Geschmack im Mund wie ein fastender Gorilla. Selbstverständlich würde ich keinen Ton sagen und ihn stattdessen nur mildtätig anlächeln. Oder ob ich ihn mal so richtig zum Leben erwecken sollte, indem ich ihm weismachte, dass wir zwei Hübschen eine feurig-romantische Nacht im Bett verbracht hatten? Er würde bestimmt schlagartig sämtliche Schwindelgefühle, Kopfschmerzen und den Gorillageschmack vergessen, wenn ich mich säuselnd an ihn lehnte, um meine Wange zärtlich an seiner Nase zu reiben.

Ich grinste noch, als ich die Straßenseite wechselte und am Hof der Perlers vorbeikam. Bello hing an der Kette und winkelte gelangweilt ein Ohr an, als er mich sah. Ich gönnte ihm trotzdem ein paar freundliche Worte. Der Arme sollte ja nicht leben wie ein Hund.

»Schöner Tag heute, oder was meinst du?«, sagte ich zu ihm. »Regen gibt's bestimmt nicht, dafür sind die Wolken zu hoch, aber kalt ist es geworden, was?«

Das Tier drehte den Kopf weg, nicht weil es meine Konversation langweilig fand, sondern weil die Scheunentür hinter ihm quietschte. Ein Mann im blauen Overall erschien, Gummistiefel, Spitzbäuchlein und Kappe. Bei meinem Anblick zuckte er zurück, blieb dann jedoch wie angewurzelt stehen. Ich tat es ihm nach. Bestimmt eine volle Minute lang starrten wir uns in die Augen. Das ist eine lange Zeit.

»Herr Perler?«, hörte ich mich schließlich verdutzt sagen.

Er trug einen Nasenschutz, so eine schwarze Kappe, die Fußballer manchmal umgebunden haben, um das zweitempfindlichste Organ während des Spiels zu schützen. Wenn es beispielsweise gebrochen ist. Weil es beispielsweise Bekanntschaft mit einem Schlagring gemacht hat.

»Herr Perler!«, sagte ich noch einmal.

Dieses Mal klang es nicht mehr verdutzt, sondern möglicherweise ein klein bisschen aggressiv. Bello erhob sich jedenfalls und fing leise an, in meine Richtung zu knurren. In diesem Moment hatte ich nichts gegen Kettenhunde, um ehrlich zu sein. Solange die Kette hielt.

»Ich denke, wir sollten ein paar Worte miteinander reden«, schlug ich seinem Herrchen vor.

Klaus Perler nickte stumm, was mich daran erinnerte, dass der Mann zu den großen Schweigern im Dorf gehörte. Mit einer Handbewegung befahl er dem Tier, sich wieder hinzulegen. Bello gehorchte. Dann deutete Perler auf eine Plastikbank, die vor dem Haus im Schatten einer Kastanie stand. Mit kalkweißem Gesicht unter der Batman-Maske ging er voran, während ich vorsichtig das picobello gepflegte Grundstück betrat und ihm folgte. Ich setzte mich, er nahm ebenfalls Platz – so weit von mir entfernt, wie es die Armlehne zuließ.

»Warum haben Sie das getan?«, eröffnete ich das Verhör ganz direkt. Nach subtilen Spielchen war mir nicht zumute.

»Warum ich das getan habe?«, wiederholte er, und es klang, als wundere er sich im Nachhinein mächtig über sich selbst.

»Sie haben zweimal versucht, mich zusammenzuschlagen und mir Angst einzujagen«, erinnerte ich ihn deshalb scharf. »Das waren Sie doch, oder? Einmal haben Sie mir vor meinem Haus aufgelauert, und ich konnte Ihnen nur entkommen, weil ich mich zwischen den Kühen versteckt habe. Anschließend haben Sie mir gedroht. Das zweite Mal sind Sie mir mit dem Auto gefolgt und haben mich immer wieder geohrfeigt, bis ich Ihnen das da« – ich deutete mit der Hand auf seine Nase, und er zuckte instinktiv zurück – »verpasst habe. Warum haben Sie das getan, Herr Perler? Das will ich wissen.«

Langsam spürte ich, wie sich meine anfängliche Verblüffung in eine veritable Wut verwandelte. Perler verschränkte derweil fest die Arme vor der Brust und fixierte angestrengt seine Schuhspitzen.

»Herr Perler, wenn Sie nicht bald den Mund aufmachen, gehe ich zur Polizei und zeige Sie wegen Körperverletzung an.«

»Ich wollte, dass Sie damit aufhören«, brummte er schließlich.

»Ja, aber womit denn? Hätten Sie mich nicht einfach darum bitten können?«, rief ich empört.

Bello stieß ein heiseres Bellen aus. Ich wusste wirklich nicht, was der Mann meinte. Perler warf mir seinerseits einen verständnislosen Blick zu.

»Na, Sie haben doch mit Ihrer Fragerei alles wieder aufgewirbelt«, sagte er dann.

Der Mann machte mich wahnsinnig. Entweder er bekam jetzt endlich für mehrere Sätze die Zähne auseinander, oder ich brach ihm beide Ohren ab und verfütterte sie an Bello.

»Herr Perler«, begann ich drohend. Wahrscheinlich dampfte ich vor lauter Wut und Frust schon aus der Nase. »Was habe ich aufgewirbelt? Reden Sie endlich, Mann. Und zwar so, dass ich es verstehe!«

»Na, die Sache mit Monika und dem Wiehle.« Schweigen. Der Kerl schien die faszinierendsten Schuhspitzen der Welt zu besitzen.

»Herr Perler!!!«, kreischte ich ihn aus voller Lunge an.

»Aber es ist doch nichts passiert«, erwiderte er daraufhin zögernd.

»Doch«, sagte ich heftig. »Es ist etwas passiert. Ich hatte die ganze Zeit über eine Scheißangst, und Sie haben eine zerbeulte Nase. Also, wird's bald!«

Er seufzte schwer, bevor er leise sagte: »Es geht doch um Monika. Sie hätte es nicht überlebt, wenn die Sache mit dem Wiehle wieder hochgekommen wäre. Sie ... äh ... hat den Mann wohl ... äh ... ziemlich gemocht. Und es hätte sie umgebracht, wenn die Leute sich erneut das Maul über sie und uns zerrissen hätten. Deshalb habe ich versucht, Sie davon ... äh ... abzuhalten. Weil Sie doch in dieser Richtung geschnüffelt haben. Jeden haben Sie befragt, was da zwischen Monika und dem Wiehle gelaufen ist.«

Das war sicher die längste Rede, die der Mensch in den letzten vierzig Jahren gehalten hatte.

»Und ich habe Sie für einen bezahlten Schläger der Drogenmafia gehalten«, sagte ich mehr zu mir selbst als zu Perler.

Diese Entwicklung warf ja ein ganz neues Licht auf alles: auf Pferdeschwanz, Lutzi-Butzi, den Champagnersäbel und Daphne Merkenthals Tod.

»Nee, mit so was hab ich nichts am Hut«, beteuerte Perler tugendhaft. »Drogen gibt es bei mir nicht. Hat es nie gegeben. Das ist Teufelszeug.«

»Sie hätten vielleicht mal ein Wort in meine Richtung fallen lassen können, statt sofort zuzuschlagen«, ranzte ich ihn sauer an. »Dann hätte ich zumindest gewusst, um was es bei der ganzen Sache ging.«

»Ich rede nicht so gern. Das liegt mir nicht.«

»Aha.« Meine Stimme schraubte sich unwillkürlich schrill in die Höhe. »Sie schlagen also lieber erst mal zu und gehen davon aus, dass Ihr Opfer schon weiß, weshalb Sie es zusammennieten. Wissen Sie, was Sie sind, Herr Perler? Ein Arschloch, das sind Sie!«

Bello bellte. Mein Tonfall gefiel ihm gar nicht.

»Nee«, sagte Perler und wandte den Blick ums Verrecken nicht von seinen Schuhspitzen. Er schien von meiner Tirade völlig überfordert zu sein. »Es war doch nur wegen der Frau. Monika ist immer noch nicht wieder auf dem Damm wegen der Sache damals.«

»Sie meinen ihren Selbstmordversuch, nachdem Oskar Wiehle ein Verhältnis mit ihr angefangen und sie nach ein paar Monaten einfach sitzen gelassen hat«, präzisierte ich brutal.

Er nickte kaum merklich.

»Sie haben Ihre Frau gefunden?«

»In der Badewanne. Es war alles rot. Alles, auch vor der Wanne, weil der linke Arm raushing und tropfte.«

Ein Spatz plusterte sich vor uns auf und schlug bettelnd mit den Flügeln. Weder Perler noch ich beachteten ihn weiter.

Ich musste mich kräftig räuspern, bevor ich weitersprechen konnte.

»Und da kam ich daher und schien mit meiner Fragerei alles wieder aufwühlen zu wollen. Wer hatte einen Grund, Oskar Wiehle nicht zu mögen, ihn vielleicht sogar zu hassen? Sie und Ihre Frau. Wer hatte einen Grund, ihn zu bedrohen, ihn vielleicht sogar zu ermorden? Sie und Ihre Frau. Ich nehme an, das gesamte Dorf hat damals über Sie beide getratscht?«

»Ja«, sagte er einfach. »Sie haben sich die Mäuler über Monika und mich zerrissen. Zuletzt ist Monika aus Angst nirgendwo mehr hingegangen. Sie hat sich völlig verkrochen. Wochenlang hat sie nicht geredet. Es war furchtbar, das können Sie mir glauben.«

Er hustete, um zu kaschieren, dass er den Tränen nahe war.

»Meine Ermittlungen sind abgeschlossen«, teilte ich ihm mit. »Sie und Monika haben von mir nichts mehr zu befürchten.«

»Danke«, flüsterte Klaus Perler.

Doch ich war noch nicht fertig.

»Wenn ich Ihnen einen guten Rat geben darf«, hörte ich mich fast schon beschwörend sagen, »machen Sie Schluss damit, Ihre Probleme mit Gewalt lösen zu wollen. Das wird nichts, wie Sie an mir gesehen haben. Worte helfen in solchen Fällen viel mehr.«

»Stimmt wohl«, brummte Perler. »Das war vielleicht falsch von mir.«

»Das könnte man so sehen, ja.«

Er wand sich. Schließlich löste er seinen Blick von den Schuhspitzen und sah mich direkt an.

»Es tut mir leid. Und ich möchte mich entschuldigen. Eigentlich wollte ich das gar nicht … aber ich wusste einfach nicht, wie anders …«

»Suchen Sie sich Hilfe, Herr Perler«, riet ich ihm. »Es gibt Profis, bei denen man das Sprechen lernen kann.«

Grundgütige, was tat ich denn hier? Hemlokks Lebenshilfe in homöopathischen Dosen unters Volk bringen? Egal. Ich holte tief Luft.

»Wenn Sie darüber reden können, was Sie bewegt, wird das Ihnen, Ihrer Frau und Ihrer Ehe ganz sicher guttun.«

Nach diesen gewichtigen Worten hatte ich dem Mann noch einmal mahnend auf den Unterarm geklopft und war gegangen. Was für ein wunderbares Gefühl, ohne Angst nach Hause kommen und sicher sein zu können, dass niemand hinter einem

Baum lauerte! Und wenn jemand den Weg vom Haupthaus zu meiner Villa hinter mir herlief, dann musste ich nicht mehr wie von Furien gehetzt Gas geben, um mich hinter der Tür zu verschanzen, nein, dann konnte ich mich mit einem Lächeln umdrehen, weil es höchstwahrscheinlich Marga war, die mit mir einen Tee trinken wollte. Das normale Leben hatte mich wieder!

Ich berichtete Silvia von der Neuigkeit, was sie mit einem enthusiastischen Rülpsen aus den Tiefen ihrer vier Mägen kommentierte. Dann setzte ich Kuddel davon in Kenntnis, dass es vorbei war. Er ruhte ein bisschen abseits von den Damen, deshalb musste ich etwas lauter sprechen. Als ich gerade dabei war, ihn zu fragen, ob es unter seinen Stier-Kumpels auch so große Schweiger gab wie bei den Menschen-Männchen, stöhnte hinter mir eine nölige Stimme: »Hemlokk, musst du über die ganze Wiese brüllen, dass man dich noch auf Amrum hört?«

Harry konnte wirklich mächtig mäkelig klingen. Ich drehte mich um. Oh weh. Allein von seinem Anblick – bleich bis grau die Haut, trübe bis rötlich die Augen, ungewaschen bis wirr die Haare – bekam ich schon Kopfschmerzen. Trotzdem konnte ich mich nicht zurückhalten.

»Stell dir vor, ich hab den Knüppelknilch getroffen. Wir haben ein ernstes Wörtchen miteinander geredet, und nun ist die Gefahr endlich vorbei. Ich fühle mich wie befreit.«

»Schrei doch nicht so! Ich bin ja nicht taub«, jammerte Harry mit zusammengekniffenen Augen. Klar, alles, was über ein sattes Halbdunkel hinausging, schnitt geradezu gleißend in seine abgesoffenen Hirnzellen.

»Geh wieder ins Haus und leg dich noch eine Weile hin«, riet ich ihm, ganz die besorgte Freundin.

»Nein, ist schon in Ordnung«, wehrte er ab. Bitte, wie er wollte. Dann musste er eben unter den Geräuschen und dem Licht der Welt leiden. »Hat der Junkie etwa auch bei Matulke gefrühstückt? Oh Gott, schon allein bei dem Gedanken wird mir schlecht. Meinem Magen geht's gar nicht gut.«

Ich entschied mich, sein Gejammer einfach nicht weiter zur Kenntnis zu nehmen.

»Es war kein Junkie«, teilte ich ihm beschwingt mit. »Ich habe die ganze Zeit total schiefgelegen.« Und dann ritt mich der Teufel. »Der Schläger war ein Bauer mit Beziehungsproblemen und einer unterentwickelten Problemlösungskompetenz im verbalen Bereich.«

Harry warf mir einen Blick zu, der Kuddel zu einem heftigen Scharren mit dem Vorderhuf veranlasst hätte. »Nicht heute, nicht jetzt und nicht in meinem Zustand, Hemlokk. Die Zeit für Witze bricht morgen wieder an. Sprich einfach in klaren Hauptsätzen oder halt den Mund.«

»Der Schläger war der stumme Bauer, von dem ich dir erzählt habe. Der gegenüber von Wiehle wohnt.«

Harry hatte sichtbar Mühe, das einzuordnen.

»Aber warum hat der dich angegriffen?«, fragte er. »Ich verstehe das nicht.«

Ich erklärte es ihm und schloss mit den Worten: »Aber bitte halt den Mund, ja? Dieser Klaus Perler ist eigentlich ein armes Würstchen. Mehr nicht. Und ich glaube nicht, dass er es noch einmal machen würde. Die Sache ist erledigt.«

Harry schüttelte ungläubig den Kopf, hielt jedoch nach ein bis zwei Schüttlern stöhnend inne. »Du willst den Mann doch wohl nicht laufen lassen, Hemlokk! Der hat dir nächtelang Angst eingejagt. Und geschlagen hat er dich auch, hast du das schon vergessen? Da ist es doch wohl völlig wurscht, ob er ein« – er holte tief Luft – »Kommunikationsproblem hat oder nicht. Zuschlagen und Furcht und Schrecken verbreiten stammt als Verhaltensmuster aus der Steinzeit. Den Kerl musst du anzeigen.«

»Nee«, widersprach ich friedlich. »Ich denke, er merkt sich meine Worte. Und außerdem habe ich ihm einen Vorschlag gemacht, wie er quasi zu resozialisieren wäre.«

Harrys Miene drückte ein Höchstmaß an Skepsis aus. »Hast du ihn etwa in eine Männergruppe gequatscht, Hemlokk? Wo er lernt, sich mit Fragen auseinanderzusetzen wie: ›Was fühle ich, wenn ich eine Frau vertrimme?‹ Oder: ›Wie stark muss Mann sein, um ein echter Kerl zu sein?‹«

Er blinzelte in die Sonne, die für satte zwei Sekündlein

durchgekommen war und wie ein Spotscheinwerfer Silvias und Kuddels Wiese beleuchtete.

»Verdammt hell hier, nicht?«

»Lass uns reingehen, Harry«, sagte ich versöhnlich. »Ich koche dir einen Kaffee.«

»Danke, Mami«, knurrte er. Es sollte wohl sarkastisch und männlich klingen, aber das tat es nicht. Der Held lag immer noch am Boden, auch wenn er brummig hinterherschob: »Falls du es nicht gemerkt haben solltest, Hemlokk, ich mache mir Sorgen um dich.«

»Das weiß ich, Harry«, erwiderte ich sanft. »Aber das musst du nicht. Es ist alles in bester Ordnung. Ich habe das mit dem Mann besprochen. Das Thema ist durch. Und ich brauche keine Hilfe, ich komme gut allein klar.« Ende der Durchsage.

Es war schon seltsam, aber bislang kamen wir bei jedem meiner Fälle mindestens einmal an diesem Punkt an. Und wie schon in der Vergangenheit spielte Harry auch diesmal die beleidigte Leberwurst. Er trank zwar noch eine Tasse Kaffee mit mir und mümmelte dazu an einem trockenen Zwieback, den ich ihm aufgedrängt hatte, doch dabei gab er sich höchst einsilbig und allerschlechtestens gelaunt. Nach einer halben Stunde verabschiedete er sich. Er wolle eine Runde um den See drehen, um den Kopf ein bisschen klarer zu bekommen. Ich hielt ihn nicht, sondern ließ ihn ziehen.

Nachdem Harry davongestapft war, wartete ich eine Viertelstunde, bevor ich ihm folgte. Allerdings ging ich lediglich bis zu meinem Findling, setzte mich auf den nur noch mäßig warmen Stein und beobachtete eine ganze Weile völlig angstfrei ein Blesshuhnpärchen, das auf dem See umherspaddelte. Danach betrachtete ich ebenso entspannt die Buche hinter mir, die sich mit ihren schenkeldicken und geradezu muskulös wirkenden Wurzeln in der Erde festkrallte.

Es dauerte eine ganze Weile, bis meine Gedanken zu Lutz Sörensen, den Drogen sowie Daphne Merkenthals Tod wanderten. Ich hatte mich also geirrt: Der Knüppelknilch war kein Abgesandter der Kieler Kriminellenszene gewesen. Die hatte es in Gestalt von Pferdeschwanz bei der einen Drohung damals am Laboer Naturschutzgebiet offensichtlich belassen. Und was bedeutete das nun? Dass Drogen in dem Fall überhaupt keine Rolle spielten oder zumindest nicht die, die ich vermutet hatte? Das war die eine Variante.

Oder dass die Herren mich für so unwichtig oder inkompetent hielten, dass sie meinten, mit dem »Du, du, du« von Pferdeschwanz hätten sie mich mundtot gemacht? Das war zwar nicht sehr schmeichelhaft, doch zweifellos die andere Variante. Aber hatte Sörensen seinen Hintermännern denn überhaupt nichts von meinem anschließenden Besuch bei ihm erzählt? Und wenn das so war, weshalb hatte er den wohl verschwiegen? Scheffelte der Junge etwa auf eigene Rechnung Geld in seine Taschen?

Es half nichts, gestand ich mir schließlich ein, im Fall Daphne Merkenthal und ihres unvermuteten Todes musste ich noch einmal ganz von vorn anfangen, mich dabei einzig und allein an die Fakten halten und jede Vermutung weglassen. Was wusste ich also genau? Was konnte als gesichert gelten? Dass Merkenthal tot und dass sie durch die Hand Sörensens gestorben war. Dass Sörensen als Catering-Mann bei Feten neben Champagner und Häppchen auch Legal Highs verhökerte. Das hatte er selbst zugegeben. Dass hingegen harte Drogen auf Hollbakken auch den Besitzer gewechselt hatten, war nichts weiter als eine Vermutung von mir gewesen. Beweise besaß ich dafür nicht. Ich war davon ausgegangen, weil ich mir nur so den Knüppelknilch hatte erklären können.

Ach Mist! Ich stand auf und schlenderte nicht eben bester Laune zurück. Sicher, jeder macht mal einen Fehler. Doch dieser gehörte wie die Sache mit dem kopfstehenden Bildband bei der Verfolgung Sörensens damals in Laboe ebenfalls unzweifelhaft in die Kategorie »kapitaler Bock«. So etwas hätte einem echten Profi nie und nimmer passieren dürfen. Fakten, Hemlokk, allein die Fakten zählen in unserem Gewerbe und nicht irgendwelche Annahmen, Vermutungen, Intuitionen und – Bauchgefühle!

Mein Handy fing an zu klingeln, als ich die Gartenpforte öffnete. Ich ignorierte Gustav und Hannelore, die sich bar jeglicher privatdetektivischer Sorge an der Hauswand sonnten, blickte auf die Nummer und meldete mich.

»Ich wollte schon aufgeben«, begrüßte mich Marga ungnädig. »Seit Neuestem bist du wirklich nie mehr zu Hause. Aber ich hab's eilig. Also hör zu, Traute hat angerufen. Sie ist sich jetzt ganz sicher, dass sie Sörensen letztes Jahr im Urlaub gesehen hat. Im Allgäu. Er sei einer dieser Skilehrer gewesen, vor dem man seine Töchter in Sicherheit bringen muss.«

»Das glaube ich nicht«, entfuhr es mir.

»Das mit dem Skilehrer, den Töchtern oder dem Allgäu?«, fragte Marga scheinheilig.

»Das Allgäu stimmt. Sie war allerdings im Sommer da.«

»Deine Mutter besitzt eben Phantasie, Schätzelchen.«

»Schön«, sagte ich genervt, weil ich noch immer reichlich angefressen war von meiner grottenfalschen Drogenspur, »und was bringt mir das jetzt? Nichts. Hat sie sich etwa nur deshalb gemeldet? Letztens hat sie Sörensen noch bei Dorle Bruhaupts Eltern gesehen.«

»Reg dich ab, Kind«, meinte Marga glucksend. Durfte man eigentlich ältere Frauen vertrimmen, wenn sie sich hemmungslos über einen lustig machten? »Nein, hat sie nicht, um deine Frage zu beantworten. Ich soll dir vielmehr bestellen, dass der Sörensen auch in St. Petersburg die Finger nicht von der Damaschke lässt. Der junge Mann klebt geradezu an der Frau, sagt Traute.«

Herr im Himmel, und weshalb denn auch nicht?, dachte ich aufsässig. Die Zaren waren alles andere als lustfeindlich gewesen, weshalb sollten sich also die heutigen Touristen klösterlich-züchtig verhalten? Zumal wenn sie, wie Lutzi und Marielouise, einen langweiligen Job zu erfüllen hatten und dabei beständig von zwei alten Leutchen verfolgt wurden! Was meine Eltern sich da leisteten, erfüllte bestimmt mittlerweile den Tatbestand des Stalkings. Gönnten wir den beiden doch die Romanze – wenn sie denn echt und nicht nur für Mutti und Papa inszeniert war –, denn dass sich die Prinzessin und ihr Bodyguard ineinander verknallten, kam in den besten Filmen vor.

Zur Entschuldigung für meine ellenlange Leitung kann ich nur anführen, dass mich Margas Tonfall sowie die scheinbare Belanglosigkeit der Informationen auf die Palme brachten. Mir fiel es jedenfalls erst auf, als sie berichtete, dass Traute in einem unbeobachteten Moment, während sich die beiden Turteltäubchen wieder einmal am Pool vergnügten, Sörensens Jackett gefilzt und dabei keine Waffe gefunden hatte. Denn natürlich, langsam setzte die Dämmerung in meinem Kopf ein, war da nichts. Weshalb auch, wenn klassische Drogen in diesem Fall augenscheinlich gar nicht vorkamen? Dann arbeitete die Damaschke weder als Kurier noch begleitete Lutzi sie als bewaffneter Bodyguard.

»So, nun weißt du Bescheid«, schloss Marga vergnügt ihre Ausführungen. »Ich muss jetzt Schluss machen, weil ich noch etwas vorhabe.«

»Marga!«

Aufgelegt. Dieser Herr Keller hielt sie wirklich ganz schön auf Trab. Wie heißt es doch so sinnig: Je oller, je doller, dachte ich düster und fühlte mich völlig alleingelassen auf dieser Welt. Da bröselten mir meine ganzen schönen Theorien unter dem Hintern weg, und Marga nahm überhaupt keinen Anteil, sondern ging völlig in ihrem neuen Liebesleben auf. Und auf Harry, den verschnupften, verkaterten Schmerzensmann, war auch kein Verlass mehr. Der litt an Midlife und sich selbst.

Ungerecht war die Welt! Jawoll, ungerecht und – in diesem schicksalsschwangeren Moment fiel mein finsterer Blick auf einen Umschlag, den jemand in meiner Abwesenheit auf die Fußmatte gelegt haben musste. Ich beguckte ihn eine ganze Weile so misstrauisch wie eine vor Gift strotzende Viper. Dann ging ich ins Haus, suchte nach meinen Gummihandschuhen, zog sie über, hob den Brief mit spitzen Fingern auf und drehte und wendete ihn anschließend nach allen Seiten. Er war nicht beschriftet; kein Name, kein Absender, nichts. Mmh. Das gefiel mir ganz und gar nicht.

Wie verfuhr ein Profi in solchen Fällen? Er öffnete den Umschlag, wenn er mit dem schieren Betrachten der Außenhaut nicht weiterkam, beschloss ich und tat es, woraufhin gleich mehrere Fotos herauspurzelten. Am unbeschnittenen Papier erkannte ich, dass sie nicht aus einem Labor stammten, sondern auf einem heimischen Computer hergestellt worden sein mussten. An einem der Fotos klebte ein gelber Zettel.

»Ich habe meine alten Beziehungen zu FKK spielen lassen. Diese Bilder hat man mir zugeschickt. Vielleicht helfen sie Ihnen weiter.« Unterschrift: Oskar Wiehle.

Braver Mann. Ich hatte ihm erst heute Morgen, als er mich mit Krabbenfingern zur Tür brachte, so ganz nebenbei erzählt, dass ich im Hollbakken/FKK-Fall an einem toten Punkt angekommen sei, ohne zu dem Zeitpunkt allerdings auch nur im Entferntesten zu ahnen, wie tot dieser Punkt tatsächlich war. Daraufhin hatte er mir versprochen, sich einmal unverbindlich umzuhören. Die Fotos waren offenbar das Ergebnis seiner Bemühungen.

Ich zog die Handschuhe aus. In den Plastikdingern schwitzt man fürchterlich und kriegt ganz schnell krumpelige Finger wie eine Wasserleiche. Dann kochte ich mir eine Kanne Tee, setzte mich in meinen Schaukelstuhl und besah mir die Bilder näher. Sie waren alle ohne jeden Zweifel auf Hollbakken aufgenommen worden. Sowohl der Ritter mit seinen spezifischen Behinderungen als auch Johannes' Ururahn mit seinem Spaniel waren unverkennbar. Auf dem Ungetüm von Tisch sowie auf den Fensterbänken und der Anrichte prangten Unmengen von Flaschen und Gläsern; zwei Damen prosteten einander mit Kussmund zu, im Hintergrund war verschwommen ein junger Mann zu erkennen, der am Treppengeländer lehnte und das Geschehen beobachtete. Er kam mir vage bekannt vor.

Ich holte meine Lupe. Doch der erste Eindruck täuschte. Es handelte sich zwar tatsächlich um einen schönen Jüngling mit halblangen blonden Haaren, aber es war nicht Sörensen. Wahrscheinlich gehörte er zum Fettkillerstab. Nein, wohl eher zum Catering-Service, überlegte ich, das war entschieden wahrscheinlicher.

Und dann entdeckte ich auf dem vorletzten Foto Lutzi-Butzi. In enger und eindeutiger Umarmung mit der kleinen Hausfrau aus Fehmarn, Antje Gellert. Während er jedoch souverän auf sie hinablächelte, grimassierte sie ihn an wie ein verschrecktes Huhn. Dabei war er es, der sich bis auf einen Stofffetzen um seine Männlichkeit splitterfasernackt präsentierte; sie hingegen trug T-Shirt und Unterhöschen und war damit im Vergleich zu ihm geradezu züchtig bekleidet.

SECHZEHN

Lutz Sörensen war also kein Kostverächter, was Frauen anging. Als junger, unabhängiger, gut gebauter Kerl nahm er offensichtlich mit, was er kriegen konnte. Ein unverbindlicher One-Night-Stand hier, eine zehntägige Schiffsreise inklusive Dame, die bestimmt den Löwenanteil der Kosten trug, dort – was wollte Mann mehr? Und wer würde es ihm ernsthaft vorwerfen wollen? Ein Zölibatär vielleicht. Aber bei denen war die gesamte Moral ja so offensichtlich mit Neid und irgendwelchen tief sitzenden freudianischen Gefühlen durchsetzt, dass man diese Soutanen- und Bedenkenträger getrost vergessen konnte.

Ich nickte Monika Perler zu, die an der Fleischtheke stand, während ich mich auf dem Weg zum Käse befand. Sie erwiderte den Gruß, errötete, schaute dann jedoch rasch weg. Klaus der Schweiger hatte also gesprochen, was beziehungsmäßig und auch sonst immerhin ein Anfang war. Ich ignorierte die gesammelte Gummi-Gouda-Riege und langte beglückt nach einem Stück Stilton. Den bekommt man bei uns nicht oft.

Nein, frustig wurde es für so einen Betthopser wie Lutz Sörensen nur, wenn er seine Matratzenspiele mit Lebenssinn verwechselte, dachte ich, während ich vor dem Weinregal stand. Ein satter, voller Roter musste es sein, sonst würde ihn der kräftige Geschmack des Stilton in die Knie zwingen. Ich entschied mich für einen Spanier. Denn heutzutage aß und trank man multikulti oder vertilgte den britischen Schimmelkäse mit Bier, denn für den Weinanbau waren die Untertanen Ihrer Majestät ja nicht wirklich berühmt. Aber der Mann, also Sörensen und nicht der Käse, war erst dreiundzwanzig Jahre alt. Um zu einer tiefschürfenden Erkenntnis in Sachen Daseinsfrage zu gelangen, hatte er also noch ein bisschen Zeit.

Apropos Zeit und Sörensen. Die »Aranca« mit meinen Eltern und dem Liebespaar an Bord – denn daran, dass die Damaschke und Sörensen genau das waren, was sie vorgaben zu sein, zweifelte ich aufgrund der nackten Tatsachen mittlerweile nicht mehr – wurde erst in vier Tagen in Kiel zurückerwartet. Bis dahin musste ich mich also, was den jugendlichen Lover anging, in Geduld fassen.

Doch das machte nichts, überlegte ich, während ich mich in die Kassenschlange einreihte. Dann würde ich mir eben die Maid in seinen Armen, nämlich Fehmarns Antje Gellert, noch einmal vorknöpfen. Von ihrer Befragung versprach ich mir ohnehin mehr: Das Mädel war nicht nur schüchtern und gehemmt, sondern auch verheiratet, wenn man Türschild und Ring am Finger glauben durfte. Und wenn man in festen Händen war, schlussfolgerte ich, während ich Stilton und Wein in den Rucksack schob, ließ man sich eigentlich nicht so ohne Weiteres mit halb nackten, fremden Jünglingen ablichten. Zumal die Gellerts in dieser Hinsicht bestimmt keine offene und tolerante Beziehung pflegten, wie es so schön heißt, wenn jeder macht, was er will, und den anderen nur sieht, wenn der mal zufällig zu Hause isst. Nein, die waren auf Teufel komm raus verheiratet, im Namen der wettergegerbten Seemänner, der schweren Ledersessel und der Wind-und-Wellen-Schmuckkacheln auf dem Couchtisch.

Daumenschrauben, um das hässliche Wort Erpressung zu vermeiden, waren also für ein Verhör vorhanden, und ich beabsichtigte, sie schonungslos zu nutzen, wenn Gellert mauern sollte. Ich würde mich einfach in ihrem Wohnzimmer breitmachen und ihr erklären, dort so lange auszuharren, bis sie mir haarklein erzählt hatte, was da an dem Septemberwochenende auf Hollbakken tatsächlich abgegangen war. *Haarklein, meine Liebe, ohne Wenn und Aber und irgendwelche Ausflüchte.*

Zu Hause genoss ich meinen Käse, schlief dank des Rotweins wie ein Murmeltier, erwachte am nächsten Morgen frisch und munter, was für meine glückliche Hand bei der Auswahl des edlen Tropfens sprach, frühstückte, versorgte Gustav und Hannelore mit Salatblättern und den Schalen einer Melone, packte Deo, Zahnbürste, Ersatzunterhose und die Fotos von Wiehle in den Rucksack und machte mich auf den Weg nach Fehmarn, um Frau Antje zu überfallen.

Ich hatte mich bewusst nicht vorher angemeldet, weil

ich der Guten keine Zeit geben wollte, sich etwas Kluges zu überlegen, mit dem sie mich abwimmeln konnte. Und dass Schardt sie vorgewarnt hatte, hielt ich für unwahrscheinlich. Dafür berührten meine Ermittlungen sein eigenes Privatleben zu sehr. Wenn überhaupt, hatte er es höchstens ganz allgemein getan. Außerdem hatte er glücklicherweise keine Ahnung, dass ich diese Bilder kannte. Merkenthal konnte sie ihm aus dem einfachen Grund nicht gezeigt haben, weil sie noch zu ihrer Entstehungszeit am Aufnahmeort gestorben war.

Ob sie ihren Geliebten allerdings eingeweiht hätte, wenn sie von den gegen ihre Anordnung heimlich gemachten Fotos Kenntnis gehabt hätte und nicht von Sörensen mit dem Säbel erledigt worden wäre, ließ sich im Nachhinein auch nicht sicher sagen. Die Dame hatte offensichtlich eine ganze Menge auf eigene Rechnung durchgezogen. So hatte sie nichts dabei gefunden, wenn die verdienstvollen FKK-Mitarbeiter ihre jeweiligen Freunde, Lover und Gespielinnen zur Incentive-Feier mitbrachten, was auch eine Form der Belohnung war. Na und? Solange niemand außerhalb der handverlesenen Geladenen davon erfuhr, krähte kein Hahn danach. Mit wem die Merkenthal wohl das Wochenende auf Hollbakken verbracht hatte? Ich rechnete fest damit, dass Nico Schardt eine weitere niederziehende Erkenntnis bevorstand.

Als ich die Fehmarnsundbrücke überquerte, nieselte es. Und es schiffte noch immer, als ich vor dem schmucken Häuschen hielt, in dem die Gellerts wohnten. Eine ganze Weile blieb ich im Auto sitzen und beobachtete das Haus. Ich wollte die Frau allein erwischen, ohne Gatten, dessen Anwesenheit ihre Lippen automatisch versiegeln würden. Nichts rührte sich. Keine Gardine ruckte und zuckte, alles hing wie Blei vor den Fenstern. Es war zehn Uhr morgens. Rüdiger Gellert musste doch bestimmt zur Arbeit sein, während sie quasi als Freiberuflerin …

Da! Hinter der einen Gardine huschte ein Schatten hin und her. Zeig dich, Mädchen, murmelte ich. Sie tat es nicht, ich griff zum Handy und fragte höflich nach Heinz Gellert, als sich Antjes atemlose Stimme meldete. Den gab es unter diesem Anschluss, oh Wunder, nicht, teilte sie mir brav mit. Hier wohne nur ein Rüdiger, der im Moment jedoch nicht zu Hause sei. Ich bedankte mich, stieg rasch aus dem Wagen, sauste zur Tür und klingelte aggressiv, um gleich ein bisschen Spannung aufzubauen.

»Ja? Was ist denn?« Antje Gellert starrte mich erschrocken an. Dann erkannte sie mich, und ihre Mundwinkel merkelten. »Sie! Was wollen Sie denn hier? Mir war doch gleich so, als würde ich die Stimme von irgendwoher kennen. Das waren Sie doch, die eben angerufen hat, oder?«

»Ja«, gab ich ohne Umschweife zu und trat einen Schritt vor.

»Was wollen Sie?« Sie versperrte die Tür wie ein Felsbrocken und wich keinen Zentimeter. »Ich habe Ihnen damals alles erzählt. Außerdem passt es mir jetzt gar nicht. Sie hätten vorher anrufen sollen. Tut mir leid, dass Sie extra den Weg gemacht haben, aber ... es passt einfach nicht ...«

Ihr Redestrom versiegte, und sie beäugte mich unsicher, weil ich ganz sacht den Kopf schüttelte.

»Sie haben mich angelogen, Frau Gellert«, sagte ich freundlich und in der Hoffnung, dass der Satz dadurch besonders bedrohlich wirkte: kurz, knapp und peng.

»Nein! Nein, das stimmt nicht!«, wehrte sie erschrocken ab.

»Und jetzt lügen Sie schon wieder.« Ich war ganz die Ruhe selbst.

Antje Gellert schwächelte, und sie wusste es.

»Hören Sie, ich werde mich bei Ihrer Zeitung über Ihr unmögliches Benehmen beschweren«, drohte sie halbherzig. Ich lag also mit meiner Vermutung richtig, Schardt hatte sie nicht vorgewarnt. »Sie können mich nicht so einfach überfallen und mir Angst einjagen ... nein, das geht nicht!«

Sie war wirklich ziemlich von der Rolle. Prima! Da galt es doch gleich noch einen draufzusetzen.

»Tja«, sagte ich deshalb betont lässig. »Ich habe in diesem Punkt ebenfalls gelogen. Eine Zeitung und einen Chefredakteur, bei dem Sie sich über mich beschweren können, gibt es nämlich nicht. Ich bin keine Journalistin, Frau Gellert. Ich bin Privatdetektivin.«

Das wirkte. Sie trat einen Schritt zurück, taumelte, krallte sich am Türrahmen fest und fing an zu keuchen wie ein asthmatischer Traktor. Ich betrachtete die Dame mitleidlos, obwohl ihr Entsetzen zweifellos echt war.

Woher es rührte, enthüllten ihre nächsten Worte: »Hat ... Rüdiger Sie beauftragt? Bestimmt. Ja, natürlich, wer wohl sonst? Aber er kann es doch gar nicht gewusst haben! Woher ...? Können Sie mir das sagen? Oh Gott, wenn er die ganze Zeit schon Bescheid ... Du großer Gott, nein!«

Ich hielt es für das Beste, angesichts dieses Schuldgestammels bedeutungsvoll zu schweigen. Sollte sie doch weiter glauben, dass ihr holder Gatte mein Auftraggeber war. Vor dem hatte sie allem Anschein nach ziemliche Angst, was sie wiederum zum Reden animieren würde.

»Es war nicht meine Idee!«, beteuerte sie jetzt und sah mich dabei mit riesengroßen feucht schimmernden Augen an. »Das müssen Sie mir glauben.«

»Sollten wir nicht lieber ins Haus gehen? Dort können wir alles in Ruhe besprechen«, schlug ich vor und warf einen ernsten Blick auf die Nachbarhäuser, um ihr zu demonstrieren, wo die Gefahr lauerte.

»Nein! Das geht nicht«, wehrte sie hastig ab. »Rüdiger —«

»Frau Gellert«, unterbrach ich sie mit einer Stimme, der man die schiere Vernunft anhörte, »Sie haben da zweifellos ein Problem, und dieses Problem lösen Sie nicht, indem Sie so tun, als könne man es zwischen Tür und Angel beheben. So geht das nicht, glauben Sie mir. Mit der Kopf-in-den-Sand-Methode kommen wir in diesem Fall nicht weiter.«

»Aber Rüdiger ...«, wimmerte sie.

»... ist nicht der Herrgott«, rutschte es mir ganz unprofessionell heraus. »Wann kommt Ihr Mann nach Hause?«

»Bald«, hauchte sie. »Er ist nur schnell ein paar Kleinigkeiten einkaufen gegangen. Er hat diese Woche Spätschicht. Sein Dienst beginnt erst um zwei. Und vorher muss er natürlich noch etwas essen. Ich habe Eintopf gekocht. Den mag er sehr.«

Die Frau brabbelte ein Zeug zusammen, davon wäre selbst meiner Mutter in den besten Dorle-Bruhaupt-Zeiten schwindlig geworden. Aber Antje Gellert starb fast vor Angst, und in solch einem Zustand muss man Menschen einiges nachsehen. Ich war mir auch keineswegs sicher, ob die Panik nur ihrem abwesenden Ehemann galt oder ob mehr dahintersteckte. Viel mehr. Hatte vielleicht die FKK-Belegschaft doch in einem gemeinsamen Akt ihre verhasste Sektionschefin Nord ermordet, und alle hatten tausend heilige Eide geschworen, niemals darüber zu sprechen?

»Ich bleibe nicht lange«, sagte ich energisch und schob sie zur Seite, was genau genommen schon wieder eine Lüge war. Denn ich würde eher mit einem der Sessel verwachsen, als dass ich informationslos das Wohnzimmer räumte.

»Aber wenn Rüdiger kommt ...«

»... finden wir eine Lösung.«

»Ja. Gut. Warten Sie, behaupten Sie doch einfach, dass Sie eine neue Kollegin von mir sind. Das wird er glauben. Oder kennt er Sie vielleicht?«

»Nein«, erwiderte ich wahrheitsgemäß.

Sollte sie das doch so deuten, dass er mir den Beschattungsauftrag telefonisch erteilt hatte. Die Frau hatte wirklich Sorgen. Manchmal war es richtig angenehm, nur sich selbst gegenüber rechenschaftspflichtig zu sein, fand ich, während ich meiner aufgelösten Gastgeberin schweigend ins Wohnzimmer folgte. Sie deutete stumm auf das Monstrum von Sessel, in das ich schon bei meinem ersten Besuch versunken war. Sie selbst nahm auf dem Ungetüm gegenüber Platz, ließ sich jedoch nicht gemütlich zurückfallen, sondern verharrte fluchtbereit auf der Kante, die Beine damenhaft aneinandergepresst und zur Seite geneigt, die Hände ineinander verschränkt.

»Wie hat Rüdiger es herausbekommen?«, eröffnete sie das Gespräch mit piepsiger Stimme. »Ich verstehe das einfach nicht. Wissen Sie, mein Mann ist furchtbar eifersüchtig. Weil er mich eben so liebt. Ich bin sein Ein und Alles, seine kleine Prinzessin, wie er immer sagt« – ich würde bei so einem Püppchenwort glatt Erstickungsanfälle bekommen –, »und ich liebe ihn natürlich auch. Wir sind sechs Jahre verheiratet, und es ist immer noch so schön wie am ersten Tag.«

Blablabla. Wer's glaubt, wird selig. Wenn es tatsächlich so

wäre, würdest du dich doch nicht in die Arme eines knackigen Liebhabers flüchten, Mädchen. Mir brauchst du nichts vorzumachen. Aber dir selbst anscheinend. Und deinem geheiligten Rüdiger natürlich.

»Frau Gellert«, versuchte ich, weitere Liebesschwüre zu unterbinden, als sie sich auch noch anschickte, mir Einzelheiten aus ihrem trauten Eheleben zu erzählen.

Nie ein lautes Wort, alles eitel Sonnenschein und vollkommene Harmonie. Sie reagierte nicht, sondern plapperte weiter. Na gut, dann würde ich die Dame eben mit der harten Tour auf den Boden der Tatsachen zurückholen. Ich kramte in meinem Rucksack nach den Bildern, suchte das mit dem nackten Sörensen und ihr heraus und schob es ihr rüber. Das half. Sie verstummte schlagartig, schlug wie ein Kind beide Hände vor den Mund und stieß einen hohen wimmernden Ton aus, während sie das Corpus Delicti betrachtete wie eine Mamba, die züngelnd Anstalten macht, ihren Giftzahn in weiches Fehmarner Menschenfleisch zu schlagen.

»Woher haben Sie das?«, keuchte sie schließlich. Ich nickte anerkennend. So eine vernünftige Frage hätte ich ihr in diesem Zustand gar nicht zugetraut. »Das durften wir nämlich nicht. Fotos machen, meine ich. Daphne hatte uns versprochen, dass niemand Bilder macht. Und ich habe mich darauf verlassen. Wie die anderen auch. Sonst hätte ich doch gar nicht mitgemacht.«

»Tja, einer von Ihnen hat zwar auf die Bibel oder die neueste FKK-Broschüre geschworen, das Handy auszulassen, hat sich jedoch nicht daran gehalten. Wahrscheinlich, weil es zu schön war und er oder sie ein Souvenir haben wollte«, stellte ich das Offensichtliche fest.

Draußen hielt ein Auto. Wie eine Rakete schoss Antje Gellert aus ihrem Sessel und stürzte zum Fenster. Doch es war eindeutig nicht der gefürchtete Ehemann, denn sie setzte sich kommentarlos wieder hin.

»Wie hat Rüdiger es erfahren?«

Langsam begriff ich, dass ich die Frage beantworten musste, sonst würde ich keinen vernünftigen Satz aus der Frau herausbekommen. Ich öffnete den Mund, aber sie kam mir zuvor.

»Ich wollte das doch alles gar nicht«, jammerte sie. »Das muss er mir einfach glauben. Die anderen haben mich überredet. Er erfährt es doch nicht, hat Daphne gesagt.«

Mit Tränen in den Augen starrte Gellert auf das Foto. Mensch, fand ich die Frau abstoßend. Eine Heulsuse, die sich hinter allem und jedem versteckte und bestimmt sofort nach ihrem blöden Rüdiger schrie, sobald eine Schwierigkeit auftauchte. Nur, in diesem Fall ging das eben nicht. Deshalb saß ich mit ihr an.

»Wann haben Sie Lutz Sörensen kennengelernt, Frau Gellert?«, begann ich sachlich und ohne Mitleid.

Der Junge dürfte wohl kaum vom Himmel gefallen sein. Irgendwo musste sie ihn getroffen haben. Und irgendwann musste sie Ja gesagt haben, als er ihr Avancen gemacht hatte. Oder sie ihm.

Ich erntete einen verständnislosen Blick.

»Na dort, auf Hollbakken natürlich«, erwiderte sie in einem Ton, der deutlich besagte, dass sie mich für reichlich begriffsstutzig hielt. Und in der Tat, ich verstand nur Bahnhof.

»Sörensen ist also nicht Ihr heimlicher Freund?«, hakte ich nach.

»Nein! Was denken Sie denn von mir! Ich habe den Mann an dem Wochenende das erste und letzte Mal in meinem Leben gesehen!« Die Frau war ehrlich empört, wenn ich das recht sah. »Ich erzählte Ihnen doch, dass ich meinen Mann liebe und dass er mich liebt. Ich würde Rüdiger nie mit einem ständigen Geliebten betrügen. Nie!«

»Und was stellt die Szene auf dem Bild dar?«, erkundigte ich mich sarkastisch. »Gehört der nackte Lustknabe vielleicht zu einem Mysterienspiel, oder haben Sie Strip-Poker gespielt, und Sörensen hat verloren?«

»Ich kann nicht pokern.«

Nein, natürlich nicht. Das sollte ein Witz sein, du dumme Nuss.

»Was war es denn, Frau Gellert? Erklären Sie es mir. Ich höre und bin offen für alles.«

Sie schniefte. Schielte erneut auf das Foto, das wenig Interpretationsspielraum zuließ, hob den Blick, linste rechts an mir vorbei und knetete dabei die Hände wie einen widerspenstigen Hefeteig.

»Wie hat Rüdiger es herausgefunden?«

Verdammt. Diese eine Frage schien die Frau als einzige zu interessieren. Also gut.

»Gar nicht«, sagte ich. »Ihr Mann ist nicht mein Auftraggeber. Er hat keine Ahnung, soweit ich weiß, denn ich ermittele nicht wegen der ehelichen Untreue einer gewissen Antje G., sondern im Todesfall Daphne Merkenthal.«

Ich hätte es vielleicht etwas weniger flapsig formulieren sollen. Gellert lief bei meinen Worten ziegelrot an, hörte auf, die Hände zu kneten, und ballte stattdessen voller Wut die Fäuste. Schwer atmend beugte sie sich zu mir herüber.

»Sie! Sie behaupten also, dass Rüdiger überhaupt nichts von der ganzen Sache weiß? Sie haben mich die ganze Zeit über hingehalten, haben gelogen und mich zittern lassen? Sie …! Raus!«, zischte sie plötzlich. »Verschwinden Sie. Verlassen Sie auf der Stelle mein Haus, Sie schreckliche Schnüfflerin!«

»Moment mal«, gab ich ernsthaft sauer zurück. In diesem Ton sprach niemand mit Hanna Hemlokk. »Halten Sie die Luft an, ja? Ich habe zu keinem Zeitpunkt behauptet, dass Ihr Mann mein Auftraggeber ist. Einzig und allein Ihr schlechtes Gewissen ist dafür verantwortlich. Das wollen wir doch mal festhalten. Betrogen haben Sie Ihren Göttergatten nämlich durchaus, da beißt die Maus keinen Faden ab.« Ich holte Luft. »Und wenn Sie mich raussetzen wollen, ohne mit mir zu sprechen, dann denken Sie daran, dass ich in puncto Information Ihres Mannes mühelos einiges nachholen kann.«

Bei meiner Tirade sank Gellert in sich zusammen wie ein angestochener Fesselballon. Luft raus, Verstand rein. Oder doch nicht?

»Bitte entschuldigen Sie. Ich habe die Beherrschung verloren.« Antje Gellert gab plötzlich wieder ganz das bescheidene kleine Frauchen, das ihr Rüdiger so liebte. Wahrscheinlich war das die Beschwichtigungsstrategie, die bei ihrem Mann verfing. Bei mir zog die Masche hingegen nicht. Kühl konterte ich ihren

Blick. »Hören Sie«, redete sie weiter, »wenn Rüdiger gar nichts von der Sache ahnt, wie Sie behaupten —«

»Von mir weiß er es jedenfalls nicht. Aber ich kann natürlich nicht beschwören, dass nicht jemand anders Ihren Gatten über Ihre Untreue aufgeklärt hat«, entgegnete ich hartherzig. Sollte sie sich doch mit einem Rest von Zweifeln heute Abend in den Schlaf wälzen. »Und das, was Sie als ›Sache‹ bezeichnen, heißt im Klartext, dass Sie Ihren Mann betrogen haben und fremdgegangen sind. Wir wollen das Kind doch beim Namen nennen, oder?«

»Ja«, stimmte Gellert lammfromm zu. Keine Frage, sie wollte mit mir handeln. Das konnte sie haben. Mein Schweigen gegen Informationen. »Wenn Rüdiger nichts von dem Wochenende auf Hollbakken weiß, dann könnte das doch auch so bleiben, nicht wahr? Ich meine, was haben Sie denn davon, wenn Sie mich verpetzen?«

Rache, Mädel, süße Rache für dein dämliches Getue.

»Nichts«, log ich, tat so, als dächte ich verschärft nach und kramte dann die Daumenschrauben hervor. »Unter einer Bedingung könnte ich die Bilder und alles Drumherum tatsächlich vergessen …«

»Ja? Welche?«

Sie überschlug sich fast vor Eifer.

»Wenn Sie mir erzählen, was an dem FKK-Wochenende auf Hollbakken passiert ist. Ohne Auslassungen und ohne Verschönerungen. Die einzige ungeschminkte Wahrheit will ich wissen. Dann halte ich den Mund.«

»Ich habe geschworen, es nicht zu tun.«

»Einer von Ihnen hat mit diesen Bildern den Schwur bereits gebrochen«, ebnete ich ihr den Weg.

Sie dachte ungefähr drei Anstandssekunden nach, bevor sie sagte: »Also gut. Ich tue es. Aber nur, wenn Sie mir versprechen, auch wirklich den Mund zu halten.«

Das tat ich. Aus niederen Motiven und ohne Grund würde der heißblütige Rüdiger nie erfahren, dass sein Prinzesslein fremdgegangen war. Jedenfalls nicht von mir. Wenn sich allerdings im Zuge der Mordermittlungen herausstellen sollte, dass man den Mann damit konfrontieren musste, weil die Gellert irgendetwas Wesentliches verschwieg, würde ich kein Pardon kennen.

»Wo soll ich anfangen?«, fragte Frau Antje leise. »Was interessiert Sie denn besonders?« Alles, Mädchen, alles. Und anfangen tut man gemeinhin vorn. Doch ich schwieg eisern. Gellert suchte ihren Erzählrhythmus, da konnte ich ihr nur bedingt helfen. »Also, dass da so ein Catering-Service auf Hollbakken war, wissen Sie ja«, begann sie zögernd. »Lutz, das ist der neben mir auf dem Foto, arbeitete dort. Und Frank, der auf dem anderen Bild, den man nur im Hintergrund sieht, auch. Die beiden machten ihre Sache richtig gut, waren zuvorkommend, aufmerksam und sehr höflich. Sie drängten sich nicht auf, verstehen Sie?«

Nein. Weshalb sollten sie das tun? Trotzdem nickte ich Schaf, damit Antje Gellerts Bericht endlich Fahrt aufnahm. Sonst saßen wir noch am Nikolaustag hier. Doch mein Gegenüber zierte und wand sich jetzt erneut.

»Nein, Sie verstehen überhaupt nichts«, stellte sie schließlich vorwurfsvoll fest.

Verdammt, was sollte ich denn …? Erst in diesem Moment fing ich an, den nackten Sörensen sowie ihre Behauptung, dass sie ihn erst an diesem Wochenende kennengelernt hatte, zu koppeln. Ein Lichtlein, dann zwei, dann drei, dann vier – und schon stand ein Callboy vor meiner Tür. Beziehungsweise vor meinem inneren Auge.

»Ach Gott«, entfuhr es mir ausgesprochen dümmlich. Der hatte nun mit der ganzen Angelegenheit wahrlich nichts zu tun. Ich riss mich zusammen.

»Lutz und Frank waren also käufliche Liebhaber, wollen Sie sagen«, brachte ich meine neu gewonnene Erkenntnis auf den Punkt.

»Nicht nur die, die anderen auch«, meinte Gellert trocken, die meine Reaktion einigermaßen amüsiert beobachtet hatte.

»Die anderen?«, hörte ich mich ächzen und ertappte mich dabei, wie mein Blick unwillkürlich über Schrankwand und Troddeln als quasi fleischgewordenem Ausweis deutscher Sittsamkeit flog, während eine innere Stimme schimpfte: Grundgütige, Hemlokk, hast du noch nie von männlichen Prostituierten gehört? Du benimmst dich hier ja wie eine Nonne vor dem Altar und nicht wie ein abgebrühtes Private Eye, dem nichts Menschliches fremd ist. Doch das hier *war* mir fremd, musste ich zugeben. In meiner Welt gehörten Callboys in die Großstadt oder in einen reißerisch-schlüpfrigen Zeitungsartikel unter »Vermischtes«, aber sie existierten nicht leibhaftig als Mitwirkende bei einer Orgie auf Hollbakken.

»Na ja, wir waren so an die zwanzig Frauen«, ließ Antje Gellert mich fast triumphierend wissen. Sie hatte durch meine hilflose Reaktion sichtbar an Boden gewonnen. »Da wären die beiden Jungs ziemlich schnell überfordert gewesen. Nein, nein, Daphne hatte schon dafür gesorgt, dass keine von uns zu kurz und jede auch geschmacklich auf ihre Kosten kam. Neben Lutz und Frank gab es noch Gary, Johann und Piet.«

Ich rechnete. Zwanzig Damen, fünf Männer, die zwar sicherlich allein schon von Berufs wegen potent wie Stiere waren, und trotzdem …

»Manche von uns wollten auch nur gucken oder schmusen«, sagte Gellert.

»Das Ganze war also geplant«, stellte ich fest.

Irgendwie befand ich mich noch immer nicht auf der Höhe der Verhörtechnik, und Gellert tat das einzig Vernünftige, was sie tun konnte: Sie prustete los.

»Ja natürlich, was dachten Sie denn? Oder meinen Sie etwa, die fünf Jungs haben an dem Wochenende zufällig auf dem Weg zum Strand hereingeschaut?«

Sie hatte natürlich recht. Fünf stramme Callboys wandern nicht durch die Probstei und verbreiten ungefragt Frohsinn und Freude unter der weiblichen Bevölkerung. Doch ich hatte mit allem gerechnet, nur damit nicht. Obwohl man durchaus hin und wieder in der Presse las, dass irgendeine Incentive-Feier entglitten war. Aber das war meist im fernen Mallorca. Oder in Thailand. Und außerdem war es immer andersherum gewesen: drei oder vier Damen für sechs Hengste aus der Buchhaltung, dem Marketing oder dem Vertrieb, je nach finanzieller Potenz der Firma halt.

»Soll ich jetzt weitererzählen?«, fragte Gellert ungeduldig. »Rüdiger kommt bestimmt bald.«

»Ja. Bitte.« Meine konfusen Gedanken konnte ich auch noch später sortieren.

»Also, eines Tages – das muss so Ende Juni, Anfang Juli gewesen sein – rief Daphne hier an und fragte als Erstes, ob ich allein sei. Sie habe etwas mit mir zu besprechen, was nicht für die Ohren meines Mannes bestimmt sei. Etwas Delikates, wie sie es ausdrückte. Ich war allein, weil Rüdiger damals Frühschicht hatte. Es handele sich lediglich um ein Angebot, betonte Daphne, ich müsse selbstverständlich nicht mitmachen, nur würde sie mich ganz herzlich bitten, auch wenn ich ablehnte, auf jeden Fall den Mund zu halten, weil das sonst alles gefährde. Das musste ich versprechen. Ich war natürlich neugierig, daher tat ich es. Es gehe um die diesjährige Incentive-Feier, sagte Daphne, sie habe sich nämlich überlegt, die einmal anders zu gestalten. Mit mehr Pep, wie sie es ausdrückte. Die letztjährigen Treffen seien ja eher etwas für lahme Enten gewesen; zwar ganz ordentlich, aber nicht so, dass man noch seinen Enkelkindern davon erzählen wolle.« Wir sahen uns an. »Na ja, von dieser tut man es wahrscheinlich auch nicht. Oder nur unter ganz besonderen Umständen«, räumte Gellert ein.

»Wenn einer der jungen Herren sich genetisch als der wahre Opa erweist, meinen Sie?«, schlug ich vor.

Sie kicherte.

»Nein, nein, da bestand keine Gefahr. Wir sind alles erwachsene Frauen. Da war es selbstverständlich, dass wir das im Griff hatten.«

»Mit ›Pep‹ meinte Merkenthal also die Callboys«, brachte ich uns wieder auf die richtige Spur.

»Genau. Sie, also Daphne, kenne da eine Firma, die C & C anbiete«, fuhr Gellert fort und erweiterte sogleich mein rudimentäres Wissen auf diesem Gebiet. »Das steht für Catering & Callboys.« Die Jungs seien sauber, gesund und attraktiv, habe Merkenthal versichert, sie habe sich da natürlich erkundigt und zwei von ihnen auch bereits in Augenschein genommen. Nach dieser Beschreibung habe sie gelacht und gemeint, dass die Kerle wirklich echte Leckerlis seien. Allesamt schmale Hüften, breite Schultern, Waschbrettbauch und auch sonst sehr eindrucksvoll gebaut. Die fänden nichts geiler als Stoßen. Als sie diesen Satz zitierte, lief Rüdigers Prinzessin glutrot an. Sie, Gellert, sollte sich, wenn sie in dieser Richtung Bedenken hegte, mal keine Sorgen machen. Das sei für die Jungs ein Hobby, mit dem sie zudem massig Geld verdienen könnten. Daphne Merkenthal wurde mir zunehmend zuwider.

»Ich fand das erst auch nicht so toll«, gab Gellert zu. »Und ich wollte auch ablehnen. Ganz ehrlich.«

»Wegen Rüdiger«, hörte ich mich sarkastisch sagen.

»Ich liebe ihn«, entgegnete Frau Antje schlicht, und seltsamerweise glaubte ich ihr das in diesem Moment aufs Wort. »Aber als Daphne dann zwei Tage später noch einmal anrief und erneut fragte, na ja ... sie redete mir gut zu. Und es klang so überzeugend.« Natürlich, die Frau machte so etwas tagtäglich, wenn sie FKK-Produkte unter die Menschen brachte. »Selbstverständlich respektiere sie mein Nein, sagte sie, doch ich sollte mir vielleicht einmal überlegen, was so eine Erfahrung für meine Ehe bedeuten könne. Die Jungs seien trotz ihrer Jugend durchweg erfahrene Liebhaber, bei denen zuallererst das Wohl der Frau zähle. Sie würden auf deren Wünsche eingehen und alles in ihrer Macht Stehende tun« – hier sah mich die Erzählerin irritiert an, als ich ein kurzes leises Kichern nicht unterdrücken konnte –, »um sie zu befriedigen. Außerdem sei ich doch schon eine ganze Weile verheiratet, da erstarre so manches zur Routine, auch wenn sich Rüdiger noch so sehr bemühe. Und wenn ich nun mit neuen Erfahrungen nach Hause käme, könnte ich die doch behutsam ... na ja.«

Doll.

»Merkenthal stellte also den Hollbakkener Puffbesuch als Erweiterung Ihres Erfahrungshorizontes in Sachen Sex dar. Sie profitierten davon, weil der Lustsklave nichts unversucht lassen würde, um Sie in den siebten Himmel zu beamen; der Mann kam auf seine Kosten, weil er sich nichts Schöneres vorstellen konnte, als für Knete mit wildfremden Frauen zu schlafen; Ihre Ehe bekam einen Kick, weil Sie sich nach so einem Wochenende ausgeglichen und voller neuer Ideen auf Ihren Rüdiger stürzen würden, sobald Sie nach Hause kamen. Daphne verkaufte Ihnen das Wochenende als eine Art Wunder- und Rundum-sorglos-Paket in Sachen Liebe. Auf dem Marketinggebiet hatte die Frau wirklich was los.« Ich schwankte ehrlich zwischen Abscheu und Bewunderung.

»Wenn Sie es so ausdrücken wollen«, meinte Gellert schmallippig.

An meiner Zusammenfassungs- und Darstellungsstrategie gab es offensichtlich noch einiges zu feilen.

»Haben Sie denn etwas gelernt?«, erkundigte ich mich, so freundlich ich konnte.

»Ja. Ein bisschen schon«, erwiderte Gellert trotzig. »Wir ... also ich und auch Rüdiger ... also wir gehören beide nicht zu den Menschen, die auf diesem Gebiet eine zügellose Phantasie besitzen.« Als Prinzesschen gehört sich das auch nicht, dachte ich biestig, dein Rüdiger fiele tot um, wenn du dich plötzlich als Vamp aufführen würdest. »Ihm und auch mir ist manches einfach peinlich. Wir sprechen nicht über so etwas. Aber Lutz kannte da überhaupt nichts.«

Irrte ich mich, oder fingen ihre Augen noch in der Erinnerung an den heißesten Sex, den sie je in ihrem Leben gehabt hatte, an zu leuchten?

»Wie oft haben Sie denn mit Sörensen geschlafen? Waren da Quoten festgelegt? Oder musste er immer ran, sobald eine der Damen den Finger hob und auf ihn zeigte?«

»So läuft das nicht. Sie sagen das so abschätzig. Aber so war das einfach nicht. Das hört sich ja an, als hätten wir die Jungs –«

»Es sind erwachsene Männer«, korrigierte ich höflich, weil ich sie in Verdacht hatte, dass sie mit dem konstanten Gebrauch der Verniedlichungsform andeuten wollte, Lutz und sie hätten in Wahrheit nur zusammen im Sand gespielt.

»Also gut, ja, es sind Männer«, gab sie genervt zu. »Wir haben dreimal miteinander geschlafen. Und ich habe ihn vorher gefragt, ob er es mit mir ... tun will.«

»Sehr rücksichtsvoll. Aber natürlich wollte er.«

»Ja, er hat sogar gesagt, dass es ihm mit mir richtig Spaß gemacht hat.«

Ich hätte fast laut aufgeheult. Solche ollen Kamellen glaubte man doch nicht als halbwegs intelligenter Mensch! Gellert schon, wie mir ein Blick in ihr verschlossen-trotziges Gesicht verriet. Ich entschied jedoch, den Gedanken nicht weiter zu vertiefen, und überschlug stattdessen flugs die Abend- und Nachtleistung von Sörensen & Co., die ich beachtlich fand. Ob die Typen Viagra einschmissen? Denn Sörensen hatte doch bestimmt auch anderen Damen seine Gunst erwiesen. Vielleicht gab es das Zeugs im Internet für Großabnehmer ja billiger. Bei Gelegenheit musste ich Harry mal danach fragen. Der schaffte zwar meines Wissens nicht als Callboy an, aber er hatte von Internetdingen einfach mehr Ahnung als ich. Und von der männlichen Leistungsfähigkeit eines Dreiundzwanzigjährigen naturgemäß ebenfalls, auch wenn's bei ihm selbst lang, lang her war.

»Lutz mochte mich, glaube ich«, fuhr Gellert fast schüchtern fort. »Und ich ihn auch. Ich habe nur mit ihm ... also nicht mit Frank, Gary, Johann oder Piet.« Es klang geradezu tugendhaft. Und grauenhaft falsch.

»Weil Sie die nicht angemacht haben?«, fuhr ich dem Prinzesschen deshalb brutal in die Parade. »Was war es denn? Waren die Ihnen zu dunkelhaarig? Lag es am Mundgeruch? Oder am zu kleinen Schwanz? Hatten die vielleicht zu kurze Beine? Tätowierungen? Oder zu wenig Haare an den falschen Stellen?«

Gellert ging auf diese zugegeben ein wenig plumpe Provokation nicht ein.

»Die anderen waren da nicht so wählerisch«, teilte sie mir ernst mit. »Verena hat zum Beispiel mehrere ausprobiert, hintereinander weg. Ein Schampus, ein Mann, ein Schampus, ein Mann.«

»Das hört sich an, als habe die Frau Hochleistungssport betrieben«, sagte ich und schauderte allein bei der Vorstellung.

Gellert nickte zustimmend. Es war das erste Mal, dass wir uns einig waren. Die Zeit war deshalb reif für einen Perspektivwechsel.

»Und wie viele käufliche Damen hat die Betriebsleitung für die FKK-Männer springen lassen?«, erkundigte ich mich, um einen möglichst genauen Eindruck von dem Gesamtbild auf Hollbakken zu gewinnen. »Wie haben die das überhaupt organisiert? Kunterbunt durcheinander? Oder nach Geschlechtern und Zimmern getrennt?«

Die Logistik stellte ich mir schwierig vor, aber die tüchtige Daphne hatte bestimmt auch das problemlos hingekriegt.

»Männer?«, fragte Antje verwirrt. »Da waren keine Männer. Wir waren ganz unter uns.«

»Ich würde die Callboys schon als Männer bezeichnen«, widersprach ich.

»Ach so. Natürlich. Klar. Ich dachte, Sie meinten das anders.«

Hatte ich eigentlich auch. Aber ich musste meinen Irrtum, was die Ausgestaltung dieser Incentive-Feier betraf, ja nicht so deutlich zu erkennen geben.

Gellert blickte verstohlen auf die Uhr. Viel Zeit blieb uns nicht mehr, dann würde der phantasielose Rüdiger mit Porree, Seelachsfilet und gemischtem Hack auftauchen.

Ich konzentrierte mich.

»Nur noch einmal fürs Protokoll, Frau Gellert: FKK hat also für die erfolgreichsten Vertreterinnen der Sektion Nord auf Hollbakken eine Orgie geschmissen. Mit Schampus, jungen Männern und Geschlechtsverkehr, sooft Frau wollte. Kerle als Kunden waren nicht zugelassen. Die Damen blieben mit den Lovern unter sich.«

Sie verzog das Gesicht.

»Das hört sich richtig schmutzig an«, protestierte sie. »So war das nicht.«

»Wie war es dann? Erklären Sie es mir doch.«

Ich war die Lernbereitschaft in Person.

»Wir haben die Jungs ... äh ... Männer nicht benutzt, wie Sie unterstellen. Die hatten auch ihren Spaß, genau wie Daphne gesagt hat. Ich habe das doch gemerkt. Bei Frauen, da ist es etwas anderes, wenn die mit Freiern ... aber bei Männern ... Herrgott, das sieht man doch, wenn einer nicht in Stimmung ist. Dann passiert eben einfach nichts. Nun stellen

Sie sich doch nicht ahnungsloser, als Sie sind. Wir sind doch erwachsene Menschen. Oder sind Sie etwa noch Jungfrau? Aber auch dann ... also wirklich!«

Ich warf ihr einen Blick zu, der an abgrundtiefer Finesse kaum zu überbieten war, bevor ich mit deutlichem Zweifel in der Stimme meinte: »Sie glauben also, dass sich Sörensen und die anderen Knaben mit Ihrer Hilfe köstlich amüsiert haben?«

»Auf jeden Fall.« Sie nickte heftig. »Na ja, nicht bombig vielleicht, aber ein bisschen schon. Wir waren außerdem ziemlich nett zu ihnen, und so ganz wenig dürften die Stunden FKK auch nicht gekostet haben. Ich habe natürlich keine Ahnung, ob solche Männer auch etwas an einen Zuhälter abgeben müssen. Dann bleibt selbstverständlich nicht ganz so viel nach. Aber trotzdem dürfte es sich für die Jungs gelohnt haben. Daphne war nicht knauserig, und wir waren eine wirklich angenehme Kundschaft, wenn Sie so wollen.«

Ich sparte mir jeden Kommentar, weil ich das Ganze einfach abstoßend fand. Eigentlich hatte ich mich bis dahin nicht für prüde gehalten. Aber vielleicht war ich es doch. So eine Orgie mit willigen Männern war nichts für Traute Hemlokks Tochter. Dachte ich. Bis mir urplötzlich aufging, dass ich hier offensichtlich allen Ernstes wie die doofe Camilla mit ihrer Aversion gegen Sex und Säfte reagierte. Und schon allein das war ein Argument, meine spontane Abneigung gegen seelenlose Orgien aller Art noch einmal in Ruhe zu überdenken.

»Wer hat das Bild gemacht?«, wollte Antje Gellert plötzlich wissen und klang dabei unangenehm aggressiv. »Wir hatten uns doch alle verpflichtet, keiner Menschenseele etwas von dem Wochenende zu erzählen. Fotografieren war ausdrücklich verboten. Daphne hat sogar unsere Handys eingesammelt, bevor es ... losging.«

»Tja, eins hat sie übersehen«, sagte ich.

»Von uns war es bestimmt keine«, zeigte sich Gellert überzeugt. »Es muss einer der Jungs gewesen sein. Ich tippe auf Gary, der hatte so etwas Verschlagenes an sich. Der nannte uns alle ›Süße‹. Ich mochte das gar nicht.«

»Nein, es war eine von den FKK-Mitarbeiterinnen«, widersprach ich. »Die Bilder stammen eindeutig aus dem Firmenumfeld.« Mehr brauchte sie nicht zu wissen.

»Das glaube ich nicht!«

»Das können Sie aber!«

Sie überlegte. »Dann war es Verena.«

»Hat die auch etwas Verschlagenes?« Himmel, Hemlokk, nun halt endlich die Klappe! Das bringt doch nichts. Außer der glasklaren Erkenntnis, dass mir der Fall eindeutig an die Nieren ging. Ich hatte jedoch Glück, Frau Antje reagierte nicht auf mein Gepikse.

»Verena ließ sich von Daphne schon aus Prinzip nichts sagen. Weil sie so lange dabei ist, länger als Daphne. Sie ist deshalb der festen Überzeugung, die totale Ahnung zu haben. Und außerdem ist sie ziemlich von sich eingenommen«, fügte Gellert düster hinzu.

Mmh ja, dass Verena Schneekloth diejenige gewesen war, die aus der Reihe tanzte, konnte ich mir durchaus vorstellen. Zu ihr würde dieses renitente Verhalten bestens passen. Darüber hinaus war sie exakt der Typ, der pausenlos alles fotografierte, um die Bedeutung des eigenen Lebens zu dokumentieren. Doch letztlich war es mir herzlich egal, wer sich vielleicht irgendwann als die Knipserin herausstellen würde. Hauptsache, ich konnte mit den Bildern punkten. Ich zog die anderen aus dem Rucksack und knallte sie auf den Tisch.

»Oh Scheiße«, flüsterte Frau Antje. »Verdammte riesengroße Scheiße! Der drehe ich den Hals um, wenn ich sie sehe.«

»Tun Sie das. Aber vorher erzählen Sie mir noch rasch, was das alles mit Sörensen, Daphne Merkenthal und dem Champagnersäbel –«

»Schsch!« Wir hörten es beide. Ein Schlüssel wurde ins Haustürschloss gesteckt. »Sie müssen gehen. Sofort! Und Sie sind eine Kollegin! Das haben Sie versprochen!« Bei ihren Worten war Gellert hektisch aufgesprungen, hatte die Bilder zusammengerafft und sie mir in die Hand gedrückt. »Schnell!«

Du lieber Himmel, Rüdiger G. war doch nicht der Maharadscha von Krischnapur oder eine verwandte Gottheit, dem man sich nur kriechend nähern durfte.

»Schatz?«, rief eine wohltemperierte Stimme im Flur. »Mäuschen, wo steckst du?« Das klang schon ein wenig ungehalten.

»Ich bin hier, Liebling!«, trillerte seine Prinzessin und führte dabei eine Pantomime auf, die eine Leiche zum Leben erweckt hätte – und eine Detektivin zum Aufstehen und Verschwinden. »Los!«, zischte sie in meine Richtung, als auch schon die Zimmertür aufging und Rüdiger ganz ohne Heiligenschein erschien. Er war bestimmt zwanzig Jahre älter als sie; ein massiger Mann mit beginnenden Haarproblemen und einem ansehnlichen Speckgürtel um Bauch und Hüften. Ein erfolgreicher FKK-Kunde sah anders aus.

»Kenne ich Sie?«, begrüßte er mich stirnrunzelnd, wenn man das überhaupt eine Begrüßung nennen konnte.

»Guten Tag«, sagte ich betont höflich, während ich mich erhob. »Nein.«

»Frau ... äh ... wollte gerade gehen.« Antje Gellert wirkte wirklich armselig in ihrer Unterwürfigkeit. Da hatte auch das knackige Sexwochenende auf Hollbakken nichts bewirkt.

»Ja«, sagte ich und strahlte sie an. »Sie haben mir sehr geholfen, meine Liebe. An Ihrem so ganz speziellen Erfahrungsschatz teilhaben zu dürfen, war wirklich eine überaus große Hilfe.«

»Ach, Sie arbeiten auch bei FKK?«, fragte Rüdiger, das Unschuldslamm.

»Nicht wirklich«, erwiderte ich, während ich mich elegant an dem Koloss vorbeischlängelte. Sollte sein Prinzesschen sich doch erklärungsmäßig mühen, was den Zweck meines Besuches anging. Mir war das wurscht. Ich konnte auch mit dem angedichteten Job einer Wurstverkäuferin ausgezeichnet leben.

SIEBZEHN

Ich musste mit jemandem reden. Oder schnacken, wie man auf Nordelbisch sagt. Und zwar sofort. Noch von Burg aus rief ich deshalb Marga an. Doch ich hatte Pech. Körperlich war sie zwar anwesend und lieh mir ihr Ohr, doch mit den Gedanken weilte sie eindeutig komplett in anderen Sphären.

»Marga!«, blaffte ich sie schließlich enttäuscht an, als sie lediglich mit Achs und Mmhs auf meine Andeutungen reagierte, aber keinen klaren Satz herausbrachte, der ihr Interesse signalisiert hätte. Normalerweise wäre sie von dem Thema schier begeistert gewesen und hätte sich überhaupt nicht mehr eingekriegt.

»Ja, tut mir leid, Schätzelchen. Der Zeitpunkt ist denkbar ungünstig gewählt«, gab sie zu.

»Es ist aber wichtig«, beharrte ich. »Lass doch bitte mal einen Abend die Finger von deinem Herrn Keller und erinnere dich an alte Freundschaften. Das wird vielleicht möglich sein.«

Das Schweigen, das meinen Worten folgte, war so tief wie der Marianengraben mit seinen elftausend Metern. Und so dunkel wie dort unten im Pazifik war es auch. Ich hatte gerade beschlossen, mich für meine unverschämten Worte zu entschuldigen, als Marga dermaßen losprustete, dass mein Ohr quasi durch die Telefonleitung nass wurde. Ihr Lachen war eruptiv, unbändig und völlig ungekünstelt. Eigentlich mochte ich es sehr. Jetzt irritierte es mich nur.

»Was ist denn daran so komisch?«, pampte ich sie an, sämtliche Reueanwandlungen über Bord werfend. »Meinst du denn, ich habe das mit Theo nicht gewusst?«

»Ach Gottchen«, sagte Marga. Das sagt sie sonst nie. »Ach du liebe Zeit.« Das gehörte bislang auch nicht zu ihrem aktiven Wortschatz. Ich befand mich kurz vor der Explosion. Hielt sie mich denn allen Ernstes für so doof? »Komm am besten heute Abend so gegen zehn an die Schönberger Seebrücke, Schätzelchen. Wenn es wirklich wichtig ist, wird dies das Beste sein. Aber ich muss dich vorwarnen, denn allzu viel Zeit werde ich nicht für dich haben, hörst du? Bis dann.«

Der Knilch hatte meine Freundin Marga eindeutig verhext. Während ich durch Oldenburg kurvte, wurde mir das immer klarer. Theo Keller war ein Magier, Hypnotiseur und Scharlatan. Ich spürte regelrecht, dass meine Neigung, dem Mann mal ordentlich die Meinung zu geigen, in der letzten halben Stunde enorm zugenommen hatte. Dabei war er mir anfangs ganz sympathisch gewesen: humorvoll, hilfsbereit, wenn man an Gustavs Befreiungsaktion dachte, von einer altmodischen, ja fast schon ritterlichen Höflichkeit, die man nicht mehr oft fand, intelligent und sensibel – ich hätte fast eine Vollbremsung hingelegt.

Der Kerl verdiente doch nicht etwa seine Brötchen im selben Job wie Lutz Sörensen? Nur dass er sich auf ältere Semester wie Marga spezialisiert hatte? Du liebes Lottchen, fühlte sich meine Freundin möglicherweise so einsam, dass sie sich einen Kavalier und Lover mieten musste? Handelte es sich bei Theo Keller vielleicht sogar um einen professionellen Heiratsschwindler, der sich an niedergeschlagene Witwen heranpirschte, um sie anschließend auszunehmen wie eine Weihnachtsgans?

Aber besaß Marga überhaupt so viel Geld, dass sich der Einsatz für so einen Mann lohnte? Keine Ahnung. Über Renten, Sparkonten und Aktienpakete sprachen wir nie.

Ich fürchte, ich machte ein entschieden belämmertes Gesicht, als ich darüber nachdachte. Über Einsamkeit geklagt hatte Marga jedenfalls nie. Im Gegenteil, ich hatte immer den Eindruck gehabt, dass sie ihr Leben als ausgefüllt empfand. Nichtsdestotrotz traute ich ihr ein derartiges Arrangement grundsätzlich durchaus zu. Wenn ihr nun einmal nach einem Mann und Begleiter gewesen war, dann hatte sie sicher keine Probleme damit gehabt, einen zu buchen.

Allerdings traf man als Bezahl-Galan seine Liebste doch nicht an einem späten Oktoberabend ausgerechnet an der Schönberger Seebrücke. Da gab es eindeutig lauschigere Plätzchen für ein romantisches Stelldichein. Denn zu dieser Zeit war es dort unweigerlich hundekalt; der über das Meer kommende Wind piepte einem erbarmungslos durch die Frisur und drang nach spätestens fünfzehn Minuten durch jede Jacke. Aber Marga liebte bekanntlich das Wasser. Und wenn der Mond orangefarben und als riesige Scheibe über den Wellen aufging und die zum Glitzern brachte, der Sekt im Glas prickelte ... Himmel, hör auf, Hemlokk!

Zu Hause würgte ich ein Käsebrot hinunter und trank dazu eine ganze Kanne Tee. Dann kümmerte ich mich um meine Abendgarderobe: gefütterte Stiefel, Wollsocken, Schal, Mütze, Handschuhe und zwei Pullover unter der winddichten Jacke.

Um halb zehn fuhr ich los. Ich stellte den Wagen bei der Touristeninformation ab und wunderte mich darüber, dass ich nicht allein hier stand. Etwa zehn Autos parkten neben mir. Den kurzen menschenleeren Weg zum Seebrückenvorplatz legte ich mit eingezogenem Hals und gekrümmten Schultern zurück. Denn es war ziemlich windig. Und ziemlich kalt – was etliche, ebenfalls dick eingemümmelte Leute jedoch offensichtlich nicht daran hinderte, auf dem Vorplatz herumzustehen und sich gut gelaunt zu unterhalten. Eine seltsame Spannung lag in der Luft. Merkwürdig.

Ich entdeckte Marga und ihren Herrn Keller auf dem Brückenkopf, vertieft in ein Gespräch mit zwei Anglern. Margas Gesicht glühte, während sie mit Händen und Füßen gestikulierte. Wie eine Braut, die einem romantischen Abend entgegenfieberte, sah sie nicht aus, fand ich. Eher wie ein Orca, der auf dem Strand eine appetitliche Robbe entdeckt hat.

»Nö«, hörte ich den älteren Angler jetzt sagen. Es klang mürrisch und genervt.

»Dann werden Ihre Enkel aber keine Fische mehr fangen«, meinte Marga laut.

Ich blieb in einigem Abstand stehen und wartete.

»Ist mir schietegal. Die angeln nicht«, knurrte ihr Gegenüber. »Die jungen Leute sitzen doch sowieso nur noch vor dem Computer.«

»Weil überall an der Natur Raubbau getrieben wird«, behauptete Marga kühn und erntete dafür einen bewundernden

Blick von Theo Keller. »Haben Sie sie denn schon einmal mitgenommen und ihnen die Schönheiten des Meeres gezeigt?«

»Nee. Ich will angeln. Und zwar in Ruhe.«

»Lass uns gehen, Werner«, mischte sich jetzt der jüngere der beiden Petrijünger ein. »Das hat doch keinen Sinn. Die Alte will nur stören und lässt nicht locker. Wir können auch woanders fischen.«

»Aber hier –«

»Nun komm schon, Werner.«

Grollend und sichtbar mit sich und der Welt hadernd, holte Werner die Angel ein, schob die Rute zusammen, schnappte sich den Würmer-, Messer-, Schnaps- und Kaffee-Eimer, wandte sich um und stapfte ohne ein Wort davon. Der Jüngere folgte ebenso grußlos.

»Einen schönen Abend noch, die Herren!«, brüllte Marga hinter ihnen her. »Und die ›Alte‹, du Knallkopp, habe ich zu deinem Glück überhört! – Moin, Schätzelchen.«

»Marga. Theo.« Ich kniff mir ein sparsames Nicken in seine Richtung ab. Solange ich nicht wusste, welche Rolle dieser Herr Keller im Leben meiner Freundin spielte, würde ich sorgsam Abstand halten.

»Ich bereite dann mit den anderen schon mal alles vor«, sagte Theo nach einem kurzen Blick auf mein Gesicht und trollte sich.

Frau Schölljahn hatte den Herrn Keller offensichtlich gut erzogen.

»Ja, tu das«, stimmte Marga zu. Sie sah wirklich herzallerliebst aus mit ihrer unter dem Kinn festgezurrten Inkamütze, dem dreimal um den Hals gewickelten dicken Schal, der zeltähnlichen Wetterjacke und den halbhohen Stiefeln, mit denen man problemlos über die Alpen und zurück hätte wandern können. Jeder Himalaja-Expeditionsleiter wäre garantiert vor Neid erblasst. »Also, was ist los, Schätzelchen?«, wandte sie sich an mich.

»Nein, du zuerst«, wehrte ich ab und blickte mich misstrauisch um. »Ich würde nämlich ganz gern wissen, was hier gespielt wird. Was habt ihr vor, du und Theo?«

Auf Margas rundem Gesicht erschien ein verklärtes Lächeln.

»Kunst und politische Aktion in einem«, erwiderte sie feierlich. »Morgen wird an dieser Stelle die Hölle los sein. Dann werden sich die Medienvertreter die Klinke in die Hand geben. Es war Theos Idee, aber ich fand sie von Anfang an genial. Und die anderen auch. Wir mussten gar nicht viel Überzeugungsarbeit leisten.« Aha. Ich verstand keinen Ton, was Marga sofort erkannte.

»Christo«, erklärte sie mit glockenheller Stimme.

»Amen«, rutschte es mir raus.

»Nein, der doch nicht«, widersprach sie heftig. »Wir meinen Christo, den Verpackungskünstler.«

»Marga«, murmelte ich hilf- und ratlos. Ob Herr Keller meiner Freundin vielleicht heimlich etwas unters Essen mischte? Sie war jedoch dermaßen enthusiasmiert, dass sie meine lilalaue Reaktion fälschlicherweise mit einer Form der Zustimmung verwechselte.

»Genau«, rief sie so entglitten, als ginge es doch nicht um den irdischen Verhüllungsmeister. »Darauf musst du erst einmal kommen. Aber wenn wir den Steg heute Nacht eingewickelt haben, werden die Leute in Scharen anreisen und ihn bestaunen wie damals den Reichstag in Berlin. Wir setzen auf den Verfremdungseffekt, Hanna.«

Kein Schätzelchen? Meinen Vornamen benutzte sie bekanntlich nur, wenn ihr etwas todernst war und sie keine Witze vertrug.

»Ah«, sagte ich daher vorsichtig, weil ich immer noch nicht den blassesten Schimmer hatte, was hier und vor allen Dingen mit ihr los war. Halluzinationen? Allmachtsphantasien? Ein frühkindliches Trauma? Du großer Gott, da waren doch nicht etwa synthetische Drogen im Spiel?

»Was heißt hier ›Ah‹? Findest du die Idee nicht gut?«, schnauzte sie mich an.

»Na ja«, begann ich stotternd. »Der Reichstag ist weit weg und steht in Berlin.«

»Hältst du mich für bescheuert? Das weiß ich.«

»Natürlich«, beeilte ich mich zu versichern. »Klar. Aber wenn ihr den Steg hier einpackt, kann ihn doch niemand mehr betreten. Und das gibt bestimmt Ärger«, argumentierte ich geradezu löblich vernünftig.

Marga warf mir einen Blick zu, der die Polkappen in Nullkommanichts zum Schmelzen gebracht hätte. Und das Eis auf dem Mars gleich mit.

»Manchmal bist du wirklich verdammt schwer zu ertragen, Hanna Hemlokk«, meinte sie frostig. »Kein Feuer im Hintern, ganz die alte Miesepeterin, die immer nur meckert und nichts anpackt. Ich habe schon richtig daran getan, dir nichts zu erzählen und dich nicht zu fragen, ob du mitmachen willst. Theo fand das gar nicht gut. Aber ich kenne dich besser. Du hättest dir vor lauter Angst und Bedenken gleich wieder in die Hose gemacht.«

Das war ungerecht. Und sie wusste es. Ich vermutete daher, dass sie das Ding mit Theo und sich selbst als unumstrittene Leithammel ganz bewusst allein hatte durchziehen wollen. Viel Feind, viel Arbeit, aber auch viel Ehr und weit und breit niemand, der mal eben zart anmerkte, wie hirnrissig das Ganze eigentlich war. Stimmt schon, ich hätte zweifellos gestört. Hastig wechselte ich meinen Ansatz.

»Womit wollt Ihr den Steg denn einpacken?« Mal ganz abgesehen vom Wie, aber das schenkte ich mir in diesem heiklen Moment. Ich wähnte mich mit dieser Frage auf der sicheren Seite, war es aber nicht. Margas Gesicht verdüsterte sich schlagartig.

»Ich war von Anfang an dagegen. Doch es ging nicht anders. Wir haben es wieder und wieder durchgerechnet. Alles andere wäre zu teuer geworden. Jute zum Beispiel. Und wir hätten die Bahnen auch nicht festgekriegt. Mit Plastik ist es einfacher. Theo hat auch kein gutes Gefühl dabei, aber er meint, es ist ja für einen guten Zweck.«

»Theo«, sagte ich blöde.

Plastik statt Jute. Seelengefährte statt Lover. Mein Hirn war völlig leer. So etwas Bekloppte hatte ich schon lange nicht mehr gehört. Was, um Himmels willen, wollten die beiden Herzchen bloß damit bezwecken? Wieso brauchte die Welt plötzlich eine mit Plastik umwickelte Seebrücke am Schönberger Strand?

Bevor ich jedoch meine Skepsis in vorsichtige Worte kleiden konnte, meinte Marga: »Weißt du, für Theo, aber auch für die anderen ist der Schutz der Meere mittlerweile genauso ein wichtiges Ding wie für mich. Es geht einfach nicht so weiter mit dem Raubbau, den der Mensch da treibt. Wir fischen die Ozeane hemmungslos leer und kippen sie obendrein noch mit Dreck voll. Und Theo meint – auch da sind wir uns einig –, dass jeder etwas im Rahmen seiner Möglichkeiten dagegen tun sollte. Also haben wir uns im Sommer hingesetzt, nachgedacht und uns für diese Aktion entschieden. Theo und ich haben Leute angeworben und überzeugt, die Sache den ganzen Spätsommer über geplant und den Herbst über vorbereitet. Und heute ist es endlich so weit. Ich bin ganz aufgeregt. Das wird ein echter Knaller, Schätzelchen. Aber du wolltest etwas mit mir besprechen.«

Ich starrte sie an. Für einen Moment hatte ich vor lauter Christo, Kunst und der Rettung der Meere durch eine eingewickelte Schönberger Seebrücke total den Faden verloren. Doch dann sprudelte es aus mir heraus.

»Lutz Sörensen arbeitet als Callboy, und die FKK-Frauen haben auf Hollbakken eine Orgie gefeiert.«

»Na, das ist doch mal wirklich eine hübsche Idee«, meinte Marga anerkennend, während sie kritisch einen der Männer beobachtete, der nun überall Hämmer auslegte. »Hat's den Mädels denn gefallen inmitten der knackigen Kerle?«

»Ich weiß nicht«, gestand ich zweifelnd.

Jetzt betrachtete Marga mich aufmerksam. »Was weißt du nicht, Schätzelchen? Hast du etwa ein Problem damit? Moralisch, meine ich. Von wegen eine anständige Frau tut so etwas nicht?«

»Nein, natürlich nicht. So ein Blödsinn«, fauchte ich selbst für mein Gehör eine Spur zu heftig. Ich hielt mich schließlich für aufgeschlossen, tolerant und liberal; ein freier Geist, den wenig erschütterte. »Na ja, vielleicht ein bisschen. Ich glaube, ich kann damit nicht so richtig gut umgehen. Wenn man Menschen quasi kauft, meine ich. Und da ist es gleichgültig, ob nun eine Frau einen Mann oder ein Mann eine Frau kauft.«

»Aha.« Marga zurrte ihren Inkahut fester, weil der Wind jetzt unangenehm auffrischte. »Hat denn die Orgie in irgendeiner Weise mit dem Tod dieser Daphne zu tun?«

»Auch das weiß ich nicht«, gestand ich kleinlaut. »Aber ich denke schon, ja. Also, es könnte durchaus sein. Vorstellbar wäre es zumindest.«

»Was von der Aussagekraft einem entschiedenen Jein gleichkommt«, murmelte Marga und linste unauffällig in Richtung Seebrückenvorplatz, wo Theo mit den anderen an irgendwelchen Kisten herumhantierte. Dann sagte sie behutsam: »Sieh es doch einmal so, Schätzelchen: Die Frauen haben sich ein schönes Wochenende gegönnt, und am Sonntagabend sind sie alle brav und befriedigt zu ihren ›Sportschau‹ guckenden Karl-Heinzen auf die heimische Couch zurückgekehrt. Davon haben doch alle etwas. So etwas ist gut für die Ehehygiene; Männer machen das, seit der Homo sapiens aufrecht stehen kann. Da gehört der Puffbesuch zum guten Ton.«

»Aber —« Genauso hatte laut Antje Gellert auch Merkenthal argumentiert.

»Was aber, Schätzelchen?«, unterbrach Marga mich ungeduldig. »Wenn eine Frau mal nicht auf Kerzen, Champagner, rote Rosen und Gesäusel steht, sondern einfach Sex haben will, ohne dass der Typ hinterher wehleidig wie ein getretener Cockerspaniel guckt, weil sie danach ihre sieben Sachen packt und verschwindet, ist so ein Arrangement doch völlig in Ordnung. Also, mir könnte das auch gefallen, mal mit einem richtigen Fachmann ins Bett zu kriechen und nicht mit so einem Stümper, der einen zwar vollsülzt, aber gar nicht weiß, wofür er Hände hat. Und einen Mund.«

»Marga!«, stöhnte ich. Das Gespräch entwickelte sich in eine Richtung, die mir nicht behagte.

»Was ist denn? Alles andere ist doch nur Erziehung und kulturelle Tünche, und beides wird uns von den Männern übergekübelt, wie wir als aufgeklärte Frauen wissen. Das Weibchen hat züchtig im Haus auf den Samenspender seines Vertrauens zu warten. So einfach ist das. Und so hat er es gern, auch wenn er im Bett nicht bis drei zählen kann. Grundlage ist die blanke

Biologie, denn *er* will zum Zug kommen und sonst niemand. Guck dir doch bloß einmal das orientalische Harems- und Wegsperrprinzip an. Wenn es mit dem häuslichen Einsperren nicht mehr klappt, greift man zur Burka, was nur eine mobile Variante ist. Aber gesperrt wird, weil nur die Männerperspektive zählt. Nee, Schätzelchen, wenn du bei deinen Bedenken mal Moral und Mann abziehst, bleibt doch nur noch eines: Solange du niemandem schadest und niemanden verletzt, kannst du es tun. Das sagte bereits der olle Kant, nur mit etwas wohlgesetzteren Worten. Alles andere ist Augenwischerei.«

Eine Vorlesung war nun wirklich das Letzte, was ich von ihr erwartet hatte. Und was ich brauchen konnte. Mir ging es ums Prinzip!

»Sprichst du aus eigener Erfahrung?«, fragte ich deshalb spitz.

Über den seligen Herrn Schölljahn sprach Marga bekanntlich nicht gern. Und wie weit die Sache mit Theo Keller gediehen war, konnte ich nach den neuesten Informationen nicht mehr einschätzen. Ob das Palavern über die Verpackung der Schönberger Seebrücke geradewegs in die Kiste geführt hatte? Möglich. Oder auch nicht.

»Das geht dich immer noch überhaupt nichts an«, entgegnete Marga liebenswürdig. »War's das?«

»Bitte?«

»Ich fragte, ob ich deine zartbesaitete Seele beruhigen konnte. Denn darum ging es dir doch. Die anderen brauchen nämlich langsam meine Hilfe. Oder willst du uns etwa zur Seite stehen, Schätzelchen? Jede Hand ist willkommen.«

»Na ja, also eigentlich …« Das Verpacken von Seebrücken hatte mich noch nie gereizt, um ehrlich zu sein.

»Prima«, sagte Marga entschlossen, nahm meinen Arm und schob mich zurück in Richtung Seebrückenvorplatz. »Du kannst erst mal dabei helfen, die Ballen aus dem Lastwagen zu holen. Und einen Hammer für dich treiben wir sicherlich noch auf.«

Na gut. Meinetwegen konnte ich auch beim Annageln von Plastikplanen über Daphne Merkenthal, Antje Gellert und Verena Schneekloth sowie über das komplexe Verhältnis von Sex, Säften und Gefühlen nachgrübeln. Hielt ich es in dieser

Hinsicht tatsächlich eher mit Vivians Camilla, überlegte ich, als ich den ersten Schlag am Brückenkopf tat.

Marga und ich hatten die flatternde Plane stramm von Brüstung zu Brüstung gezogen, damit keine Bö oder Brise unterfassen konnte. Denn das sei das Geheimnis, hatte sie mir erklärt. Wir müssten die Brücke quasi windabweisend verpacken. Umleiten und keine Angriffsfläche bieten, hatte sie gesagt. Sonst gehe die ganze Chose glatt in die Hose. Na gut. Sie hielt, und ich hämmerte, während ich mir eingestand, dass das Konzept Sex und Säfte bar jeglichen Gefühls zwar für beide Geschlechter existierte und an sich weder für *ihn* noch für *sie* moralisch verwerflich war – da konnte ich Marga zustimmen –, dass es aber trotzdem nicht meinem Denken entsprach. Auch wenn Vivian Richard genau das behaupten ließ, was Marga soeben Hanna erklärt hatte. Nur dass er bekanntlich ein Mann war und es sich bei Camilla um die Frau handelte, die zu Hause saß.

»Und sich betrogen fühlt«, sagte ich laut, während ich auf den gefühlt bestimmt einhundertneunzigsten Nagel eindrosch, als sei er an allem schuld.

»Unsinn«, widersprach Marga von gegenüber energisch. »Hier wird keiner betrogen. Morgen wissen es alle. Wir verheimlichen nichts, was, Charly?« Der komplett eingepackte Enddreißiger, der mit seinem Kumpel neben uns nagelte, nickte lächelnd in unsere Richtung.

»Nein, nein«, beschwichtigte ich sie. »Weißt du, ich dachte eben nur an Richard und Camilla –«

»Da kommen Theo und Gerhild mit dem nächsten Ballen.«

Herr Keller blickte mit gespitzten Lippen zu uns herüber, besah sich kritisch unser Werk und nickte dann sichtlich zufrieden.

»Hanna packt mit an«, erklärte Marga ihm. Sie strahlte vor Aufregung und Anspannung.

»Klasse«, sagte Theo. Auch er wirkte in diesem Moment, als habe er eine kombinierte Verjüngungs- und Wellnesskur durchlaufen. »Einen weiteren Mann können wir verdammt gut gebrauchen.« Marga hüstelte dezent. Theo merkte nichts. Und ich hielt den Mund, weil es einfach ein ehrlich gemeintes »Willkommen an Bord« war. »Mit Christo wollen wir uns natürlich nicht messen«, fuhr Theo in einem Anflug von Realitätssinn fort. »Der macht eindeutig spektakulärere Sachen. Aber als Hingucker reicht unsere Aktion allemal.«

»Theo ist wirklich zu bescheiden«, tadelte Marga ihren Kompagnon liebevoll. »Denn ich sag dir, Junge, das wird ein Knaller, nicht bloß einer von diesen aufgebauschten Pseudo-Aufregern. So etwas Verrücktes hat hier noch nie jemand gemacht.«

Was zweifellos den Tatsachen entsprach. Es war eine rundherum bekloppte Idee. Trotzdem gefiel sie mir immer mehr. Und so behielt ich diese Einschätzung wohlweislich für mich und fragte stattdessen ehrlich neugierig, während ich mit Schwung einen weiteren Nagel punktgenau in das Lärchengeländer versenkte: »Was wollt ihr eigentlich mit der Aktion bezwecken? Ich meine, die Sache an sich sagt ja nicht viel aus. Was steckt dahinter?«

Mir war das nämlich immer noch nicht ganz klar. Marga verstand sich schließlich nicht als Tourismusmanagerin, die mit Presseberichten über verpackte Brücken möglichst viele Hessen, NRWler oder Sachsen anlocken wollte.

»Willst du es ihr erklären?«, fragte Marga Theo, während Gerhild sich bereits wieder wegdrehte, um den nächsten Folienballen zu holen. Der nickte.

»Morgen früh ragt der Seesteg vom Schönberger Strand als Sinnbild dafür in die Ostsee, dass der Mensch mit und auf diesen Planken fremden Lebensraum betritt«, sagte er so feierlich, als erkläre der UNO-Chef Mutter Erde zur kriegsfreien Zone.

»Das Meer«, ergänzte Marga andächtig. Ich hörte mit dem Hämmern auf.

»Richtig«, fuhr Theo getragen fort. »Das Meer. Es wird von den Menschen bekanntlich gnadenlos ausgebeutet. Und unsere Gruppe will mit dieser Aktion darauf hinweisen, dass die Ozeane uns nicht gehören, dass die Wesen, die sie bevölkern, sowohl ein Recht auf Leben als auch auf ein intaktes Umfeld haben und dass alle Meere der menschlichen Achtsamkeit und des menschlichen Schutzes bedürfen.«

»Es hat viel mit Symbolik zu tun«, setzte Marga fast schüchtern hinzu, als ich schwieg.

Das hatte es wohl. Aber nicht nur. Mir kamen die Satellitenbilder in den Sinn, die das ganze Ausmaß der Müllproblematik mittlerweile deutlich zeigen. Tonnenweise dümpelt da Plastik im Pazifik, millionenfach verrecken die Meeresbewohner an dem Zeugs, weil sie es für essbar halten. Und wer trotzdem noch überlebt, gerät in ein kilometerbreites Schleppnetz, mit dem alles, was das Pech hat, im falschen Moment am falschen Ort zu sein, herausgefischt wird. Und mir fiel noch etwas anderes wieder ein: nämlich der Teller mit der als schmackhaftes Fischgericht zubereiteten Seezunge im Stralsunder Ozeaneum. Denn um sie herum hatte man den erschütternd umfangreichen »wertlosen« Beifang gelegt, das heißt den hohen Preis, den das Meer dafür zahlt, dass der Mensch einen einzigen bestimmten Fisch verspeisen will.

Ich hob erneut den Hammer.

»Wann müssen wir fertig sein?«, fragte ich meine Mitstreiter dynamisch, jeden Gedanken an Sex und Säfte, Männer und Frauen, Callboys und Mörder energisch beiseiteschiebend.

»Bei Sonnenaufgang«, antwortete Marga, was ein bisschen nach Wildem Westen klang. »Anschließend gibt's Kaffee und Brötchen bei mir.« Was wieder eher nach Bokau klang.

Wir maßen, schnitten und hämmerten die ganze Nacht hindurch. Ab und zu blieben ein paar Gassigeher stehen und sahen uns kopfschüttelnd zu; niemand traute sich jedoch, jemanden aus der Gruppe zu fragen, was wir da machten. Ab halb zwölf versiegte allmählich auch der ohnehin spärliche Strom der Hundebesitzer. Ab halb eins war endgültig Ruhe. Und so gegen halb sieben hatten wir es geschafft. Es war kalt, feucht, neblig, nass und dunkel, wie es sich für einen anständigen Oktobermorgen gehörte. Doch uns allen ging es ausgesprochen gut, auch wenn Theo nur noch krumm über den Vorplatz schlich, Margas Nase rot gefroren war und ich einen neuen rechten Arm ausgesprochen gut hätte gebrauchen können.

Voller Stolz blickten wir auf unser Werk. Fünfzehn Leute,

die müde, aber glücklich waren, weil sie wussten, dass sie etwas Sinnvolles geleistet hatten. Vom Deich aus betrachtet, hätte man unser Opus für ein riesiges weit ins Wasser hineinragendes Konstrukt ohne Sinn und Verstand halten können. Doch das machte nichts. Im Gegenteil, der Verfremdungseffekt wurde dadurch nur noch größer. Als letzte Tat hängte Theo dem eisernen »Mann im Sturm«, einer überlebensgroßen Skulptur auf dem Brückenvorplatz, noch eine selbst gefertigte Infotafel an den Regenschirm. Wer wollte, konnte sich also schlaumachen – bevor er in den entrüsteten Protest aller Spießer und Sesselfurzer ausbrach, was das denn nun wieder für ein Quatsch sei, der bestimmt auch noch von unseren Steuergeldern bezahlt werde.

Anschließend ging die komplette Mannschaft bei Marga frühstücken. Wir hauten rein wie die Wikinger nach der ersten Atlantiküberquerung der Menschheitsgeschichte, doch bereits um neun verabschiedeten sich die Ersten mit einem herzhaften Gähnen, um halb zehn fuhr Theo nach Hause, wenig später wankte auch ich in meine Villa, stellte den Wecker auf vierzehn Uhr und legte mich aufs Ohr. Die »Aranca« lief erst morgen früh ein, Zeit genug also, um Verena Schneekloth in Rendsburg noch rasch einen Besuch abzustatten und ihr auf den Zahn zu fühlen.

Ich schlief bis drei Minuten vor zwei. Bereits eine halbe Stunde später war ich abmarschbereit. Bei meiner Freundin waren alle Fenster verrammelt, ein eindeutiger Hinweis auf ihre Abwesenheit. Wahrscheinlich gaben sich an der Seebrücke bereits die Presseleute die Möwen in die Hand – Probsteier Herold, Spiegel, Kieler Nachrichten, Focus, ganz zu schweigen von den zahlreichen Radio- und TV-Sendern, in deren Talkrunden man Marga und Theo einladen würde.

Ich amüsierte mich immer noch still, als ich den Stadtrand von Kiel erreichte. Die beiden Verhüllungsaktivisten würden die Sache – *ihre* Sache – schon schaukeln. Am Ende dieser Woche würde jeder Erstklässler in Flensburg, aber ebenso in München, Trier oder Görlitz zumindest eine Ahnung davon haben, dass das Meer mehr zu bieten hatte, als Badewasser und Nahrung für den

Menschen bereitzustellen. Und vielleicht schaute ja sogar Christo höchstpersönlich auf einen Klönschnack an der Seebrücke vorbei. Von Verpackungskünstler zu Umhüllungsartist sozusagen.

Ich hatte Glück, Verena Schneekloth war zu Hause, wie der zwitschernden Stimme in der Diele zu entnehmen war. Eindeutig, die Frau telefonierte mal wieder mit ihrem Lover. Ich klingelte, das Zwitschern brach zwar nicht ab, doch die Tür wurde immerhin geöffnet, und genau wie ihre Kollegin Antje Gellert begrüßte sie mich mit einem nicht sehr erfreuten »Ach herrje, Sie schon wieder«.

»Ich muss mit Ihnen reden«, sagte ich ohne Umschweife. »Es ist wichtig.«

Sie nickte und trat zur Seite, während sie dem Amigo am anderen Ende der Leitung hastig erklärte, dass sie Schluss machen müsse. Gehauchte Küsse wurden ausgetauscht, dann wandte sie sich mir zu.

»Die kleine Antje hat mich vorgewarnt. Ich hätte gar nicht gedacht, dass sie so laut brüllen kann, weil ich sie immer für ein Hühnchen gehalten habe, das nur gackert. Aber wenn es um ihren Rüdiger geht, wird die Frau tatsächlich zur Tigerin. Mensch, hat die geschrien, ich hätte mir fast einen Hörsturz eingefangen. Das habe ich Ihnen zu verdanken.«

»Ja«, gab ich umstandslos zu. Wir nahmen gleichzeitig Platz. Wie auf Fehmarn jede dort, wo sie auch beim ersten Besuch gesessen hatte. Der Mensch ist eben ein Gewohnheitstier.

»Oskar hätte Ihnen die Fotos nicht so ohne Weiteres geben dürfen«, stellte Schneekloth sachlich fest, angelte nach der Zigarettenpackung und zündete sich eine an. »Und schon mal gar nicht ohne mein Einverständnis.« Sie schien keinerlei Bedenken zu haben, sich als die Urheberin der Aufnahmen zu outen. Gut, wieder ein Punkt geklärt.

»Er wusste, dass es um die Aufdeckung eines Mordes geht«, hielt ich dagegen. »Und außerdem hatte ich noch etwas gut bei ihm.«

Schneekloth blies einen Kringel in die Luft und schüttelte dabei den Kopf. »Kindchen, Sie ganz allein behaupten, dass es Mord war. Niemand sonst.«

»Ich habe einen Auftraggeber«, erinnerte ich sie. »So allein bin ich nicht.«

»Gut, lassen wir das, ist ohnehin Schnee von gestern«, meinte sie großzügig. »Und außerdem war es das vielleicht schon aus dem Grund wert, weil ich Antje Gellert noch nie so enthemmt erlebt habe. Nicht einmal … na, Sie wissen schon. Sagte ich bereits, dass ich noch nie eine Privatdetektivin gesehen habe? Sie sehen ganz normal aus.«

»Wenn das ein Kompliment sein soll, bedanke ich mich«, erwiderte ich artig. Offensichtlich benötigte auch so eine direkte Person wie Verena Schneekloth eine Anwärmphase, bevor sie zur Sache kommen konnte. Die sollte sie haben. Ich hatte Zeit. Wie bei meinem ersten Besuch trug sie Leggings und T-Shirt. Der Grundton des Shirts war schwarz, wodurch die winzigen rosa Herzchen besonders gut zur Geltung kamen. Ich musste an mich halten, um mich nicht nur innerlich zu schütteln. Doch Schneekloth, durch ihren Job zweifellos aufs Beste trainiert im Beobachten anderer Menschen, durchschaute mich.

»Ist nicht Ihr Stil, nehme ich an«, stellte sie ungerührt fest, während sie gelassen an dem hautengen Oberteil zupfte.

»Nee«, gab ich ehrlich zu. »Herzen sind mir zu süßlich.«

»Mein derzeitiger Freund steht drauf.«

»Aha.« Was sollte ich sonst dazu sagen? Viele Männer schätzen eben eher kleine »Partnerinnen«. Geistig wie körperlich. Wenn sie sich dabei an erwachsene Frauen halten und die das freiwillig mitmachen, ist das in Ordnung. So tolerant bin ich nun wirklich.

»Können wir jetzt?«, fragte Schneekloth ungeduldig. »Julio wird in einer Dreiviertelstunde hier sein. Und ich versichere Ihnen: Der kommt nicht zum Reden.« Womit wir übergangslos beim Thema waren.

»Sex«, sagte ich.

Sie lachte kehlig, versemmelte den lasziven Effekt jedoch, weil das Lachen plötzlich ohne Vorwarnung in ein raues Husten überging. Woraufhin sie energisch die halb angerauchte Zigarette ausdrückte, die Beine hochzog und mich herausfordernd anblickte. »Die Callboys auf Hollbakken, meinen Sie?«

»Genau die«, entgegnete ich ruhig. »Denn so ganz normal ist ein Programm wie C&C für die Incentive-Feier einer renommierten Firma nicht, habe ich mir sagen lassen.«

»Nein«, stimmte sie mir heiter zu. »Normal ist Fressen und Saufen bis zum Abwinken. Das habe ich Ihnen ja erklärt. Sex gibt's nur nebenbei. Quasi als Hauptevent ist es schon etwas Besonderes.« Ohne sich dessen bewusst zu sein, langte sie nach der Gauloises-Packung, zündete sich eine an und stellte kühl fest: »Es geht Sie nichts an. Wir sind erwachsen. Es war unser Vergnügen.«

»Sie haben recht. Wenn es keinen Mord gegeben hätte, ginge es mich einen Dreck an, mit wem man bei FKK das Lager teilt. Aber –«

»Es war ein Unfall, verdammt! Nur Sie phantasieren sich da etwas anderes zusammen.«

Wir starrten uns an. Zwei feindliche Schwestern, die sich durchaus ebenbürtig waren und es auch wussten.

»Hören Sie, ich komme nicht weiter, wenn Sie mir nicht helfen«, gestand ich ehrlich. »Und Sie haben doch nichts zu verlieren. Die Bilder sind sowieso im Umlauf, da schadet es wirklich nichts, wenn Sie mir zusätzlich noch ein paar Einzelheiten verraten.«

»Wofür brauchen Sie die?«, fragte sie ganz vernünftig.

»Für ein realistisches Gesamtbild von der Situation, nein, von dem ganzen Wochenende. So etwas ist einfach wichtig, um ein Gespür für den Fall zu bekommen. Er muss sich richtig ... anfühlen, verstehen Sie?«

Sie schwieg, zog an ihrer Zigarette und kniff die Augen zusammen, weil der Rauch ihr ins Gesicht waberte.

»Ja«, sagte sie dann. »Der Bauch muss mitmachen, sonst kann man auf die Sache scheißen, weil man es nur mit losen Enden zu tun hat, die sich nicht verknubbeln lassen. Kann ich nachvollziehen.«

Wir musterten uns erneut: zwei Frauen, die noch immer nicht auf einer Seite standen – und auch niemals stehen würden –, die in diesem Moment jedoch so viel einte, dass sie einander in Maßen vertrauten.

»Bitte«, sagte ich leise. »Sie würden mir damit einen riesigen Gefallen tun.«

Sie nickte, seufzte, drückte die Zigarette aus, griff nach der Packung und fing an, sie in ihren schlanken Händen hin und her zu drehen.

»Na gut, auch wenn es auf den ersten Blick vielleicht nicht so aussieht, ich habe ein weiches Herz«, behauptete Verena Schneekloth. »Legen Sie los, Hemlokk. Ich werde sehen, was ich tun kann. Aber beeilen Sie sich.«

Okay, erste Frage. »Hat Merkenthal mit Sörensen geschlafen?«

»Weiß ich nicht«, sagte sie und zuckte mit den Schultern. »Das kann schon sein. Was davon mitgekriegt habe ich allerdings nicht. Dafür war ich selbst zu beschäftigt. Lutz trug jedenfalls ein rotes Bändchen.«

Ich musste nicht sehr intelligent geguckt haben, denn sie lachte amüsiert, bevor sie genau wie Antje Gellert hellsichtig erkannte: »Sie haben von solchen Dingen keine Ahnung, oder?«

»Nein«, musste ich auch hier zugeben.

Schneekloth öffnete die Zigarettenschachtel, schloss sie dann jedoch mit einem finsteren Blick wieder und knüllte sie zusammen. »Rotes Bändchen ums Handgelenk bedeutet, dass der Kerl nur den wirklichen Leitkühen zur Verfügung steht. Natürlich waren alle Frauen, die in Hollbakken dabei waren, gut, keine Frage, aber einige sind eben noch besser als besser. Oder bekleiden einen hohen Posten in der Firmenhierarchie. Zu der Gruppe gehörten natürlich Daphne als Leiterin der Sektion Nord, die kleine Gellert, auch wenn man ihr das auf den ersten Blick überhaupt nicht zutraut, Britta, Suzie und ich.« Schneekloth lachte ihr kehliges Lachen. Dieses Mal ging es nicht in ein Husten über, sondern klang fast ein wenig dreckig. »Aber ich stand mehr auf Gary. Ich habe zwischendurch natürlich auch noch andere Männer ausprobiert, aber der hatte als Einziger nicht so etwas Jungenhaftes, sondern war schon ein bisschen älter und deshalb bereits ein richtiger Kerl mit Ecken und Kanten und Haaren, wo sie hingehören. Außerdem hatte der ein Stehvermögen, das wirklich phänomenal war.

Am Sonntag war ich richtig geschafft. So geschafft, dass ich tatsächlich Julio absagen musste. Der war gar nicht begeistert, kann ich Ihnen sagen.«

»Aber Julio hatte keine Ahnung, was das Wochenende betraf?«

»Natürlich nicht! Ich habe die Absage mit Migräne wegen Daphnes Tod begründet. Julio ist rasend eifersüchtig.«

Schneekloth sagte das in einem Tonfall, als habe der unbekannte Lover etwas gegen ihre Angewohnheit, sonntagnachmittags spazieren zu gehen. Aber das war nun wirklich nicht mein Bier.

»Die Callboys trugen also alle ein Bändchen am Arm, damit die Frauen gleich auf einen Blick sehen konnten, wen sie sich bestellen durften«, fasste ich, um einen sachlichen Tonfall bemüht, das Gehörte zusammen.

»So war's, ja. Rot für die Spitzenkräfte und Gelb für die Normalos. Wobei die Spitzendamen sich natürlich auch einen gelben Boy nehmen konnten, wenn der ihnen gefiel.«

»Für sexuelle Vorlieben standen die Farben nicht? Also Blau für Sadomaso, Grün für –«

»Ich verstehe Sie schon«, unterbrach sie mich ungeduldig. »Nein, es war genau so, wie ich es beschrieben habe. Vorlieben klärte man erst ab, wenn man sich einen Typen genommen hatte. Die Jungs waren in dieser Hinsicht ziemlich breit aufgestellt, von oral bis milde Fesselspiele oder diverse ausgeklügelte Massagen. Das waren echte Könner. Und auf die Vielfalt hat Daphne schon geachtet. Es sollte ja schließlich für jede von uns etwas dabei sein.« Das klang fröhlich und unbeschwert. Und dieser Eindruck wurde noch bestätigt, als sie spöttisch fortfuhr: »Tja, manchmal ahnt man als stinknormale Arbeitnehmerin gar nicht, was in den oberen Etagen für das Gelingen einer Incentive-Feier alles beachtet werden muss.«

Ich blickte verstohlen auf die Uhr. Noch zwanzig Minuten.

»Und wenn Sie sich einen der Männer ausgesucht hatten und dem aber Ihre Nase nicht gefiel – konnte der sich weigern, mit Ihnen zu schlafen?«

Sie schüttelte über so viel Dämlichkeit den Kopf. »Nein,

natürlich nicht. Das wäre ja so, als wäre sich eine Verkäuferin zu schade dafür, ein bestimmtes Regal einzuräumen.« Ich fand den Vergleich sehr sinnig. »Nein«, wiederholte Schneekloth, »wenn wir unsere Wahl getroffen hatten, gingen wir mit dem Boy in ein freies Zimmer. Daphne hatte natürlich dafür gesorgt, dass überall Matratzen zur Verfügung standen. Sie hatte sogar daran gedacht, richtig große, breite zu nehmen. Nein, gespart hatte sie nicht, die Gute. Manchmal war die Frau ein Biest, ein richtiges Biest. Aber verdammt großzügig konnte sie auch sein, zumal wenn es nicht ihr Geld war, das sie ausgab.«

Ich wusste trotz dieser halbherzig positiven Charakterisierung immer noch nicht, ob mir die Tote im Leben dadurch sympathischer gewesen wäre.

»Ist dieses Bändchenprinzip eigentlich in der Branche üblich?«, erkundigte ich mich.

»Oh ja, ich glaube schon«, meinte Verena gleichgültig. Offensichtlich hatte sie damit kein Problem. Ich schon. »Die Boys haben die Bänder am Anfang völlig selbstverständlich übergestreift. Und Daphne hat sie auch so präsentiert. Aber ich habe so eine Sause zum ersten Mal mitgemacht. Beschwören kann ich da nichts.« Sie kicherte. »Allerdings würde ich es sofort wieder tun. Weil es einfach … geil war. Da vergessen Sie ganz schnell jede normale Massage oder jedes züchtige Wellnessprogramm. Wenn die Jungs mit einem durch sind, fühlt man sich so etwas von müde und gelöst, das kann ich gar nicht beschreiben. Total entspannt, weil total befriedigt.« Sie stand auf, ging an den Schrank und holte eine neue Schachtel Gauloises heraus. »Schlechte Angewohnheit, ich weiß. Nächstes Jahr höre ich damit auf. Julio mag es nicht, wenn ich nach Qualm stinke. Und ungesund ist es natürlich auch.«

Ich verkniff mir jeglichen Kommentar. Julio musste entweder beständig einen dicken Schnupfen haben oder eine Klemme auf der Nase tragen, denn die gesamte Wohnung stank wie ein ungeleerter Aschenbecher.

»Wissen Sie«, fuhr Schneekloth fort, nachdem sie die Zigarette angezündet und einen Zug genommen hatte, von dem bestimmt ihr Dünndarm noch gut hatte, »ich habe ja selbst genügend Erfahrung im Berufsleben. Deshalb habe ich bei Gary auch immer darauf geachtet, dass er gleich seinen Stempel bekam, wenn wir fertig waren. Die kriegten die Jungs auf den Unterarm, damit man sehen konnte, wen die Mädels am tollsten fanden. Aber natürlich ist das auch wichtig später für die Abrechnung untereinander, denke ich. Ich habe natürlich keine Ahnung, wie die Kerle das unter sich ausmachen: Gibt's eine Pauschale für jeden, oder wird nach Zahl der Stempel gezahlt? Na, das ist nicht mein Ding.«

Meins entschieden auch nicht! Ob die Männer stolz waren, wenn sie den Titel des Oberbesamers errungen hatten? Wahrscheinlich, nahm ich an. Schon allein, weil das natürlich auch den Marktwert steigerte.

»Ob es umgekehrt bei einer Callboy-Sause auch Mädels zur Belohnung gibt?«, dachte Schneekloth laut nach. »Na, ich weiß nicht. Die Jungs sind wahrscheinlich heilfroh, wenn alle Leute mal angezogen sind. Die trinken sicher nur ein paar Bierchen zusammen, klönen, und das war's dann. Oder was meinen Sie?«

»So wird es sein«, stimmte ich zu. Um ehrlich zu sein, bedeutete mir die Szene persönlich herzlich wenig. Mich interessierten einzig und allein die Vorfälle auf Hollbakken. »Und Sie haben wirklich nicht mitbekommen, ob zwischen Merkenthal und Sörensen etwas lief?«, bohrte ich noch einmal nach. Vielleicht hatte Daphne ja mit einem Gelbbändler geschlafen, und er als Rotbändler war sauer gewesen, weil er das als Geschäftsschädigung ansah.

»Nee«, Schneekloth schüttelte bedauernd den Kopf, »wie gesagt, ich selbst war mit Gary ziemlich heavy beschäftigt, Schwester.« Ihre Augen leuchteten noch bei der Erinnerung. Genau wie bei Rüdiger Gellerts Prinzesschen Antje. Sörensen und Co. mussten im Bett wirklich echte Helden der Arbeit sein. Denn Verena Schneekloth gehörte eindeutig nicht zur Mauerblümchen- und Rühr-mich-nicht-an-Fraktion. Nein, die Dame verfügte zweifellos über einen soliden sexuellen Erfahrungsschatz. Daher musste derjenige, der ihre Äuglein zum Glänzen brachte, schon einiges mehr draufhaben als die Missionarsstellung. »Aber wenn ich einen Tipp abgeben müsste«, fuhr Schneekloth fort, »würde ich schon auf Lutz tippen. Der war genau Daphnes Typ. Nicht der große Macho, sondern ein bisschen weich, und das heißt, sie konnte ihn nach Lust und Laune beherrschen und manipulieren. Merkenthal war so, auch wenn's jetzt nicht unbedingt nett klingt.« Sie zwinkerte mir vielsagend zu. »Die hat garantiert ihn geritten und nicht er sie.«

»Und Sie meinen, dieses Dominanzverhalten hat Sörensen klaglos hingenommen?«

Schneekloth lachte herzhaft, bevor sie achselzuckend sagte: »Mein Gott, ja! Das ist sein Job. Die Frau ist die Königin in diesem Spiel. Das ist ja der Witz bei der Sache. Und er sah Sonntagnachmittag immer noch ganz passabel aus, der smarte Lutz. Daphne hat ihn nicht geschlagen, gewürgt oder so gefesselt, dass die Bänder ins Fleisch schnitten. Ich hab jedenfalls nichts bemerkt, und er hat sich nicht beklagt. Zufrieden?«

»Könnte er vielleicht ausgerechnet bei ihr impotent gewesen sein?«, mutmaßte ich. Ihm war das natürlich saupeinlich, stellte ich mir vor, sie zog ihn auf – und schon rutschte ihm voller Scham und Wut der Champagnersäbel aus.

Schneekloth warf mir einen Blick zu, als hätte ich mein Leben hinter Klostermauern verbracht. Ohne Fernsehen und Netzzugang.

»Der hatte garantiert keine Störung im entscheidenden Moment, meine Liebe. Diese Jungs können immer, sonst hätten sie ihren Beruf verfehlt. Und außerdem gibt's Mittel und Wege, sollte der kleine Lutz mal nicht so wollen wie der große.«

»Aber wenn sich Merkenthal wirklich so von oben herab gab und alle Leute hat spüren lassen, dass sie die Chefin war, wie Sie behaupten, dann könnte er doch sauer geworden sein und sich benutzt gefühlt haben«, schlug ich zaghaft vor, weil mich das blöde Gefühl plagte, auf dem Gebiet irgendwie tatsächlich nicht ganz auf der Höhe zu sein.

Schneekloth sah mich denn auch schon wieder an, als ob ich nicht alle Tassen im Schrank hätte.

»Natürlich fühlte er sich manchmal bestimmt so«, sagte sie dann laut und deutlich, als spräche sie mit ihrer harthörigen und komplett begriffsstutzigen Oma. »Aber noch mal – das gehört zum Job, verstehen Sie? Das wissen die Jungs, wenn sie damit anfangen. Und wenn nicht, lernen sie es ganz schnell. Sörensen ist schon länger im Geschäft, glaube ich. Und wenn Sie hier andeuten wollen, wir hätten die Männer schofel behandelt, sind Sie schief gewickelt. So war das nicht. Außerdem hat Daphne sie anständig bezahlt«– darauf hatte Gellert ebenfalls extra hingewiesen –, »denn wie gesagt, sie war nicht knauserig. Für gute Ware gibt's gutes Geld, hat sie immer als Motto vertreten. Das hält man schließlich auch bei FKK-Produkten so. Nein, Lutz, Gary und die anderen sind sicher mit ein paar lila Scheinchen nach Haus gezogen.« Schneekloth tippte auf ihre Armbanduhr. »Noch eine Frage, Schwester. Dann ist endgültig Schluss.«

Ich überlegte. Nach meinem Eindruck hatte mir Schneekloth alles erzählt, was sie wusste. Oder was sie zu erzählen bereit war. Über den wahren Grund, der zu dem Mord geführt hatte, konnte mir nur einer Auskunft geben: Lutz Sörensen höchstpersönlich; alles andere blieb logischerweise im Bereich der Spekulation. Doch eins interessierte mich tatsächlich noch: »Weshalb haben Sie trotz des Verbots die Fotos gemacht? Und weshalb haben Sie die an Wiehle geschickt?«

Ich war mir nicht sicher, ob ich eine Antwort bekommen würde. Doch ich bekam sie.

»Das sind zwei Fragen, Herzchen. Ich kann zählen. Aber weil Sie es sind: Oskar ist fast so etwas wie ein alter Freund. Ich kannte ihn mal näher, und aus der Zeit hatte er bei mir noch eine Rechnung offen. Als er daher fragte, ob ich etwas über dieses Wochenende wisse, und gleichzeitig behauptete, es sei wirklich dringend und wichtig, na ja, da habe ich eben diese Rechnung beglichen. Wir sind jetzt quitt.«

»Für Sie war das Risiko ja auch nicht allzu groß.«

»Nein. Aber wenn Sie es irgendwie einrichten können, ermitteln Sie so, dass es auch für die anderen nicht gefährlich wird.«

»Das kann ich Ihnen nicht versprechen.«

»Das weiß ich. Eine Absichtserklärung würde mir schon reichen.«

Die gab ich ihr.

»Gut. Dann beantworte ich Ihnen auch noch die zweite Frage. Ich bin ein Mensch, der sich nicht gern Vorschriften machen lässt. Ich bin keine kleine Gellert, wenn Sie so wollen. Und von so jemandem wie Daphne Merkenthal lasse ich mir überhaupt nichts sagen. Das wusste sie.« Stimmt. Frau Antje hatte es lediglich mit etwas anderen Worten ausgedrückt. »Außerdem wollte ich ein Erinnerungsfoto von Gary und mir haben. Dabei muss ich zufällig auch andere Leute geknipst haben. Reicht Ihnen das?«

»Ja«, sagte ich und sparte mir den naheliegenden Hinweis, dass das so zufällig nicht gewesen sein konnte und es schließlich auch mehrere Bilder gab. Aber gleichgültig, was Schneekloth mit diesen Fotos eigentlich bezweckt hatte, für meinen Fall war das bedeutungslos.

Sie sprang auf.

»Dann wünsche ich Ihnen jetzt einen schönen Abend und sage bewusst nicht Auf Wiedersehen.«

Sie streckte mir die Hand hin. Ich nahm sie und verabschiedete mich. Im Treppenhaus kam mir ein fröhlich pfeifender, schwarz gelockter Südländer entgegen. Julio. Ob es vorher noch etwas zu essen gab oder ob die beiden bereits im Flur losfummelten?

Ich tippte auf Letzteres und beschloss als Kontrastprogramm, mir zu Hause einen Klops zu braten. Mit einem üppigen Salat, einer selbst gemachten Vinaigrette und einem kleinen Glas Bier statt eines ordentlichen Rotweins. Prost Mahlzeit. Aber morgen musste ich früh raus. Und einem mutmaßlichen Mörder mit einem Kater entgegenzutreten, war kolossal dumm, höchst verantwortungslos und ungeheuer unprofessionell – und damit das Letzte, was ich mir erlauben konnte und wollte.

ACHTZEHN

Die »Aranca« lief bei strahlendem Sonnenschein in die Kieler Bucht ein. Als ich am Kai ankam, befand sie sich grob geschätzt in Höhe des Laboer Ehrenmals. Es würde also noch eine Weile dauern, bis sie festmachte und ich meine Lieben in die Arme schließen beziehungsweise Lutz Sörensen mit meinem Wissen konfrontieren konnte.

Normalerweise pflege ich in solchen Situationen entspannt Leute zu beobachten, heute konzentrierte ich mich jedoch ganz bewusst auf die vor mir liegende Aufgabe. Mir schwante nämlich mittlerweile, weshalb Sörensen die Hand mit dem Champagnersäbel ausgerutscht war. Und je mehr ich über die Informationen nachgrübelte, die mir Gellert und Schneekloth geliefert hatten, sie miteinander in Beziehung setzte und bei dem einen oder anderen unabsichtlich gegebenen Hinweis langsam die tatsächliche Bedeutung erkannte, die ihm in dem ganzen Drama zukam, desto mehr verstand ich ihn, den Mörder. Denn Tatsache war doch zweifellos, dass der Job als Callboy jeden normal gestrickten und empfindenden Mann belasten und in seiner Persönlichkeit erschüttern musste. Das konnte man als Kundin abstreiten, weil man es nicht sehen und wahrhaben wollte – wie es die Schneekloth tat –, aber so war es. Punkt.

Damit hatten wir also schon einmal den Hintergrund skizziert, vor dem sich das Drama abgespielt hatte. Hinzu kam nun, dass Daphne Merkenthal nach einhelliger Aussage aller Zeugen nicht nur ein starker, sondern auch zumindest teilweise unangenehmer Charakter gewesen war. Sie hatte Schwächere gern spüren lassen, dass sie die Hosen anhatte und sonst niemand. Und Lutz Sörensen in seiner Position als Dienstleister, um es wertneutral zu formulieren, befand sich ihr gegenüber exakt in einer solchen Stellung.

Die »Aranca« hatte mittlerweile die Schwentinemündung erreicht und drehte nun auf der Stelle, um sich rückwärts an den Kai heranzuschieben. Das Ganze war Zentimeterarbeit, die ich normalerweise gebührend bewundert hätte. An diesem Morgen hätte sich jedoch die »Queen Mary 2« unter der Hörnbrücke durchschieben können, mehr als ein müdes Lächeln meinerseits hätte sie für dieses Bravourstück nicht geerntet. Denn ich dachte immer noch nach. Und das verschärft.

Merkenthal hatte Sörensen also aufgrund ihrer Persönlichkeitsstruktur aller Wahrscheinlichkeit nach geradezu lustvoll getriezt, als er nicht so wollte oder konnte, wie sie wollte. Ein hässliches Wort ihrerseits, dazu ein abfälliger Blick zu viel – und da war dem armen Kerl, der sich sowieso schon in einer misslichen Lage befand, die Hand ausgerutscht. Daphne M. war quasi stellvertretend für alle Frauen gestorben, die in Lutz Sörensen nichts weiter als einen Bespringer von ihren Gnaden sahen und ihn das knallhart hatten spüren lassen.

Dies, fand ich, war eine ziemlich genaue Analyse dessen, was sich bei dem FKK-Wochenende auf Hollbakken abgespielt hatte. Ich war stolz auf mich. Niemand war bislang so weit gekommen und hatte die Situation dermaßen scharfsichtig seziert wie ich. Gut gemacht, Hemlokk!

Äußerst zufrieden mit mir selbst, beobachtete ich, wie die Mannschaft der »Aranca« den wartenden Festmachern auf der Pier die Taue herunterschmiss. Blieb nur noch ein winziges Problemchen zu knacken: Wie, in Herrgotts Namen, brachte ich Lutzi, den Beau, dazu, die Tat zuzugeben? Ich hatte keine Ahnung.

Die gesamte Nacht hatte ich mir darüber das Hirn zermartert, aber eine todsichere Strategie wollte mir einfach nicht einfallen. Und wenn ich nun auf den Überraschungseffekt setzte und ihm auf den Kopf zusagte, was ich wusste und was ich vermutete? Meiner Ansicht nach konnte er mit ziemlicher Aussicht auf Erfolg auf Totschlag plädieren; das ersparte ihm immerhin einige Zeit im Knast. Doch mehrere Jährchen würden es natürlich trotzdem werden. Einen Menschen umzubringen, ist schließlich kein Kavaliersdelikt.

Und wenn ich an Sörensens Gewissen appellierte?, überlegte ich, während ich meinen Eltern zuwinkte, die mit ihrem Handköfferchen an der Reling standen und strahlend auf mich herabsahen. Die ganze Sache belastete den Jungen sicherlich schwer. Deshalb hielt ich es auch nicht für unwahrscheinlich, dass er möglicherweise sogar froh sein würde, sich alles einmal von der Seele reden zu können. Man musste ihm nur den Weg ebnen, indem man ihm zunächst einmal einfühlsam zuhörte. Alles Weitere ergab sich dann vermutlich wie von selbst.

Hanna, manchmal bist du wirklich ein Ass, lobte ich mich heute bereits zum zweiten Mal, während ich unter den Leuten an der Reling nach Lutz Sörensen und seiner temporären Auftrags-Gespielin – oder nannte man die Frau im Milieu Freierin? – Ausschau hielt. Die Lösung war so simpel, so menschlich und dadurch geradezu genial.

Meine Eltern gehörten zu den ersten Passagieren, die die »Aranca« verließen. Ich drückte sie töchterlich an mein Herz, ließ dabei jedoch den endlosen Strom der Ankommenden keine Sekunde aus den Augen.

»Ich weiß jetzt, wo ich ihn schon einmal gesehen habe«, flüsterte mir meine Mutter statt einer Begrüßung ins Ohr. »Es ist schon komisch, dass ich nicht gleich darauf gekommen bin, denn eigentlich liegt es nahe. Aber es kann nicht immer alles auf Anhieb klappen. Es war —«

»Moment, da ist er«, unterbrach ich sie und befreite mich aus ihren Armen.

Jetzt war entschieden nicht der Zeitpunkt, um das Personal des letzten Erntedankfestes in Gralsheim durchzuhecheln. Denn Lutz Sörensen spazierte das Fallreep hinunter, hinter ihm die Damaschke. Er lächelte sonnig. Wahrscheinlich hatte Marielouise ihm soeben den Scheck für zehn Tage Liebesmüh ausgehändigt. Ich nahm an, dass die Summe recht hoch ausgefallen war. Na ja, einen dienstbaren Geist Tag und Nacht zu beschäftigen, hat eben seinen Preis. Als Sörensen seinen rechten Fuß auf den Kai setzte, versperrte ich ihm den Weg.

»Kann ich Sie einen Moment sprechen, Lutz?«, sprach ich ihn freundlich an.

Er blieb derart abrupt stehen, dass Marielouise ihm hinten reinrannte.

»Pass doch auf!«, pampte sie ihn an. »Du kannst hier nicht

einfach stehen bleiben. Da wollen noch andere Leute nach Hause.«

Ich beneidete den armen Kerl wirklich nicht um seinen Job. Er ignorierte die Tirade jedoch komplett. Stattdessen blickte er mich ärgerlich an und fauchte: »Was wollen *Sie* denn hier?«

»Ist sie von der Polizei?«, fragte die Damaschke interessanterweise. Das ließ ja tief blicken, wenn die Dame auf so eine harmlose Frage wie die meine sofort an die Hüter von Recht und Ordnung dachte.

»Nein«, blaffte er, ohne sich zu ihr umzudrehen und ohne ihr zu erklären, dass ich Privatdetektivin war.

Sie schluckte diese Brüskierung schweigend, vielleicht auch, weil Traute in diesem Moment an meinem Ärmel zupfte und unüberhörbar flüsterte: »Warte noch einen Augenblick, Kind. Ich weiß jetzt wirklich, wo –«

»Mutti!«, pflaumte ich sie an und lag damit zumindest tonfallmäßig mit Lutzi ganz auf einer Linie.

»Traute!«, sagte Papa tadelnd und versuchte, sie von mir wegzuzerren.

»Aber es ist wichtig«, murrte meine Mutter.

»Geht das dahinten vielleicht mal weiter?«, brüllte in diesem Augenblick ein stiernackiger Mittsechziger aus voller Lunge dazwischen. »Wir haben hier nicht ewig Zeit. Wenn die Herrschaften sich netterweise ein anderes Plätzchen für ihr Palaver suchen könnten?«

Sörensen schickte sich sichtbar erleichtert an, der Aufforderung Folge zu leisten.

»Stehen bleiben!«, befahl ich und hielt ihn fest. »Treten Sie einfach ein Stück zur Seite. Ich habe wirklich etwas sehr Wichtiges mit Ihnen zu besprechen.«

»Aber ich nicht mit Ihnen«, wehrte er ab und zog seinen Arm weg, bevor er den Weg für die anderen Passagiere frei machte.

»Es ist in Ihrem Interesse«, log ich. Na ja, langfristig und wenn man an sein Gewissen dachte, stimmte das schon irgendwie.

»Lutz, Liebling …«, quakte die Damaschke dazwischen.

»Halt die Klappe, Lily«, gab er uncharmant zurück und drehte sich nicht einmal mehr nach seiner Exloverin um, womit zumindest eines klar war: Der Scheck steckte bereits in seiner Brieftasche. Stattdessen musterte mich Sörensen mit finsterem Blick. »In meinem Interesse, sagen Sie? Ich hab zwar keine Vorstellung, was das sein könnte, aber okay, schießen Sie los.«

Nun denn, packen wir es an, Hemlokk. Ich holte tief Luft, straffte unwillkürlich meinen Körper und sagte Lutz Sörensen laut und deutlich ins Gesicht: »Sie haben Daphne Merkenthal absichtlich getötet. Und ich weiß jetzt auch, warum.«

Einige der Urlauber drehten sich neugierig nach uns um. Niemand blieb jedoch stehen, um sich den Fortgang des Dramas anzuschauen, was mir sehr lieb war.

»Ach, er ist ein Mörder?« In diesem Augenblick hätte ich jede Petition unterschrieben, in der ein Maulkorb für Mütter gefordert wird. Jede, auch wenn sich das mit meiner Überzeugung hinsichtlich der absoluten Ächtung von Folter biss. »Der Mann arbeitet gar nicht als Bodyguard? Ist sie denn auch keine Dealerin? Was hast du Papa und mir denn da erzählt, Kind?«

»Mutti!«, knirschte ich.

»Traute«, echote mein Vater hilflos.

»Bodyguard? Dealer? Was soll das denn? So einen totalen Quatsch habe ich ja noch nie gehört«, fuhr Sörensen mich an. »Sie reden wirklich kompletten Unsinn. Was soll denn der Scheiß? Ich habe Ihnen doch erklärt, wie das mit den Legal Highs läuft. Sie können mir gar nichts. Sind Sie so doof, dass Sie's nicht kapiert haben? Verschwinden Sie, ich –«

»Herr Sörensen«, unterbrach ich ihn beschwichtigend, doch er reagierte nicht darauf, sondern wollte erregt wissen: »Haben Sie mir etwa diese beiden alten Komiker auf den Hals gehetzt?«

»Nein«, schnappte ich, und es stimmte ja auch; Mutti hatte sich selbst zur Detektivin ernannt. »Das sind meine Eltern. Und sie haben die Reise unternommen, weil sie die Städte und das Flair an Bord interessierten.«

Bei meinen Worten verzogen sich Sörensens Lippen zu einer abschätzigen und höhnischen Grimasse. Das sah gar nicht mehr attraktiv aus, sondern ließ ihn eher wie einen rachsüchtigen Engel wirken.

»Ach, jetzt verstehe ich«, rief er laut. »Sie sind ein Familienunternehmen. Während die Tochter an Land in allem herumschnüffelt, was sie nichts angeht, kleben die beiden Alten unauffällig an meinen Fersen. Ich weiß zwar immer noch nicht, womit ich diese Art von Aufmerksamkeit verdient habe, aber Sie werden es mir sicher gleich sagen. Der Plan ist gut, das muss ich zugeben. Denn wer misstraut schon einem harmlosen älteren Ehepaar, das eine ebenso harmlose Vergnügungsfahrt unternimmt, nicht?«

»Herr Sörensen —«

»Die haben mich keine Sekunde aus den Augen gelassen«, fuhr er erbost fort. »Was die beiden Totenköpfe sich da geleistet haben, nennt man eindeutig Stalking. Wo ich auch ging, stand oder lag, überall hing die alte Tusse ab und beobachtete mich. Ich war schon drauf und dran, mich beim Kapitän zu beschweren, damit der die in eine Zelle tut oder sie ausfliegen lässt.«

»So war das gar nicht!«, widersprach Mutti heftig. »Wir haben Sie zwar manchmal beobachtet, das stimmt, aber das war doch dezent!«

Nee, sicher nicht, dachte ihre Tochter spontan, während Sörensen sich demonstrativ zu der Damaschke umdrehte, die von dem rätselhaften Wortwechsel sichtlich verwirrt war, sich jedoch heldinnenhaft bemühte, das niemanden merken zu lassen.

»Die ganze Sippe ist offensichtlich schwer gestört. Komm, wir gehen, Lily. Es hat keinen Sinn, mit denen zu reden.«

Er griff nach ihrem Arm und ich nach seinem. So leicht kam mir der Junge nicht davon. Die Hemlokks wirken zwar in der Tat auf Fremde möglicherweise manchmal ein wenig neben der Spur, trotzdem hatten wir zwei Hübschen noch etwas miteinander zu bereden.

»Lassen Sie mich los«, presste er wütend hervor.

»Nein«, erwiderte ich. »Sie haben Daphne Merkenthal getötet.«

»Ja und?«, entgegnete er bissig. »Das leugne ich doch gar nicht. Das weiß jeder.«

»Absichtlich«, schob ich hinterher.

»Beweisen Sie es.« Kein entsetztes »Nein!« oder »Das stimmt nicht!«, nur eine klare rechtliche Aussage.

Genau wie sein Opfer wurde der Mann mir immer unsympathischer, auch wenn ich sein Motiv verstand. Trotzdem hielt ich ihm die Rettungsleine für sein malträtiertes Gewissen hin.

»Ich kenne den Grund, weshalb Sie es getan haben. Und ich kann ihn nachvollziehen.«

Sörensen lief puterrot an, versuchte zu sprechen und fing schließlich hilflos an zu husten.

»Was wird hier eigentlich gespielt, Hanna?«, siebte meine Mutter in diesem entscheidenden Moment in aller Unschuld erneut dazwischen. »Ich verstehe langsam überhaupt nichts mehr. Wieso geht es plötzlich gar nicht mehr um die Drogen?«

Sekundenlang schwankte ich ernsthaft zwischen Auf-der-Stelle-Erwürgen, weil Mutti mit der Frage zielsicher die Stimmung kaputt gemacht hatte, die vielleicht zu einem schnellen Geständnis geführt hätte, und Umarmen-und-voller-Dankbarkeit-Küssen, weil sie mir eine Steilvorlage lieferte, um den gesamten Sachverhalt noch einmal in einer einfühlsamen Art und Weise darstellen zu können. Wenn ich fertig war, brauchte Sörensen nur noch zuzustimmen, was ihm bestimmt leichter fiel, als seine Beichte selbst in Worte fassen zu müssen. Ein cleverer Schachzug, Hemlokk.

»Herr Sörensen arbeitet neben seinem Studium als Callboy«, erklärte ich meinen Eltern sachlich. »Das sind Männer, die ihren Körper für eine gewisse Zeit an Frauen verkaufen, also männliche Prostituierte.« Mir entging nicht, dass Lily Damaschke bei meinen Worten die Lippen zusammenpresste und plötzlich eine steile Falte auf ihre Nasenwurzel zulief. Ich verstand die Dame gut; so etwas hört keine Lady gern, auch wenn sie insgeheim genauestens weiß, was sie da für ein Spiel spielte. »Frau Damaschke hat Herrn Sörensen offenbar für die Zeit auf der ›Aranca‹ gemietet —«

»Dann haben die beiden uns mit ihrem ewigen Geturtel gar nichts vorgespielt?«, fragte Mutti zweifelnd. »Das war alles echt? Na, ich weiß nicht.«

»Ja und nein«, erwiderte ich nüchtern. »Für Frau Damaschke

wird das Getändel möglicherweise einen ernsten Hintergrund gehabt haben; für Herrn Sörensen gehörte es zum Job.«

»Lutz!«

Keine Reaktion. Die liebe Lily keuchte empört. Sie tat mir nicht die Bohne leid. Meine Mutter starrte indes Sörensen an, als habe der sich in einen Venusianer auf Stöckelschuhen verwandelt. In Gralsheim kamen Callboys genauso wenig vor wie in Bokau. Jedenfalls nicht offiziell. Sörensen reagierte immer noch nicht.

»Dieser junge Mann hat also Geschlechtsverkehr mit Frauen, die ihn dafür bezahlen«, brachte Mutti seinen Nebenjob an niemand Speziellen gewandt auf den Punkt. »Und in der übrigen Zeit tut er so, als sei er in die Frau verliebt. Wieso gehen Sie eigentlich nicht arbeiten?«, wandte sie sich schließlich direkt an Sörensen.

Darauf reagierte er, indem er den Kopf zurückwarf wie ein scheuendes Pferd und sie anpfiff: »Will ich nicht, gute Frau. Oder sehe ich vielleicht so aus wie diese ganzen Blödmänner, die sich tagein, tagaus in irgendwelchen blöden Firmen zu Tode schuften? Im Winter sehen die nicht mal die Sonne. Und wofür? Dass sie ein Blödarsch von Chef permanent anquakt und ihnen das Leben zur Hölle macht. Fünf Tage die Woche mindestens, und bei denen, die in ihrem Job richtig Knete kassieren, kann der blöde Idiot von Boss auch noch am Sonntagabend anrufen, und du hast zu lächeln. Das ist nichts für mich.«

»Aber was Sie da jetzt machen, ist unanständig, junger Mann«, wandte meine Mutter in Gralsheimer'scher Unschuld ein, wofür sie prompt einen abgrundtief verächtlichen Blick erntete.

»Aber es bringt verdammt viel Kohle, alte Frau.«

»Na, na«, murmelte Papa hilflos. Als Ritter und Held war er noch nie gut gewesen.

»Ich gehe dann jetzt besser, Lutz. Wir hören voneinander, ja?«, mischte sich Marielouise ins Gespräch ein, doch Sörensen tat nicht einmal so, als interessiere ihn sein Job von gestern noch die Bohne.

»Man sieht sich«, murmelte er lediglich unverbindlich und

hielt es dabei nicht für nötig, sie anzublicken, woraufhin Lily nach einem Moment des hoffnungsvollen Zögerns energisch ihr Handtäschchen an sich presste und davoneilte.

Ich ließ sie ziehen. Helfen konnte sie mir sowieso nicht. Im Gegenteil, es war bestimmt leichter, wenn ihr verflossener Galan nicht auch noch in Anwesenheit seiner letzten Kundin Rede und Antwort stehen musste.

»Ist das denn nicht unappetitlich? Also zumindest manchmal?«, wollte meine Mutter, unbeeindruckt vom Abgang Lily Damaschkes, wissen. Hier zeigte sie ebensolche Muliqualitäten wie ihre sture Tochter: Was sie einmal am Wickel hatte, ließ sie so leicht nicht wieder los.

»Nein«, schnappte Sörensen, »das ist es nicht! Aber ich wüsste nicht, was Sie das alles überhaupt angeht. Das ist mein Job, mein Leben und meine Entscheidung. Ich habe mir das selbst ausgesucht. Niemand hat mich gezwungen, und ich habe keinerlei Probleme damit. Überhaupt keine, kapiert? Ich mache es gern, es bringt viel Geld, ich bin weitgehend mein eigener Herr, und fertig. Mehr ist nicht. Und mehr steckt da auch nicht hinter. Könnten wir deshalb jetzt vielleicht unsere Diskussion beenden? Führen Sie einfach Ihr Leben, ich führe meins, okay? Dann kommen wir prima miteinander aus.«

Es war eindeutig Zeit, einzugreifen, um das Gespräch wieder in die richtige Richtung zu lenken.

»Na, so einfach und problemlos ist es wohl nicht, wie Sie es jetzt darstellen«, meinte ich freundlich. »Ich könnte mir durchaus vorstellen, dass es so manches Mal Überwindung kostet, wenn Ihnen eine Kundin nicht sympathisch ist, zum Beispiel.«

»Sagen Sie mal, sind Sie vielleicht nicht nur krankhaft neugierig, sondern zu allem Überfluss auch noch taub?« Sörensen hatte die Stimme erhoben, sodass ein Offizier auf der Brücke aufmerksam wurde und unauffällig zu uns herunterschaute. »Ich bumse gern, ich verdiene gern viel Geld, und das ist alles! Ich habe kein Seelenproblem damit. Das haben Sie!«

Er musste natürlich so reden. Ich nahm an, dass bei dem Leben, wie er es führte, eine Menge über Verdrängung lief – was ich ihm behutsam und in aller Ausführlichkeit auseinandersetzte.

»Ja, da kannst du recht haben, Hanna«, stimmte meine Mutter nachdenklich zu, als ich geendet hatte, während Sörensen einen Laut ausstieß, der wie ein Mittelding zwischen dem Lachen einer Hyäne und dem Angriffsgeheul eines Werwolfs klang.

Der Offizier stand jetzt draußen auf der Brücke und beobachtete uns ungeniert.

»Haben Sie denn gar keine Angst vor Krankheiten?«, erkundigte sich Mutti besorgt, als Sörensen nach Luft schnappte, was bei dem ganzen Geschrei kein Wunder war.

»Oh Shit!«, brüllte er mit frischer Lungenkraft. »Was soll das denn jetzt? Das geht Sie doch alles überhaupt nichts an! Was wollen Sie von mir? Lassen Sie mich in Ruhe! Oder wollen Sie mich vielleicht mieten?«

Mutti blickte fragend zu mir hinüber. Ich schüttelte automatisch den Kopf.

»Ich bin sauber, gehe regelmäßig zum Arzt und lasse mich untersuchen«, gellte er mit überschnappender Stimme. »Außerdem passe ich auf. Wollen Sie vielleicht den Bericht über den letzten Check lesen?«

»Nein. Lassen Sie das und beruhigen Sie sich, Herr Sörensen. Sie wissen ganz genau, dass ich nicht deshalb hier stehe. Sie haben Daphne Merkenthal mit voller Absicht getötet, weil Sie sich benutzt fühlten und vielleicht sogar gedemütigt, denn Merkenthal war eine herrische Frau. Ihre Situation als Callboy war nicht einfach, und Ihnen ist die Sicherung durchgebrannt, als sie Sie möglicherweise beschimpfte«, baute ich ihm eine komplett vergoldete Brücke. »Ich werde das alles bezeugen, sodass Sie auf Milde hoffen können. Natürlich hängt das Strafmaß letztlich vom Richter ab, aber ich denke, wenn Sie die Tat realitätsgerecht schildern —«

Komisch, bei meinen einfühlsamen Worten schienen Sörensen erst recht sämtliche Sicherungen durchzubrennen. Puterrot im Gesicht, ballte er die Fäuste, bevor er schließlich völlig enthemmt kreischte: »Nun hören Sie doch endlich mit diesem Psychogelaber auf! Nur weil ich als Callboy arbeite, bin ich noch lange kein bedauernswertes Wesen mit einer verletzten Seele. Ich mache es gern, hört mich denn niemand?«, krakeelte er. »Ich ficke gern, ich bumse gern, und wenn bei der Tusse alles hängt, dann mach ich die Augen zu und denk an die rattenscharfe Mieze von nebenan.« Aus den Augenwinkeln sah ich, dass der Offizier mit Riesenschritten das Fallreep heruntergesaust kam. »Ich beschlafe alles, wenn die Knete stimmt. Damit habe ich überhaupt kein Problem. Alles, alles, alles.«

Die letzten Worte jauchzte er regelrecht hinaus. Da sieht man mal wieder, was einfühlsames Vorgehen bewirkt. Mit der richtigen Ansprache kriegt man jedes Vögelchen zum Zwitschern!

Die letzten Passagiere schoben sich jetzt hastig an uns vorbei. Viele schauten weg; nur ein paar Gaffer starrten ungeniert zu uns hinüber.

»Was ist hier los? Kann ich Ihnen helfen?« Der Seemann blickte von Sörensen zu mir. Doch bevor ich etwas äußern konnte, fauchte Lutzi-Butzi auch schon: »Ja, Sie können helfen. Sagen Sie der blöden Kuh, dass sie mich in Ruhe lassen soll. Und erklären Sie ihr bitte, dass ich mein ganzes Leben lang als Callboy arbeiten werde, weil der Job einfach geil ist. Vielleicht glaubt sie Ihnen ja.«

Der Sailor musterte Sörensen so abschätzig, dass ich den Verdacht hegte, er und die Damaschke waren ihm schon an Bord aufgefallen.

»Nee, Gigolo, dafür suchen Sie sich man schön jemand anderes. Und die ›blöde Kuh‹ will ich nicht noch einmal hören!«

»Blöde Kuh, Zicke, Arschloch«, keifte Sörensen wie ein verstocktes Kind. Er war mittlerweile völlig von der Rolle.

»Hören Sie, Mann!« Der Offizier hatte nach seinem Arm gegriffen.

»Lassen Sie mich los!«, brüllte Sörensen. »Ich zeige Sie wegen Körperverletzung an! Und wegen Freiheitsberaubung gleich mit! Hilfe! Hört mich denn niemand?«

Mit einem gezielten Tritt gegen den seemännischen Knöchel versuchte er, sich aus dem Griff des Offiziers zu befreien.

»Sparen Sie sich das Gezappel, junger Mann«, befahl meine Mutter in ihrem herrischsten Tonfall, der bei mir immer angeschlagen hatte.

Doch Sörensen reagierte nicht, sondern schlug weiter um sich, während der sturmerprobte Kreuzfahrtschiffer seinen Griff verstärkte und hin und wieder »Ruhig, mein Junge« brummte, was jedoch absolut nichts nützte.

Das Ganze war mittlerweile völlig ins Chaos abgeglitten, zumal mir langsam dämmerte, dass der Mann vielleicht tatsächlich nicht gelogen haben könnte und möglicherweise wirklich und wahrhaftig keine Probleme mit seinem Job hatte. Jedenfalls nicht solche, die ihn zum Champagnersäbel greifen ließen. Und nun, Hemlokk? Deine ganze schöne Theorie ist im Eimer.

»Aber … weshalb haben Sie die Merkenthal dann umgebracht?«, hörte ich jemanden, dessen Stimme unangenehm hilflos klang, fragen.

Und siehe, es geschah ein glattes Wunder. Sörensen hörte abrupt auf, sich zu winden wie ein Aal und dabei Flüche auszustoßen, die meine Oma locker um ihre Grabesruhe gebracht hätten. Ganz plötzlich stand er still. Dann beugte er sich ruckartig zu mir hinüber, sodass sich unsere Gesichter fast berührten. Der Mann dampfte vor lauter Wut und Frust, und die Hitzewellen, die von seinem Körper ausgingen, schienen mich glatt zu versengen.

»Weil die Fotze sich über meinen Auftritt bei ›SHSMS‹ lustig gemacht hat. Deshalb habe ich ihr einen verpasst«, sagte Sörensen laut, betont und deutlich.

Aus den Augenwinkeln sah ich, dass meiner Mutter bei seinen Worten ein weiteres Licht aufging. Ich wedelte unauffällig mit der Hand, um ihr klarzumachen, dass sie ja den Mund halten sollte. Die Vorsichtsmaßnahme war überflüssig, sie rührte sich nicht.

»›SHSMS‹? Das ist eine Show auf einem der Regionalsender. So ein Castingdings, wo jeder sich bewerben kann, oder?«, sagte ich ahnungslos in völliger Verkennung der Lage.

Mich haben diese Dideldeiformate noch nie interessiert. Doch kaum waren die Worte meinem Mund entwichen, sah ich auch schon, dass Sörensen sie für eine gezielte und eiskalte Provokation hielt.

»›Schleswig-Holstein sucht den Super-Mega-Star‹ ist ein

Talentcontest«, zischte er in einem Tonfall, als müsse er einem zurückgebliebenen Eingeborenen erklären, was eine Hochkultur ausmache. »Dabei geht es –«

»– um Singen und Tanzen. So'n Wettbewerb im Fernsehen, weißt du«, assistierte meine Mutter.

Sörensen maß sie mit einem vernichtenden Blick.

»Oh Gott!«, stöhnte er theatralisch. »Das darf doch nicht wahr sein! Und für solche Leute nimmt man alle Mühen auf sich und schindet sich. Sie sind ja wirklich strunzblöd. Das ist doch nur die Oberfläche.«

»Freundchen ...«, mahnte der Offizier leise.

Ich schüttelte den Kopf und fragte laut: »Und um was geht es bei diesem Wettbewerb in Wahrheit?«

»Contest heißt das«, knirschte Sörensen, bevor er allen Ernstes zur Antwort gab: »Und es geht natürlich um die Präsentation der Persönlichkeit. Da zeigt sich, ob man das Zeug zum Showbiz hat oder nicht.«

»PP?«, sagte ich bewusst abschätzig. »Präsentation der Persönlichkeit? Nie gehört. Muss ein neues Konzept sein.« Wenn die Mitleids- und Verständnisschiene bei dem Kerl nicht verfing, versuchte ein Profi es eben mit Provokation. Vielleicht kamen wir ja so weiter.

Wir kamen. Sörensen hob die Hand und schlug mir mitten ins Gesicht.

»Machen Sie sich nur lustig über mich«, schrie er, während der Seemann aus seiner temporären Erstarrung erwachte und Lutzi in den Schwitzkasten nahm, was ich ungemein beruhigend fand. »Das hat die Merkenthal auch getan. ›Ach Süßer, du musst mir unbedingt Bescheid geben, wenn du wieder mal einen Auftritt hast‹«, äffte er sie nach. »Wo soll er denn stattfinden? In Dithmarschen? Oder wirst du gleich über die Landesgrenzen hinaus berühmt? Vielleicht reicht es ja irgendwann sogar bis Hannover.«

»Das ist bitter«, bestätigte ich, während ich meine Wange rubbelte. Klaus Perler hatte fester zugeschlagen.

»Dabei ist ›SHSMS‹ doch nur der Anfang«, grölte Sörensen. »Die Plattform, um irgendwann ganz groß rauszukommen! Das hat die Frau gewusst. Sie hat das ganz genau gewusst, weil ich es ihr erklärt habe. Und trotzdem hat sie immer wieder gestichelt. ›Ah, da kommt ja unser Ausnahmetalent‹, ›Frankieboy ist tot, Lutziboy lebt.‹«

»So kann man es durchaus sehen«, wühlte ich noch ein bisschen mehr in der ohnehin bereits weit offenen Wunde.

»Ach, halten Sie doch die Klappe! Sonst werden Sie schon sehen, was Sie davon haben!«, fauchte Sörensen.

»Ist das eine Drohung?«, erkundigte ich mich freundlich.

»Und ob das eine ist«, blökte er sich um Kopf und Kragen. »Wenn ich dich in die Finger bekomme, dann geht es dir schlecht, du … du …«

»Das ist eine Morddrohung«, sagte ich sanft zu dem Offizier. »Er hat schon eine Frau umgebracht.«

»Aye«, brummte der Seemann und nickte.

»Ach, da scheißt doch der Hund drauf«, brüllte Sörensen. »Ihr macht mir keine Angst. Ist doch eh alles egal. Die Merkenthal hat auch gemeint, sie könne mit mir umspringen wie mit einem Kasper. Aber als ich den Säbel hob, habe ich ihr in die Augen gesehen. In diesem Moment wusste sie genau, was die Uhr geschlagen hatte. Dass sie gleich die Englein im Himmel singen hören würde. Ja, das hat sie gewusst. Und ich habe es ihr gegönnt. Jetzt ist sie tot. Das Weib ist tot. Tot! Tot! Tot! Weil sie nichts begriffen hat und ich sehr wohl Talent habe. Die bescheißen doch alle im Fernsehen. Das weiß man doch. Nur deshalb bin ich gleich in der ersten Runde rausgeflogen. Das war natürlich ein abgekartetes Spiel.«

Mittlerweile war das Schiff bis auf die Besatzung völlig leer. Ein Grüppchen Matrosen hatte sich an der Reling zum Rauchen versammelt. Sie schauten interessiert auf uns herab, rührten sich jedoch nicht.

»Sie haben sich auf der Bühne bewegt wie eine Marionette, liebster Lutz‹, hat die dumme Kuh behauptet. Ich sei wohl ein bisschen hüftsteif, hat sie gemeint. Und dann hat das Weib vor meinen Augen getänzelt, als hätte sie Schnüre an Armen und Beinen. Ich hätte ihr da schon liebend gern eine runtergehauen.«

»Aber das haben Sie nicht«, stellte ich für den Offizier als Zeugen fest. »Sie haben gewartet, bis die Situation günstig war. Dann haben Sie ihr jedoch nicht nur eine gelangt, sondern sie gleich umgebracht. Und das ging famos, weil der Säbel an der Spitze durch irgendeine unachtsame Behandlung in der Vergangenheit diese praktischen kleinen Häkchen hatte, nicht? Denn die waren alt, hat die Untersuchung der Polizei ergeben.«

Sörensen, dem endlich aufzugehen schien, dass er sich um Kopf und Kragen brüllte, schwieg und kaute an der Unterlippe.

»Der Bursche hat eine Frau ermordet, weil sie ihn wegen irgend so einer Hopserei im Fernsehen ausgelacht hat?«, fragte der Seemann ehrlich erschüttert.

»Ja, so sieht es aus«, bestätigte ich.

»So sieht es aus. So sieht es aus!«, äffte Sörensen jetzt mich unvermutet nach. »Die blöde Nutte hat auch noch behauptet, ich könne überhaupt nicht singen! So viel Technik könne man gar nicht in meine Stimme drehen, damit die was tauge, hat sie gemeint. Dabei hört jeder, der etwas von Musik versteht, dass ich echt was draufhabe. Das sagen alle, die mich kennen. Ich sing auf jeder Fete, und alle finden das total geil.«

Sörensen öffnete den Mund, und für einen winzigen Moment hatte ich schon Angst, dass er uns an seinem nicht vorhandenen Talent teilhaben lassen wollte. Doch er präsentierte nur seine makellosen Beißerchen und schleuderte gleichzeitig das honigblonde Haar mit Schwung nach hinten. Wahrscheinlich wollte der Junge damit seine umwerfende Ausstrahlung demonstrieren. Mir kam er vor wie Hansi Hinterseer für noch Ärmere.

»Irgendwann schaffe ich den Durchbruch«, faselte er weiter. »Das ist alles eine Frage des Timings. Erst muss ich natürlich durch die Provinz tingeln, klar, aber dann kriege ich einen Plattenvertrag, und ab geht's in die Charts. Auf jeden Fall mache ich eine Menge Kohle. Und dann gehöre ich dazu, kaufe mir eine Villa mit hundert Zimmern, einen Lamborghini und einen Privatjet. Da werden die ganzen Duckmäuser, die sich ihr Leben mit Schule, Lehre oder Studium vergeigen, grün vor Neid werden. Ich brauche nur noch einen Künstlernamen.«

Sörensen funkelte mich an. »Ich will das fette Leben, kapiert? Jetzt und gleich. Keine Verschwendung mit jahrelangem sinnfreiem Pauken. Denn was kommt schon dabei heraus? Eine miese Arbeit und ein noch mieseres Gehalt. Nein, Leute, mit mir läuft das nicht.«

»Aber so einfach ist das doch alles nicht, Junge«, meinte der Offizier, und man hörte ihm die völlige Ratlosigkeit an. Seine Ausbildung war bestimmt ellenlang gewesen; er hatte sich durch Prüfung um Prüfung gequält und sich dabei anstrengen und plagen müssen.

»Wenn man Talent hat, schon«, erwiderte Sörensen arrogant.

Mir ging dieser Sonnyboy langsam gehörig auf den Zeiger. Mein anfängliches Mitleid hatte sich komplett aufgelöst und einer soliden Verachtung Platz gemacht.

»Aber genau das haben Sie offenbar nicht«, stellte ich deshalb kühl fest. »Sie scheinen nämlich als Einziger von Ihren außergewöhnlichen Fähigkeiten überzeugt zu sein.«

Sörensen versuchte, sich auf mich zu stürzen, doch der eisenharte Griff des Sailors ließ ihm keine Chance.

»Hanna«, murmelte meine Mutter warnend.

Der Schwarm aller Damen sah mich an, mahlte mit dem Unterkiefer, und ehe ich noch realisieren konnte, was er plante, hatte er mir auch schon ins Gesicht gespuckt.

»Scheißspießerin!«, kreischte er. »Genau wie diese Merkenthal. Na warte, wenn ich dich in die Finger kriege, mache ich dich auch kalt. Und es wird wieder klappen! Weil ich nämlich wirklich einfach gut bin! Du wirst dran glauben müssen! Und alle anderen auch, die –«

»Halt die Klappe, Freundchen«, ranzte ihn der Offizier an und gab den an der Reling lümmelnden Seemännern ein Zeichen, woraufhin sie das Fallreep hinuntereilten und ihren Chef samt Sörensen drohend umringten.

»Feigling«, schrie Sörensen, während ich mir das Gesicht abwischte.

»Meinetwegen«, entgegnete der Offizier gelassen.

Ich war wirklich froh, ihn an meiner Seite zu haben.

»Und außerdem hat sie es verdient, hört ihr?«, brüllte Sörensen den Seeleuten ins Gesicht. »*Sie hat es verdient!*«

Ich hatte keine Ahnung, ob er so von der Rolle war, weil ich ihn überführt hatte, oder ob ihn die Erinnerung an Daphne und ihre höhnischen Bemerkungen, was seine Qualitäten als Entertainer betraf, noch immer peinigte. Ich schätze mal, dass es etwas von beidem war. Der Bubi hielt sich wirklich für begnadet. Dementsprechend war seine Reaktion. Er senkte den Kopf und ging blind zum Angriff über. Vier Mann waren nötig, um den Rasenden zu bändigen und zu überwältigen.

Nur am Rande hatte ich mitbekommen, dass der Kapitän die Polizei rief, die mit zwei Einsatzwagen anrückte und Sörensen als Erstes Handschellen anlegte. Dann nahmen sie die Personalien der Anwesenden auf und baten mich, ihnen aufs Revier zu folgen. Erst als sie mit Daphne Merkenthals Mörder abfuhren, entspannte ich mich ein wenig.

»Sie sind Privatdetektivin?«, fragte der Offizier, als wir anschließend ein wenig ratlos auf dem Pier herumstanden.

»Ja.«

»Na, da fahre ich lieber dreimal um Kap Hoorn, als mich tagtäglich mit solchen Gestalten abplagen zu müssen.«

Er salutierte kurz, drehte sich um und marschierte festen Schrittes auf sein Schiff, gefolgt von den Seeleuten, die Sörensen überwältigt hatten. Es war ein schönes Kompliment, und einen Moment stand ich einfach da und genoss es, obwohl ich mich gleichzeitig völlig platt und ausgelaugt fühlte.

»Der Mann war wirklich eine einzige Katastrophe in dieser Show«, bemerkte Mutti schließlich mit spröder Stimme, die deutlich verriet, dass auch sie von dem Ganzen ziemlich mitgenommen war. »Man hat sich die ganze Zeit über mitgeschämt, nicht wahr, Friedrich?«

Und mein Papa brachte auf den Punkt, was uns wohl allen im Kopf herumspukte: »Ich verstehe den Jungen nicht. Er findet nichts dabei, sich als Liebesdiener anzubieten und mit Leib und Seele zu verkaufen, und regt sich gleichzeitig im wahrsten Sinne des Wortes mörderisch darüber auf, wenn jemand sein Showtalent in Frage stellt. Du guter Gott, was ist das bloß für eine Welt? Was ist das eine gegen das andere? Nichts, sollte man meinen. Na, da hat wohl jede Generation ihre eigenen Werte.«

»Und jeder Mensch, Friedrich, jeder Mensch. Du kannst nicht alle über einen Kamm scheren. Das ist nicht fair«, wandte Mutti sehr vernünftig ein.

»Da hast du auch wieder recht, Traute«, stimmte Papa seiner Frau friedfertig zu, griff nach den beiden Koffern, blickte zu uns hinüber und meinte aufgeräumt: »Wo steht dein Wagen, Hanna? Mein Magen verlangt dringend nach einem zweiten Frühstück und anschließend nach einem ordentlichen Spaziergang an der See, der uns diesen verkorksten Gigolo aus dem Kopf pustet. So lange kann die Polizei bestimmt auf deine Aussage warten. Also, mir nach, die Damen.«

Traute und ich zwinkerten uns verständnisinnig zu, während mein Vater in Richtung Auto davonstiefelte. Das Detektivgewerbe schien der gesamten Hemlokk-Sippe trotz aller Widrigkeiten gut zu bekommen.

Ich war hochzufrieden, nein, glücklich in diesem Moment. Und da muss man nicht auch noch das letzte Wort haben. Also hakte ich Mutti unter und folgte Papa auf dem Weg zum zweiten Frühstück. Unterzuckerung ist bekanntlich ein Zustand, den man tunlichst meiden sollte. Immer und überall.